MARIE COLINET
&
WILHELM FABRY

Hebamme und Chirurg
im Einsatz für das Leben

morisel

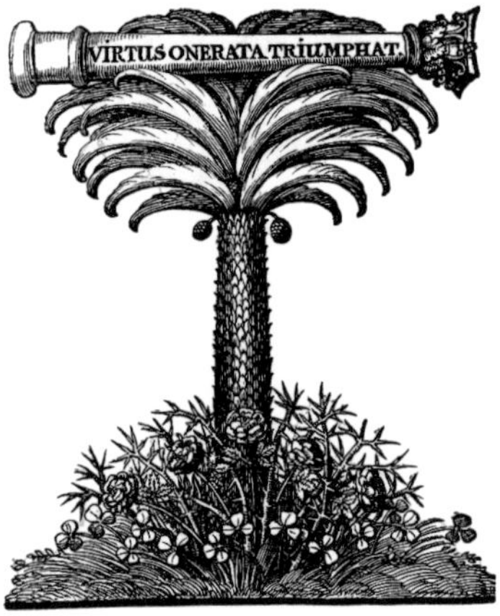
VIRTUS ONERATA TRIUMPHAT.

DANK

Dass dieses Buch und die gleichnamige Ausstellung im Wilhelm-Fabry-Museum realisiert werden konnten, ist der Förderung des LVR (Landschaftsverband Rheinland), des Kreises Mettmann und des Museums- und Heimatvereins Unser Hilden e.V. zu verdanken.

Für die Szenografie der Ausstellung und Realisierung möchten wir Stephan Böke, Peter Siepmann, Nicole Meyer, Julia Roever, Jürgen Kugler und Joshua Duchek herzlich danken.

Ein großes Dankeschön möchten wir vor allem der Autorin Julia Roever, der Grafikerin Nicole Meyer, der Lektorin Margarete Krüger, der Gleichstellungsbeauftragten Kirsten Max und dem Fotografen Peter Siepmann für die Umsetzung des Buches aussprechen. Und für die Unterstützung des Ausstellungs- und Buchprojektes möchten wir außerdem Annette Kniep, Ulrich Koppitz, Urte Krass, Valérie Kobi, Nicole Anfang, Utz Rütten, Michael Ebert, Rainer Hotz, Razeea Lindner und Alfred Büllesbach besonders danken.

INDEX

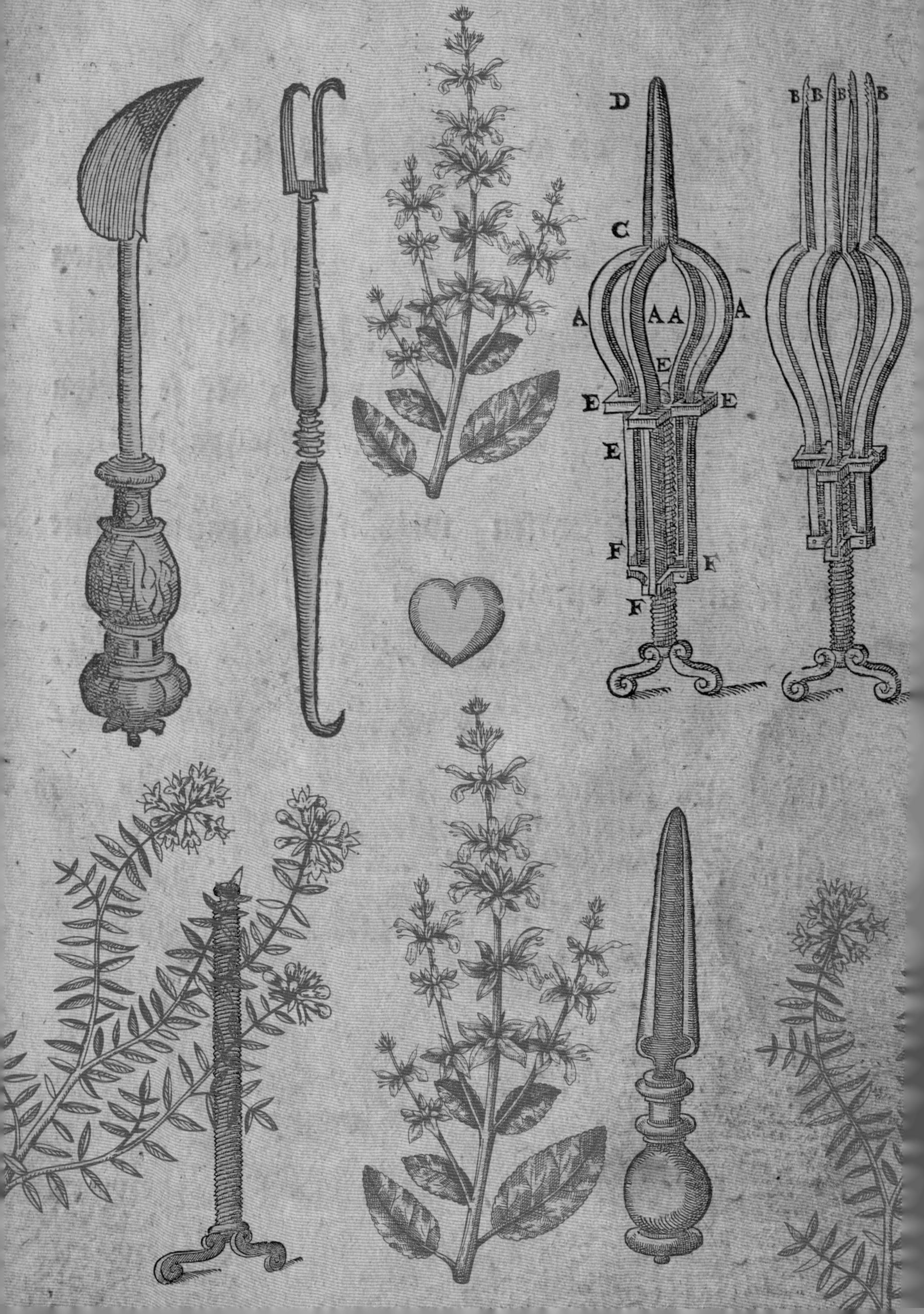
D
C
A
AA
A
E
E
E
E
F
F
F
B B B B B

Vorwort

Erstmalig wird in dieser Veröffentlichung der Fokus auf das Leben und Wirken von Marie Colinet, der Frau von Wilhelm Fabry, gerichtet. Die in Genf ausgebildete Hebamme heiratete im Sommer 1587 in der Kirche St. Gervais in der Schweiz den gleichaltrigen aus Hilden stammenden Wundarzt, der als der Begründer der modernen Chirurgie in Deutschland gilt. Aber auch Marie Colinet hat Pionierarbeit geleistet, denn sie gilt als eine der ersten Hebammen, die neue Methoden in der Geburtshilfe entwickelten, um Mutter und Kind zu retten. Sie selbst hatte mit Wilhelm Fabry acht Kinder, zwei Töchter sterben an der Pest, nur einer ihrer Söhne überlebt seine Eltern. Marie Colinet und Wilhelm Fabry waren ein kongeniales Paar, das Seite an Seite zusammenarbeitete. So führte sie in seiner Abwesenheit die Praxis, behandelte Knochenbrüche und war in der Wundversorgung tätig.

Wilhelm Fabrys Briefwechsel mit Ärzten und vielen weiteren Zeitgenossen aus ganz Europa belegt einen internationalen Gedankenaustausch in einem großen Netzwerk und dokumentiert gleichzeitig auch das medizinische Zusammenwirken mit seiner Frau. Nur durch seine Schriften wissen wir von den medizinischen Leistungen von Marie Colinet.

In diese Publikation fließen ebenfalls die Erkenntnisse aus drei Büchern ein, die sich im Nachlass von Wilhelm Fabry in der Berner Burgerbibliothek befinden. Die Bücher wurden dort eigens für das Wilhelm-Fabry-Museum digitalisiert. Auf den rund 1.300 Seiten finden sich neben der Korrespondenz mit einer Vielzahl bedeutender Persönlichkeiten auch zahlreiche Skizzen und Vorstudien für seine mehr als 20 Publikationen.

Auch werden in dieser Veröffentlichung der Forschergeist und die Faszination für das Leben des wissbegierigen Ehepaars vorgestellt, das sich unermüdlich für eine gesunde und präventive Lebensweise eingesetzt hat und Methoden zur Heilung weiterentwickelte. Geprägt von einer Epoche zwischen Mittelalter und Neuzeit setzten Marie Colinet und Wilhelm Fabry zwar auch auf altbewährte, aber ebenso auf fortschrittliche Behandlungsmethoden, die weitestgehend vom Aberglauben befreit sind. Es zeichnet sich ein erstaunlich humanistisches Weltbild ab, an dem wir dank ihres schriftlichen Vermächtnisses heute noch teilhaben können.

Die Chirurgie, die Pharmazie, das Wunder der Schöpfung, das Maß der Dinge in der Lebensführung sind nur einige Themenfelder, die hier vorgestellt werden.

Sandra Abend

LIEBE MARIE,

heute, mehr als 400 Jahre nach deinem Wirken, denke ich mit stillem Staunen an eine mutige Frau, die es geschafft hat, alle Konventionen ihrer Zeit zu bezwingen und ihrer inneren Stimme zu folgen. Wie hast du es geschafft, den tradierten Frauenpfaden in Handwerk und Handel zu entgehen und einen medizinischen Weg einzuschlagen? Mit welchen Argumenten magst du Kritik entgegengetreten sein, wie hast du andere von der Richtigkeit deines Weges überzeugt in einer Zeit, in der das Leben von Frauen durch Vorgaben und die Erwartung von Ehe und Mutterschaft geprägt war.

Du hast dich in einem von Männern dominierten Umfeld bewegt, hast geforscht und Methoden angepasst. Noch heute bist du als bemerkenswerte Hebamme des 16. Jahrhunderts im Internet auffindbar. Für viele Menschen warst du heilbringend mit deinem Wissen über die Geburt oder die Behandlung von Knochenbrüchen und Verrenkungen.

Mit dem Chirurgen und Wundarzt Wilhelm Fabry hattest du einen Mann an deiner Seite, der so können wir nur vermuten, deine Passion nachvollziehen konnte und der dir Freiraum gab. Mehr noch, er hat dich als Spezialistin zu schätzen gewusst und deinen Rat wertgeschätzt. Er hat – und das ist bis heute leider nicht selbstverständlich – in seinem Werk von dir berichtet. Er benannte dich als Urheberin der Idee, Metallsplitter aus einem Auge mit einem Magneten zu entfernen. Ohne seine genauen Aufzeichnungen, wüssten wir nur wenig über dein Schaffen.

Selbst hast du auch Texte verfasst, die bis heute existieren. Es war dir wichtig, nicht nur den Körper eines Menschen zu sehen, sondern auch seine Seele und so enthalten diese Texte Übersetzungen von Gebeten um Buße zu tun oder Trost für Sterbende zu spenden. Du warst eine gebildete und engagierte Frau, die mutig ihren eigenen Weg ging. Du hast auch Schmerzen erlitten. Acht Kinder hast du geboren und sieben verloren. Vielleicht war auch das ein wichtiger Antrieb für deine Arbeit, aber auch das können wir nur vermuten. Schauen wir auf dein Wirken, so können wir nur beeindruckt sein. Heute sind eine Straße und eine Schule in Hilden nach dir benannt und die Ausstellung wie auch dieses Buch „Marie Colinet", präsentierten in wissenschaftlicher wie auch liebevoller Hingabe dein Werk und machen deutlich, was Menschen erreichen können, die eine Passion haben und über alle Konventionen hinweg fair und auf Augenhöhe zusammenarbeiten.

Danke für deinen Mut, deine Forschung und dafür, dass du daran gearbeitet hast, dass Geburten sicherer wurden, auch wenn du selbst nicht davon profitieren konntest. Danksagen möchte ich auch all den Menschen, die Geschichte erforschen, sie bewahren aber auch erzählen, um sie sicht- und erlebbar zu machen. Wir können daraus lernen.

Kirsten Max

Gleichstellungsbeauftragte
der Stadt Hilden

Einführung

Wilhelm Fabry und seine Frau Marie Colinet lebten und arbeiteten in einer Epoche des tiefgreifenden Wandels in der europäischen Medizin. Ihre Lebenswege eröffnen exemplarische Einblicke in jene Übergangszeit, in der sich die überlieferte Erfahrungslehre des Mittelalters mit den neuen, empirisch begründeten Ansätzen der Frühen Neuzeit zu verbinden begann.

Wilhelm Fabry praktizierte als Wundarzt und Arzt in einer Phase, in der die Grundlagen medizinischer Erkenntnis neu bestimmt wurden. Die anatomischen Forschungen des 16. Jahrhunderts, allen voran die Arbeiten von Andreas Vesalius, veränderten das Verständnis des menschlichen Körpers grundlegend. Sie stellten das jahrhundertelang gültige, galenisch geprägte Weltbild in Frage – und fanden in Fabry einen wachen, aufgeschlossenen Vertreter dieser neuen Denkweise. Die genaue Kenntnis der Anatomie wurde für ihn zum zentralen Ausgangspunkt seiner medizinischen Tätigkeit und zum methodischen Fundament seiner Beobachtungen. Zugleich blieb er in seiner Grundhaltung konservativ: Nicht im Sinn einer rückwärtsgewandten Verweigerung des Neuen, sondern aus der Überzeugung heraus, dass ärztliche Kunst stets den ganzen Menschen im Blick behalten müsse. Sein Werk zeigt das Ringen um eine Balance zwischen exakter empirischer Forschung und der humanistisch geprägten Idee des Heilens, die Körper und Geist als Einheit begreift.

Auch die äußeren Umstände prägten seinen Werdegang. Die politischen und gesellschaftlichen Spannungen der Zeit, die im Dreißigjährigen Krieg ihren Höhepunkt fanden, bildeten den Hintergrund seiner ärztlichen Praxis. Bereits während seiner Ausbildung suchte Fabry den Austausch mit Ärzten und Gelehrten aus verschiedenen Regionen Europas. Aus diesen Kontakten wuchs ein weit gespanntes Netz von Briefpartnern – Teil jener lebendigen Gelehrtenrepublik, die den wissenschaftlichen Austausch über Grenzen hinweg förderte und die Zirkulation von Wissen auf neue Weise intensivierte.

An Fabrys Seite stand Marie Colinet, deren Beitrag zur gemeinsamen Arbeit lange im Schatten blieb. Ihr Leben verdeutlicht, welche Wege Frauen in der Medizin der Frühen Neuzeit beschreiten konnten – und wie einige von ihnen die engen Grenzen ihrer Zeit bewusst überschritten. Zwar blieb ihnen der Zugang zu akademischen Heilberufen verwehrt, und die Hebammentätigkeit bildete den einzigen gesellschaftlich anerkannten Bereich medizinischer Praxis, doch beteiligten sich viele Frauen weit darüber hinaus an der ärztlichen Arbeit, am Wissenstransfer und an der praktischen Heilkunst. Marie Colinet steht stellvertretend für diese grenzüberschreitenden Akteurinnen. Was wir über sie wissen, verdanken wir den Berichten ihres Mannes – ein Umstand, der zugleich auf ihre stille, aber wesentliche Mitwirkung verweist. In dieser Perspektive gehört sie zu einer größeren, heute kaum mehr sichtbaren Wissenskultur von Frauen, die medizinisches

Können, Beobachtungsgabe und Erfahrung in eine Zeit einbrachten, in der ihnen der wissenschaftliche Diskurs selbst oftmals noch verschlossen blieb. Im vorliegenden Buch wird Marie Colinet erstmals auch anhand einer systematischen Sichtung der Fallbeobachtungen ihres Mannes ins Zentrum gestellt – eine Perspektive, die neue Einblicke in ihren Beitrag zu Praxis und Heilkunst eröffnet. So reiht sie sich ein in die Reihe anderer bemerkenswerter Gestalten wie Louise Bourgeois, der Hofhebamme am französischen Königshof, oder Justina Siegemund, die am brandenburgischen Hof tätig war.

Das Zusammenwirken von Wilhelm Fabry und Marie Colinet veranschaulicht die geistige Dynamik einer Epoche, in der Innovation und Tradition nicht als Gegensätze galten, sondern als komplementäre Kräfte verstanden wurden. Ihre Arbeit markiert jene Schwelle, auf der aus der Heilkunst eine empirisch begründete Wissenschaft zu werden begann – ohne dabei den ethischen und anthropologischen Anspruch zu verlieren, der die Medizin seit Jahrhunderten getragen hatte. Das medizinische Denken jener Zeit bewegte sich in einem breiten Feld zwischen experimenteller Neugier und bewahrtem Erfahrungswissen; an den Rändern dieses Spektrums bestanden traditionelle und magisch-alchimistische Vorstellungen fort, die noch lange zur ärztlichen Praxis gehörten.

Als praktischer Hinweis sei für die Lektüre noch angemerkt: Fabrys Fallbeobachtungen, die in sechs Sammlungen zu jeweils hundert Observationen veröffentlicht wurden, werden in diesem Buch nach der Originalstruktur zitiert. Die Zitate aus der lateinischen Ausgabe seiner ‚Opera Omnia' folgen der Form „[I–VI]. Centurie, Observatio [römische Zahl]", aus der deutschen Wundarznei entsprechend „[I–VI]. Hundert, [Zahl] Wahrnehmung". Alle in diesem Buch abgebildeten Heilpflanzen gehen auf Rezepturen zurück, die nachweislich von Wilhelm Fabry und Marie Colinet verwendet wurden.

Die folgenden Kapitel entfalten die zentralen Themen dieser bewegten medizinischen Epoche. Sie zeichnen Wilhelm Fabrys Ringen um die Grundlagen der Anatomie nach, stellen die außergewöhnliche Rolle Marie Colinets an seiner Seite in den Mittelpunkt, lassen uns teilhaben an seinem Streben, das Unsichtbare sichtbar zu machen, rücken jene Behandlungsweisen ins Licht, die an der Grenze von Tradition, Aberglaube und beginnender Moderne stehen und öffnen sein ‚Museolo Machaonico', seine einzigartige Sammlung. Den Abschluss bildet ein Blick auf das Wissen vom gesunden Leben – jene Kunst der Prävention und Lebensführung, die damals wie heute als Fundament ärztlichen Handelns gilt.

So entsteht ein Panorama, das nicht nur Biographien und medizinische Innovationen nachzeichnet, sondern auch sinnfällig werden lässt, wie eng in jener Zeit Erfahrung und Experiment, Körper und Seele, Wandel und Überlieferung miteinander verflochten waren.

Julia Roever

ANATOMIA
CLAVIS ET CLAVUS
MEDICINAE

Die Anatomie ist
Schlüssel und Steuerruder
in der Medizin

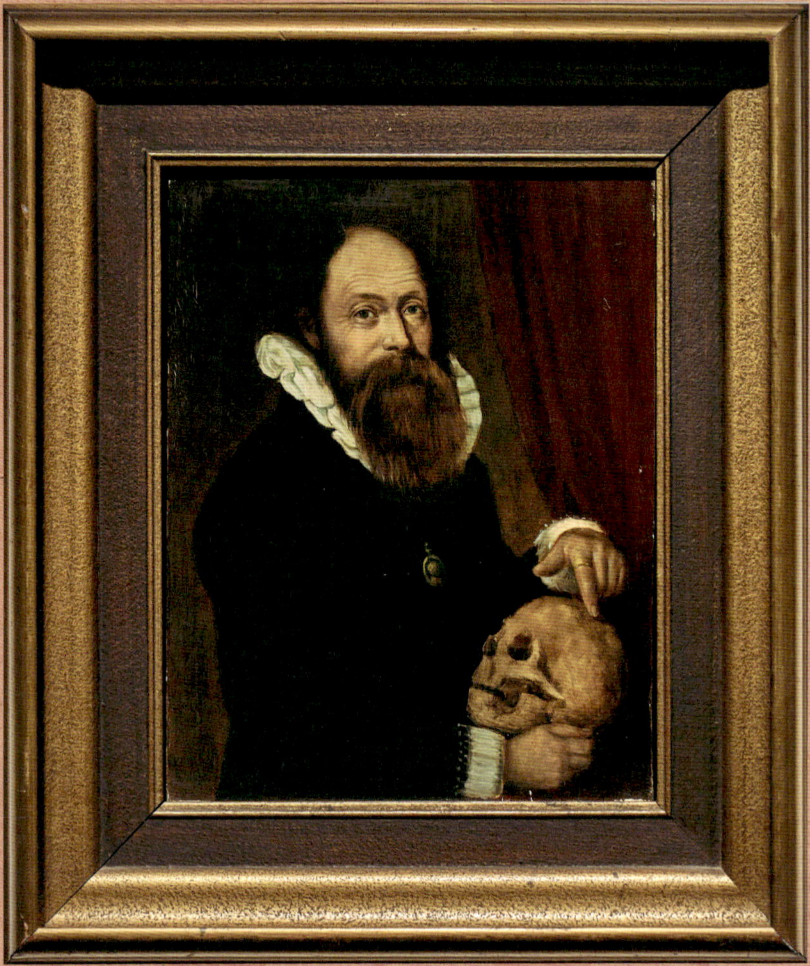

ANATOMIA IST DEN WUNDÄRZTEN HOCHNÖTHIG ZU WISSEN

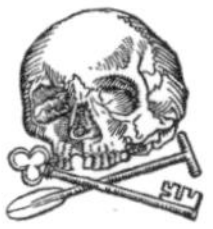

Wilhelm Fabrys Weg vom Handwerk zur Wissenschaft

Als Wilhelm Fabry 1560 in Hilden geboren wurde, stand die Medizin an der Schwelle zu einem fundamentalen Wandel. Die traditionelle Trennung zwischen akademischer Medizin und handwerklicher Chirurgie[1] begann sich langsam aufzulösen, und die Anatomie sollte dabei eine Schlüsselrolle spielen. Fabrys Lebensweg spiegelt die beginnende Transformation des Chirurgenberufs beispielhaft wider – eine Entwicklung, die sich allerdings noch über Jahrhunderte erstrecken sollte. Der lange Weg von einem handwerklich geprägten Beruf mit – relativ zu den studierten Ärzten – eher niedrigem sozialen Status hin zu einer wissenschaftlich fundierten Disziplin fand erst Mitte des 19. Jahrhunderts seinen Abschluss. Erst dann wurde die Chirurgie vollständig in die akademische Medizin integriert – zunächst 1794 in Frankreich mit der Gründung der École de Santé in Paris, in den deutschen Ländern schließlich in den 1850er Jahren. Diese Integration beinhaltete die endgültige Aufhebung der Trennung zwischen Chirurgen und Medizinern in der universitären Ausbildung sowie die Zusammenfassung aller Heilkundigen in einer einheitlich vorgebildeten Berufsgruppe, womit die verschiedenen Kategorien niederer Ärzte abgeschafft wurden.[2] Fabry stand also am Anfang eines Prozesses, der weit über seine Lebenszeit hinausreichen sollte – als einer der ersten Chirurgen, die praktisches Handwerk mit hohem wissenschaftlichen Anspruch verbanden.

Die treibende Kraft hinter dieser Verwissenschaftlichung der Chirurgie im 16. Jahrhundert war die Anatomie. Sie bildete die Brücke zwischen handwerklicher Praxis und medizinischer Theorie, zwischen praktischer Erfahrung und wissenschaftlichem Verständnis. Doch auch die anatomische Wissenschaft selbst durchlief im 16. Jahrhundert einen revolutionären Wandel.[3] Fabry, der später die Anatomie als „Schlüssel und Steuerruder der ganzen Medizin" bezeichnen sollte, erlebte diese Umwälzung nicht nur aus nächster Nähe, sondern prägte sie im deutschsprachigen Raum auch maßgeblich mit.[4] Als einer der ersten Chirurgen seiner Zeit erkannte und betonte er die fundamentale Bedeutung anatomischer Kenntnisse und trieb ihre Integration in die chirurgische Praxis voran.[5]

Von Galen zu Vesalius: Die anatomische Revolution

Die anatomische Wissenschaft hatte bis ins 16. Jahrhundert weitgehend auf den Schriften des griechisch-römischen Arztes Galen aus dem 2. Jahrhundert n. Chr. beruht.[6] Seine Lehre von den vier Körpersäften und seine systematischen Beschreibungen des menschlichen Körpers prägten die medizinische Lehre über Jahrhunderte – obwohl letztere hauptsächlich auf Tiersektionen basierten, da im römischen Reich Sektionen an menschlichen Leichen weitgehend tabu waren.

Das Jahr 1543 markierte einen Wendepunkt in der Geschichte der Medizin. In diesem Jahr veröffentlichte der flämische Arzt Andreas Vesalius sein monumentales Werk ‚De humani corporis fabrica'.[7] Diese umfassende und radikal neue Darstellung der menschlichen Anatomie beruhte auf eigenhändigen Sektionen und präzisen Beobachtungen. Die ‚Fabrica' war eine wissenschaftliche Sensation: Auf mehr als 700 Seiten präsentierte Vesalius nicht nur detaillierte anatomische Beschreibungen, sondern auch revolutionär neue Illustrationen von bis dahin unerreichter Genauigkeit und künstlerischer Qualität. Um seinem hohen Anspruch an Präzision und didaktische Qualität gerecht zu werden, hatte er den renommierten Künstler Jan van Kalkar in Venedig gezielt mit der Anfertigung der anatomischen Illustrationen beauftragt.

Vesalius verstand sich dabei durchaus in der Tradition Galens.[8] Erst wenige Jahre zuvor, etwa um 1525, waren Galens vollständige anatomische Schriften – die im lateinischen Westen über Jahrhunderte teilweise in Vergessenheit geraten waren – durch

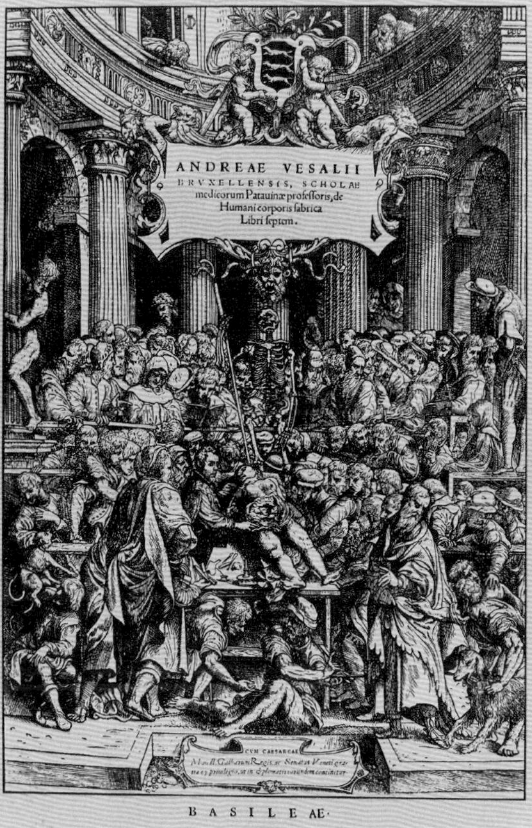

1

ANDREAS VESALIUS ‚DE FABRICA'

Frontispiz aus Vesalius „De humani corporis fabrica libri septem" (Sieben Bücher über den Aufbau des menschlichen Körpers). Das Buch ist eines der grundlegenden Werke für die neuzeitliche Anatomie. Darin vertritt Vesalius die Ansicht, allein der direkte Blick auf den menschlichen Leib sei der zuverlässige Weg zur Erkenntnis des menschlichen Körperbaus. Das sorgfältig typographisch ausgestattete Lehrbuch zeigt rund 200 zum Teil ganzseitige Illustrationen. Viele davon stammen vom Tizian-Schüler Jan Stephan van Kalkar. Das Titelbild zeigt eine öffentliche Leichensektion „Basileae" (zu Basel). Das Exemplar, aus dem der abgebildete Frontispiz stammt, ist ein Faksimile des 1543 in Basel publizierten Werkes.

Gelehrte aus dem gefallenen Konstantinopel wieder zugänglich geworden. Mit ihnen wurde auch Galens wissenschaftliches Grundprinzip der ‚autopsie' – der unmittelbaren eigenen Anschauung – wiederentdeckt.[9] Vesalius und seine Zeitgenossen sahen sich weniger als Revolutionäre, die das galenische System vollständig verwerfen wollten, sondern vielmehr als dessen würdige Nachfolger, die eben diesem Prinzip der direkten Beobachtung folgten.[10] Der traditionelle Anatomieunterricht an den mittelalterlichen Universitäten hingegen hatte sich von diesem Grundsatz weit entfernt: Ein Professor las aus Galens Texten vor, während ein Chirurg oder Barbier die eigentliche Sektion durchführte. [11] Die Demonstration diente dabei der Bestätigung der antiken Texte, nicht der eigenständigen Forschung.

Vesalius' besonderes Verdienst lag darin, als Professor in Padua – damals eine der führenden medizinischen Hochschulen Europas – diese Entwicklung umzukehren und die Sektion wieder in den Mittelpunkt zu stellen. Er praktizierte die unmittelbare Beobachtung am menschlichen Körper und wurde berühmt dafür, dass er eigenhändig die Sektionen durchführte. Seine Studenten konnten diese im Unterricht aus nächster Nähe erleben. Durch seine systematischen Untersuchungen deckte er zahlreiche Fehler in Galens Beschreibungen des menschlichen Körpers auf, die auf dessen Tiersektionen zurückzuführen waren. So widerlegte er etwa Galens Behauptung, das menschliche Brustbein bestehe wie das der Affen aus sieben Segmenten und entdeckte, dass der menschliche Kieferknochen nicht aus zwei, sondern nur aus einem Knochen besteht.[12] Ein besonders wichtiger Meilenstein für die spätere medizinische Entwicklung waren Vesalius' Beobachtungen zur Position und Funktion wichtiger Venen. Auch hier erkannte er, dass seine Beobachtungen erheblich von Galens Beschreibung abwichen. Ebenso wichtig war seine Entdeckung, dass die innere Trennwand zwischen der rechten und der linken Herzkammer nicht etwa, wie Galen es beschrieben hatte, winzige Poren aufweist, durch die das Blut von rechts nach links durchsickern könne, sondern undurchlässig ist.[13] Beide Beobachtungen waren wichtige Meilensteine auf dem Weg hin zu der korrekten Beschreibung des Blutkreislaufs durch William Harvey im Jahre 1628 und hatten so auch Auswirkungen auf die in der galenischen Medizin so zentrale Frage des Aderlasses, wenngleich diese Dimensionen erst später in vollem Umfang erkannt wurden.

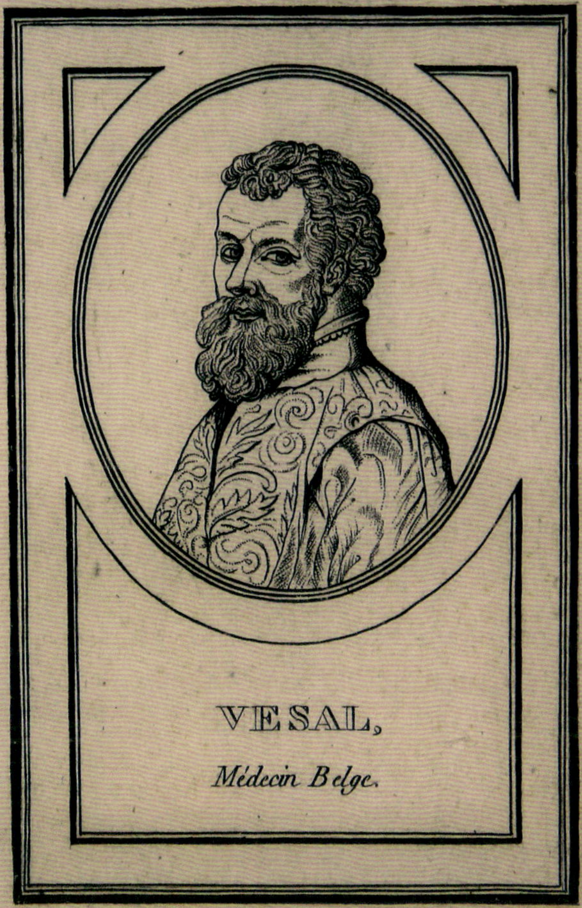

ANDREAS VESALIUS

Andreas Vesalius war Leibarzt von Kaiser Karl V. und König Philipp II. Durch sein Lehrbuch „De humani corporis fabrica libri septem" gilt er als Begründer der neuzeitlichen Anatomie. Das Schulterporträt zeigt ihn im ovalen Rahmen innerhalb eines Rechtecks, nach links gedreht mit dem Blick zum Betrachter. Unter dem Oval steht der Titel „Vesal, Médecin Belge". Als Vorlage diente der Holzschnitt von Jan Stephan van Calcar aus „De humani corporis fabrica" (Baseler Ausgabea von 1543). Das Motiv der Vorlage wurde beschnitten und gekontert.

Die künstliche Trennung zwischen Medizin und Chirurgie

In seinem programmatischen Vorwort zur ‚Fabrica' ging Vesalius noch einen Schritt weiter: Er kritisierte scharf die seiner Ansicht nach unnatürliche Trennung der zeitgenössischen Medizin. Die akademischen Ärzte, die sich zu fein waren für manuelle Tätigkeiten, überließen die praktische Chirurgie den als niederrangig angesehenen Barbieren und Wundärzten.[14] Diese Arbeitsteilung betrachtete Vesalius als verhängnisvollen Irrweg. Die Chirurgie sei, so Vesalius, der älteste und wichtigste Zweig der Medizin, da sie unmittelbar auf der Beobachtung der Natur beruhe.[15] Diese Überzeugungen sollte sich später auch Wilhelm Fabry zu eigen machen. Er setzte sich sein Leben lang dafür ein, dass sowohl studierte Ärzte als auch Wundärzte umfassende Kenntnisse der Anatomie des menschlichen Körpers erwerben sollten, um ihre Patienten besser behandeln zu können.[16] Im Jahre 1624 veröffentlichte er eigens eine Schrift, mit der er eindringlich auf die ‚Fürtrefflichkeit nutz und nothwendigkeit der Anatomy' hinwies.[17] Ebenso wie Vesalius achtzig Jahre vor ihm beklagte auch Fabry die Trennung der unterschiedlichen medizinischen Berufsgruppen und beschwor in seinen Schriften die Einheit der Medizin im antiken Rom, wo die Ärzte sowohl innere Medizin als auch chirurgische Tätigkeiten ausübten.[18]

Vesalius stand am Beginn einer graduellen, sich über Jahrhunderte erstreckenden Transformation des anatomischen Wissens. Immer neue Beobachtungen stellten verschiedene Aspekte des galenischen Systems in Frage und korrigierten die galenische Anatomie. Sein wichtigstes Vermächtnis war es, ein bis dahin nicht gekanntes Element der Faktenfindung und Verifizierung wieder in die Medizin einzuführen: Alle Aussagen über die menschliche Anatomie sollten ab nun anhand der tatsächlichen Beobachtungen bei der Sektion menschlicher Leichen überprüft werden. Neue Generationen von Medizinern und Anatomisten korrigierten Vesalius, so wie er zuvor Galen korrigiert hatte.[19] Damit wurde der Grundsatz der unabhängigen Beobachtung über das traditionelle Bücherwissen gestellt. Dennoch blieben das medizinische Denken und die Sprache der Mediziner noch bis ins 18. Jahrhundert hinein von den Grundbegriffen und Konzepten der galenischen Medizin, der Lehre von den Körpersäften, geprägt.[20] Hier zeigt sich die bemerkenswerte Integrationsfähigkeit des galenischen Systems: Es bot einen flexiblen Rahmen, innerhalb dessen neue empirische Erkenntnisse, selbst wenn sie im direkten Widerspruch zu bisherigen Prinzipien standen, lange Zeit pragmatisch eingegliedert werden konnten, ohne die grundlegenden Konzepte in Frage zu stellen.[21]

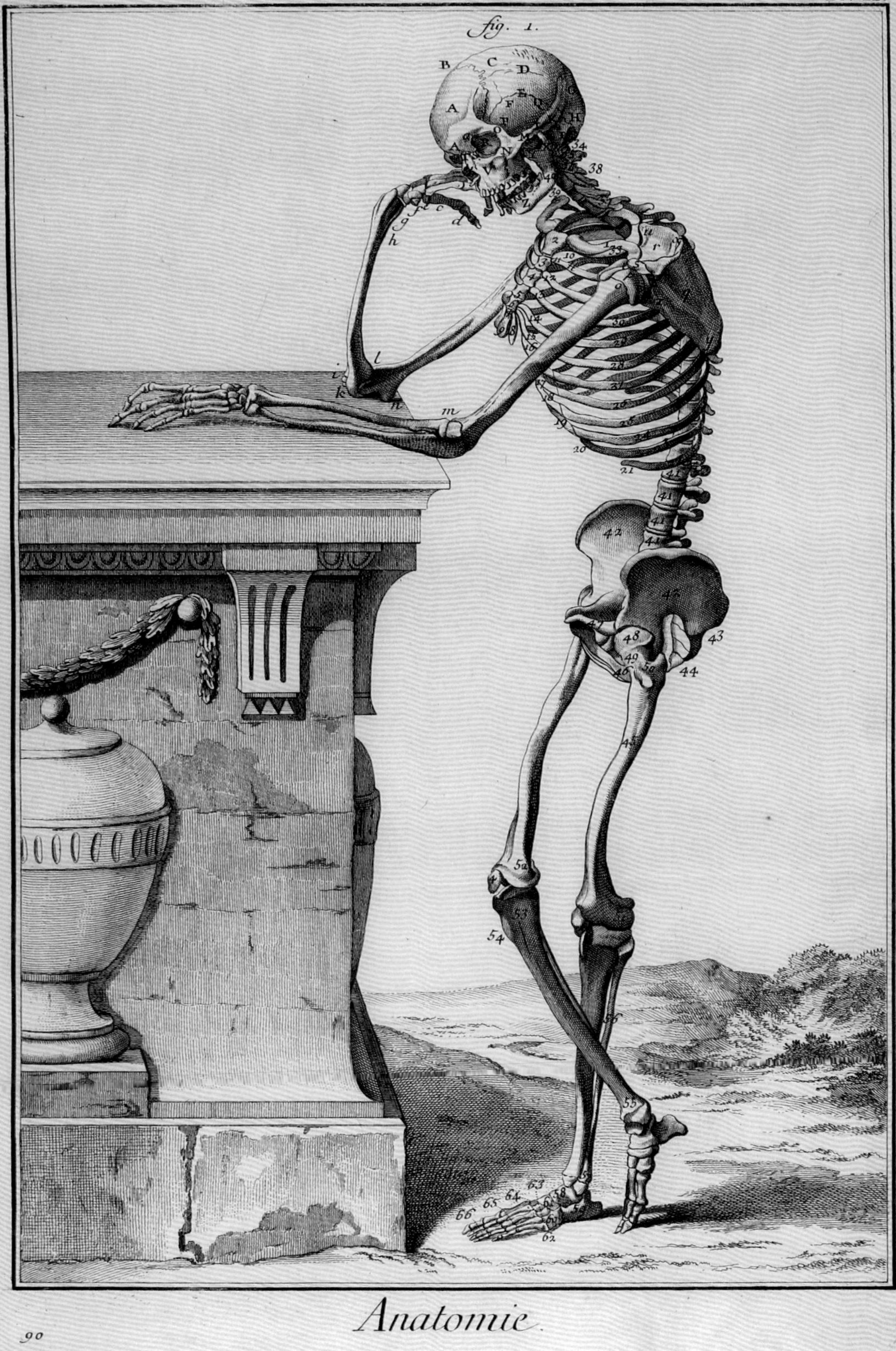

Anatomie

Die „Fürtrefflichkeit der Anatomy" bei Fabry

Diese Grundhaltung spiegelt sich auch bei Fabry wider. Die Anatomie ist für ihn der Schlüssel zur gesamten Medizin – ein Leitsatz, den er schon früh von seinem Lehrmeister in Düsseldorf, Cosmas Slotanus, der seinerseits ein Schüler von Andreas Vesalius gewesen war, übernommen hatte und den er zeitlebens ins Zentrum seiner gesamten ärztlichen Tätigkeit rückte. Zugleich aber stellte Fabry die Autorität Galens niemals grundsätzlich in Frage – für ihn blieben die Lehren Galens, dessen Humoralpathologie (Säftelehre) und das galenische Verständnis von den Entstehungsursachen der Krankheiten sein ganzes Leben lang der Rahmen, der sein Verständnis von Gesundheit und Krankheit prägte und seine Behandlungen bestimmte.

So ist es bezeichnend für Fabry, dass er angesichts der von Vesalius aufgezeigten anatomischen Irrtümer bei Galen die alten Autoritäten verteidigt: „Gott hat nicht auf einmal und auf eine Zeit alles wollen offenbaren; würde die Nachkomlingen faul, träg und nachlässig machen, und keinem Ursach geben, in seinem Beruff der Sachen nachzudencken, und seine Kunst zu amplificieren und zu erweiteren; daher sehen wir, dass in allen Künsten noch täglich etwas Neues erfunden wird. Nicht, dass es den Alten an Weisheit, Verstand, Gelehrtheyt und Wissenschafft ermanglet habe, sondern allein darumb, dass Gott, der Allmächtige auch etwas für die Nachkomlingen behalten wil, dorin sie sich mögen gebrauchen, üben und ihre Zeit zu seiner Ehren und nutz des Negsten anwenden können."[22] Fabry entwickelt hier eine bemerkenswerte theologische Begründung für die Weiterentwicklung des medizinischen Wissens: Gott habe in seiner Weisheit bewusst entschieden, den Menschen nicht alle Erkenntnisse auf einmal zu offenbaren, sondern sie nach und nach zu tieferem Verständnis zu führen. Diese theologische Deutung erlaubt es ihm, sowohl die Autorität der Alten zu respektieren als auch neue Erkenntnisse einzuordnen – als Stufen eines von Gott vorgesehenen Weges zur medizinischen Erkenntnis.

Die tiefe Verwurzelung in der galenischen Medizin zeigt sich bei Fabry durchgängig in seinen therapeutischen Maßnahmen: Die Anwendung des Haarseils zur Ableitung schädlicher Säfte, regelmäßige Aderlässe zur Wiederherstellung des humoralen Gleichgewichts und der gezielte Einsatz von kühlenden oder wärmenden Mitteln entsprechend der galenischen Qualitätenlehre waren feste Bestandteile seiner chirurgischen Praxis. Besonders deutlich wird seine theoretische Auseinandersetzung mit diesen Prinzipien in seiner Korrespondenz mit dem Arzt Dr. Hagenbach im Jahre 1625.[23] Ihre Diskussion kreiste um eine bereits seit der Antike debattierte Frage zum Aderlass bei Patienten mit ‚Seitenstechen' bzw. ‚Pleuritis': Sollte man auf der Seite zur Ader lassen, wo die Beschwerden auftraten, oder gerade auf der gegenüberliegenden?[24]

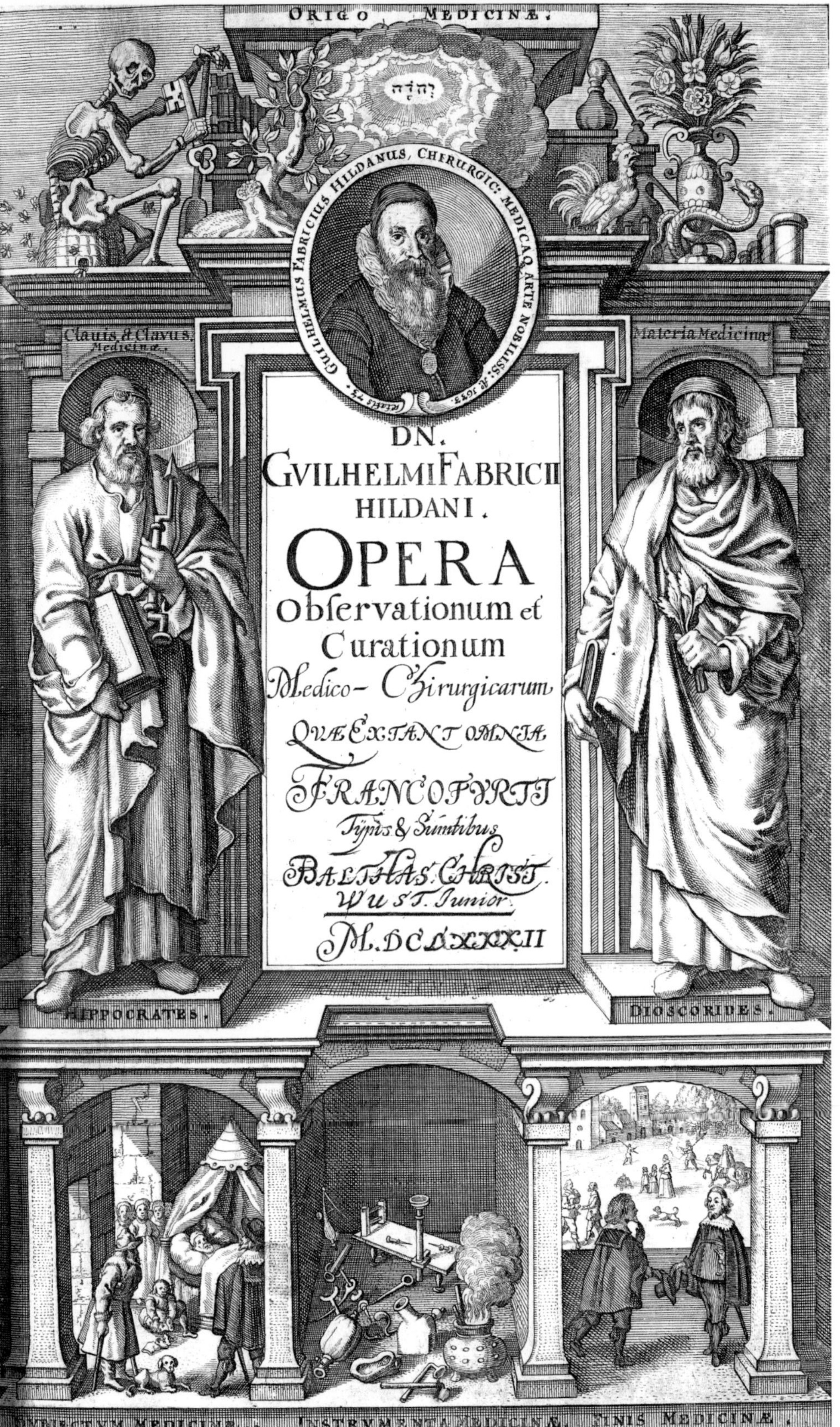
ORIGO MEDICINÆ.
יהוה
GVILHELMUS FABRICIUS HILDANUS, CHIRURGIC: MEDICAQ: ARTE NOBILISS: A° 1633. ætatis 73.
Clauis & Clavus Medicinæ.
Materia Medicinæ
DN.
GVILHELMI FABRICII
HILDANI.
OPERA
Observationum et
Curationum
Medico-Chirurgicarum
QUÆ EXTANT OMNIA
FRANCOFURTI
Typis & Sumtibus
BALTHAS. CHRIST.
WUST. Junior
M.DCLXXXII
HIPPOCRATES.
DIOSCORIDES.
SUBIECTUM MEDICINÆ.
INSTRUMENTA MEDICINÆ.
FINIS MEDICINÆ.

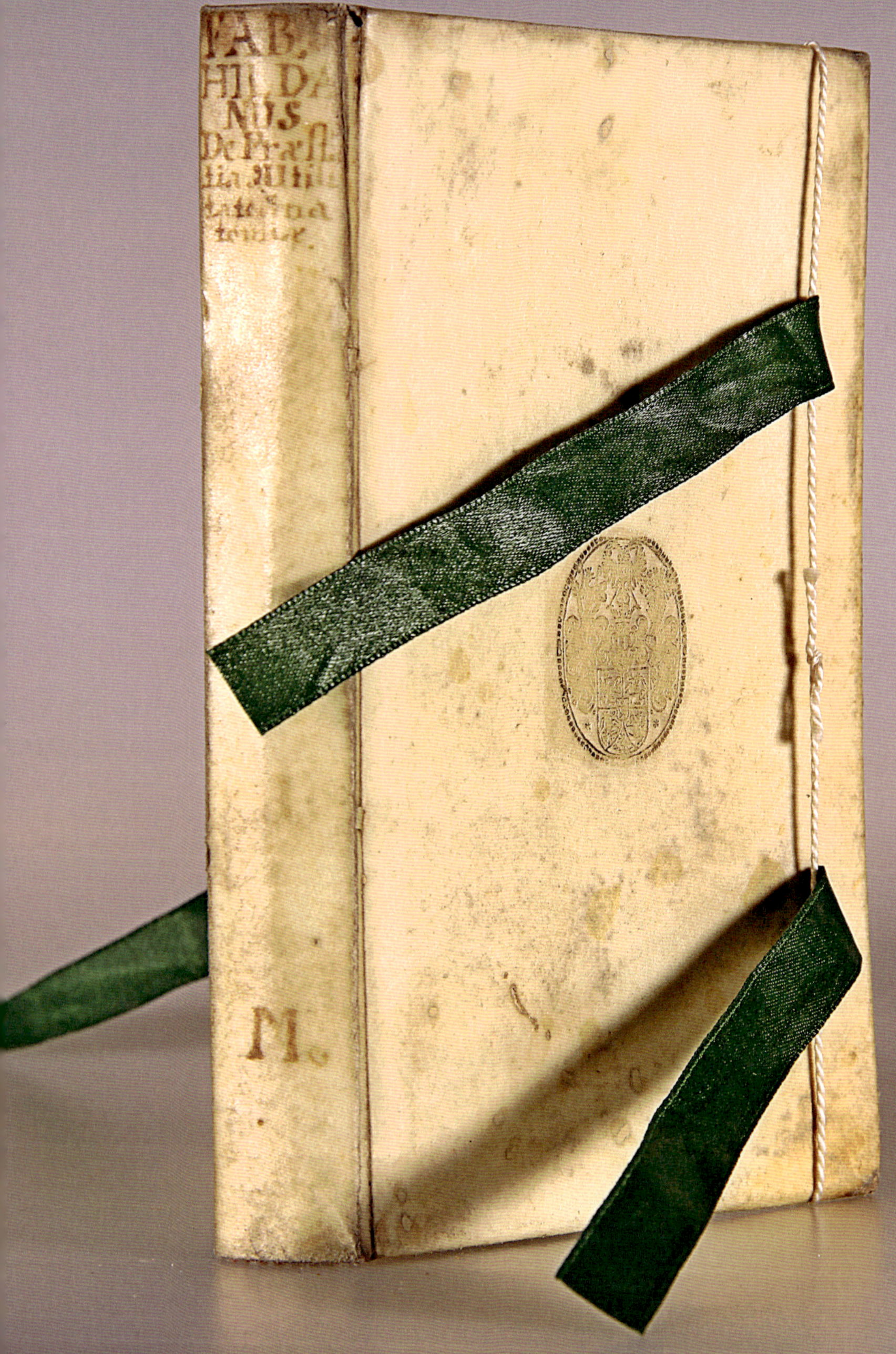
FAB.
HILDA
NUS
M.

Diese Kontroverse, die Anfang des 16. Jahrhunderts in Paris neu entfacht worden war und zu der sich auch Vesalius 1539 geäußert hatte, beschäftigte die Gelehrten noch immer. Dass diese Diskussion in den 1620er Jahren fortdauerte – zu einer Zeit, in der William Harvey in England bereits seine revolutionären Untersuchungen zum Blutkreislauf durchführte, die er 1628 veröffentlichte – zeigt exemplarisch die Langlebigkeit traditioneller medizinischer Fragestellungen. Fabry stand damit in einer langen Tradition: Wie schon Vesalius und später auch Harvey verstand er sich nicht als Revolutionär, sondern als sorgfältiger Beobachter der Natur, ganz im Sinne von Galens eigenem methodischen Prinzip der ‚autopsie'. Dass ihre präzisen anatomischen Beobachtungen in vielen Punkten von Galens Beschreibungen abwichen, stellte für Vesalius, Harvey und auch für Fabry keinen grundsätzlichen Widerspruch dar. Dies zeigt sich besonders deutlich in Fabrys praktischer Arbeit: Während er einerseits neue anatomische Erkenntnisse in seine Chirurgie einbezog, blieben andererseits die grundlegenden Konzepte der Säftelehre für seine therapeutischen Entscheidungen maßgebend – eine Synthese, die für die Medizin des frühen 17. Jahrhunderts charakteristisch war.

Dennoch erkannte er früh die fundamentale Bedeutung der neuen anatomischen Erkenntnisse für die chirurgische Praxis. Bereits zu Beginn seiner Tätigkeit setzte er sich nachdrücklich für regelmäßige anatomische Sektionen ein – ein Anliegen, das er später, 1624, in seiner Schrift ‚Von der Fürtrefflichkeit, nutz und nothwendigkeit der Anatomy' systematisch begründete. Darin betonte er die unabdingbare Bedeutung anatomischer Kenntnisse für jeden praktizierenden Chirurgen: Ohne gründliches Verständnis des menschlichen Körpers sei eine sichere und erfolgreiche Behandlung nicht möglich.[25]

Fabry kämpfte jahrelang für die Anerkennung und Durchführung von Sektionen, oft gegen erhebliche Widerstände. Nicht nur die ‚falsch verstandene Pietät', wie er es nannte, sondern auch die ablehnende Haltung kirchlicher und kommunaler Organe erschwerten häufig die Möglichkeit, durch Sektionen Verstorbener Todesursachen zu klären und daraus neue Behandlungswege abzuleiten. „Wann dann solche Leuth aus diesem geringen discours werden spüren und vernehmen, wie hochnöthig und nützlich solche Kunst dem menschlichen Geschlecht sey, verstehe ich mich, sie werden … mit allen Rechtsverständigen schließen: es seye ja viel besser, man verschone der Lebendigen viel mehr als der Todten, welche ohne das in wenig Tagen in der erden zerfallen, erfaulen und den Würmern zutheil werden müssen."[26] Mit einer gewissen Bewunderung stellte er fest, dass solche Schwierigkeiten in Italien bereits überwunden waren: Dort musste der Anatom nicht mehr aus Büchern lernen oder sich mit Tiersektionen behelfen. Die italienischen Universitäten verfügten über eigene Lehrstühle für Anatomie und ihre ‚Theatra Anatomica', spezielle Säle, in denen Zergliederungen stattfinden konnten.[27] Umso mehr begrüßte Wilhelm Fabry, als er 1615 das Amt des Stadtarztes in Bern

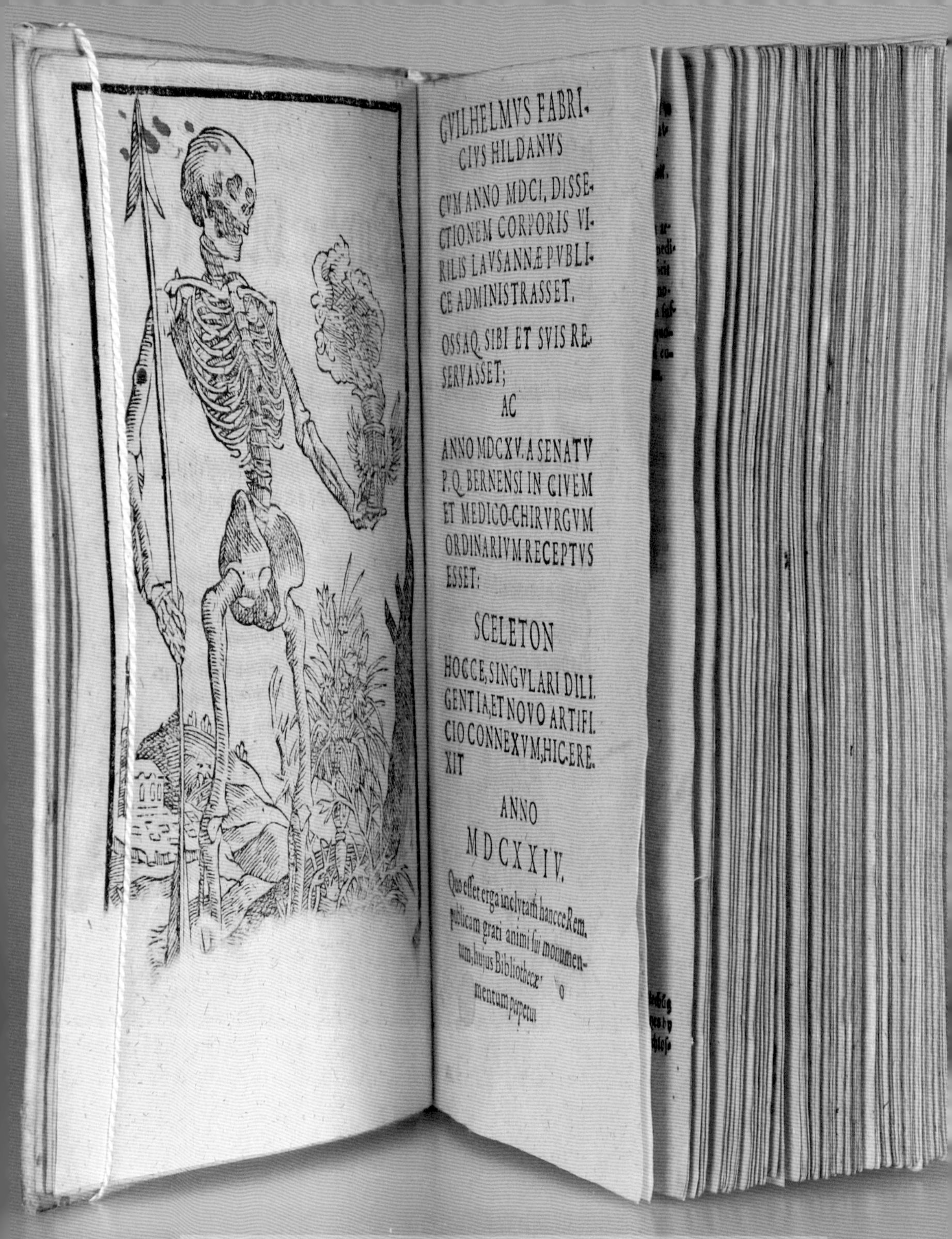

Wilhelm Fabry: Anatomiae praestantia et utilitas, Fabry verfasste 1601 diese Schrift „von der Fürtrefflichkeit und Nutz der Anatomy" in deutscher und lateinischer Sprache. Gedruckt wurde sie auf 234 Seiten von Jacob Stuber an der Hochobrigkeitlichen Buchdruckerey in Bern 1624. Der Titelkupferstich zeigt ein Skelett, das in der rechten Hand einen überdimensionalen Pfeil und in der linken ein geflügeltes Stundenglas hält.

antrat, die Erlaubnis des Berner Rats, regelmäßig anatomische Übungen an den Leichen Hingerichteter durchführen zu dürfen.[28]

Mit dieser Haltung wurde Fabry zu einem der wichtigsten Wegbereiter der wissenschaftlichen Chirurgie im deutschsprachigen Raum: Seine nachdrückliche Betonung der anatomischen Grundlagen als Voraussetzung für präzise und sichere chirurgische Eingriffe prägte die Entwicklung des Fachs nachhaltig. Dabei ging es ihm nicht um anatomisches Wissen als Selbstzweck, sondern stets um die praktische Anwendung dieser Kenntnisse zum Wohle der Patienten.

Eine persönliche Tragödie

Wie ernst es Fabry mit der Bedeutung anatomischer Untersuchungen war, zeigt sich besonders eindrücklich in einer persönlichen Tragödie: Am 8. Juni 1595 verstarb in Köln sein siebenjähriger Sohn nach nur sechstägiger Krankheit. In seiner charakteristisch präzisen Art beschreibt Fabry den Fall: Es ist „ihm ein großer und geschwinder Fluss aus dem Haupt hinab auf beyde Nieren und Gäng, durch welche der Harn in die Blase fleußt, gefallen, sind dieselbige dermaßen verstopfet worden, dass kein Harn weder von ihm selbst, noch durch behülff der Arzneyen, hat durchlaufen und abfließen können." Trotz der Behandlung durch mehrere angesehene Ärzte konnte das Kind nicht gerettet werden. [29] Fabry: „Starbe also den sechsten Tag seiner Kranckheit." Diese sachliche und knappe Beschreibung findet sich in Fabrys erster Veröffentlichung überhaupt, der 1593 in Köln veröffentlichten Schrift ‚De Gangraena et Sphaculo, Vom dem heissen und kalten Brand'.[30] Vermutlich weil Fabry hier nicht privat an einen befreundeten Kollegen, sondern ein Kapitel einer wissenschaftlichen Veröffentlichung schreibt, finden wir hier nur die nüchterne Beschreibung und keinen Hinweis auf das Entsetzen und die Trauer, die ihn damals ergriffen haben müssen.[31]

Was dann folgte, war für die damalige Zeit keineswegs selbstverständlich: Fabry ordnete eine Obduktion an. Fabrys Entscheidung, den eigenen Sohn sezieren zu lassen, war mehr als nur ein Akt persönlicher Überwindung – sie war ein deutliches Statement für die wissenschaftliche Notwendigkeit anatomischer Untersuchungen und die konsequente, wenn auch schmerzhafte Umsetzung seiner wissenschaftlichen Überzeugungen. Die Sektion, die in Anwesenheit von Johannes Slotanus, einem Sohn von Fabrys früherem Lehrmeister in Düsseldorf, Cosmas Slotanus, durchgeführt wurde, zeigte die Nieren und umliegenden Organe von ‚heißem Brand' (Gangrän) befallen.[32]

Fabrys Bildungsweg: Von der Baderstube zur wissenschaftlichen Chirurgie

Die anatomische Revolution beschränkte sich nicht auf die Universitäten. Durch Männer wie Wilhelm Fabry drang das neue Wissen auch in die praktische Chirurgie vor. Fabry, der nach dem frühen Tod seines Vaters seine Gymnasialbildung in Köln abbrechen musste, begann 1576 seine Lehrzeit bei dem Bader Johann Dümgens in Neuss – eine traditionelle handwerkliche Ausbildung, wie sie für angehende Chirurgen seiner Zeit üblich war. Als Bader und Wundarzt gehörte er damit zunächst einer Berufsgruppe an, die trotz ihrer wichtigen praktischen Heilkunst zumindest aus Sicht der akademisch gebildeten Ärzte sozial deutlich unter ihnen stand.[33]

Der entscheidende Schritt in seiner Entwicklung erfolgte 1580, als er seinen Werdegang als Badergeselle bei dem Chirurgen Cosmas Slot (Slotanus) in Düsseldorf fortsetzte. Slot, der seinerzeit hoch angesehen war und als herzoglicher Wundarzt am Hofe von Düsseldorf tätig war, gilt allgemein als ein Schüler des Vesalius.[34] Das bedeutet, dass er vermutlich selbst bei Vesalius in Padua die neue anatomische Wissenschaft kennengelernt hat. Dokumentieren lässt sich das jedoch nicht, wie überhaupt heute recht wenig über ihn bekannt ist. Die Zeit bei Slot prägte Fabrys Verständnis von der fundamentalen Bedeutung der Anatomie nachhaltig. Hier erwarb er nicht nur praktische chirurgische Fertigkeiten, sondern vertiefte auch jene anatomischen Kenntnisse, die er später in seinem Werk ‚Observationes' als „Schlüssel und Steuerruder der ganzen Medizin" bezeichnen sollte. Vermittelt durch seinen Lehrer Slot begegnete Fabry hier erstmals jener revolutionären Verbindung von anatomischer Wissenschaft und chirurgischer Praxis, die Vesalius gefordert hatte. Mit dieser Überzeugung wurde Fabry zu einem der wichtigsten Wegbereiter der wissenschaftlichen Chirurgie im deutschsprachigen Raum: Seine Betonung der anatomischen Grundlagen als Voraussetzung für präzise und sichere chirurgische Eingriffe prägte die Entwicklung des Fachs nachhaltig.[35]

1585 ging Fabry nach Genf zu Jean Griffon, der als einer der führenden Chirurgen seiner Zeit galt.[36] Als erfahrener Militärchirurg und Leiter der Chirurgie am Genfer Hospital prägte Griffon Fabrys weiteren Werdegang entscheidend.[37] Er fungierte auch als Zeuge bei der Eintragung Fabrys in das Einwohnerregister der Stadt Genf, am 17. Mai 1587.[38] In Genf lernte Fabry auch seine Frau kennen, Marie Colinet, Tochter eines Buchdruckers und selbst Hebamme. Die beiden heirateten 1587. Von Griffon übernahm Fabry die methodische Praxis, riskante Eingriffe möglichst erst dann vorzunehmen, wenn die zu operierende Stelle zuvor an einer Leiche studiert worden war – ein Ansatz, der die anatomische Vorbereitung in den Mittelpunkt stellte.[39]

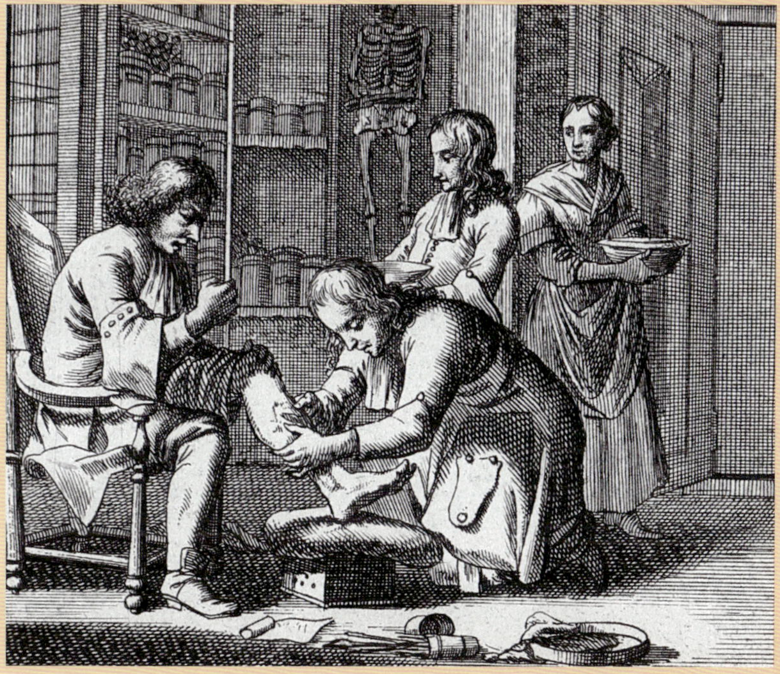

BADERSTUBE 1699

„Der Wundarzt" erschien als Tafel Nr. 21 in Abraham a Sancta Claras Ständelehre. Diese erschien 1699 unter dem vollständigen Titel: „Etwas für Alle, Das ist: Eine kurtze Beschreibung allerley Stands- Ambts- und Gewerbs-Persohnen: Mit beygeruckter Sittlichen Lehre und Biblischen Concepten, Durch welche der Fromme mit gebührendem Lob hervor gestrichen, der Tadelhaffte aber mit einer mässigen Ermahnung nicht verschont wird." Der Untertitel „Wehret dem Laster, suchet Pflaster" beinhaltet bereits die Ermahnung zu einer gottgefälligen und maßvollen Lebensführung, um die „Sünden-Wunden" zu vermeiden. Das Buch erschien im Verlag von Christoph Weigel dem Älteren, der auch die Kupferstiche anfertigte.

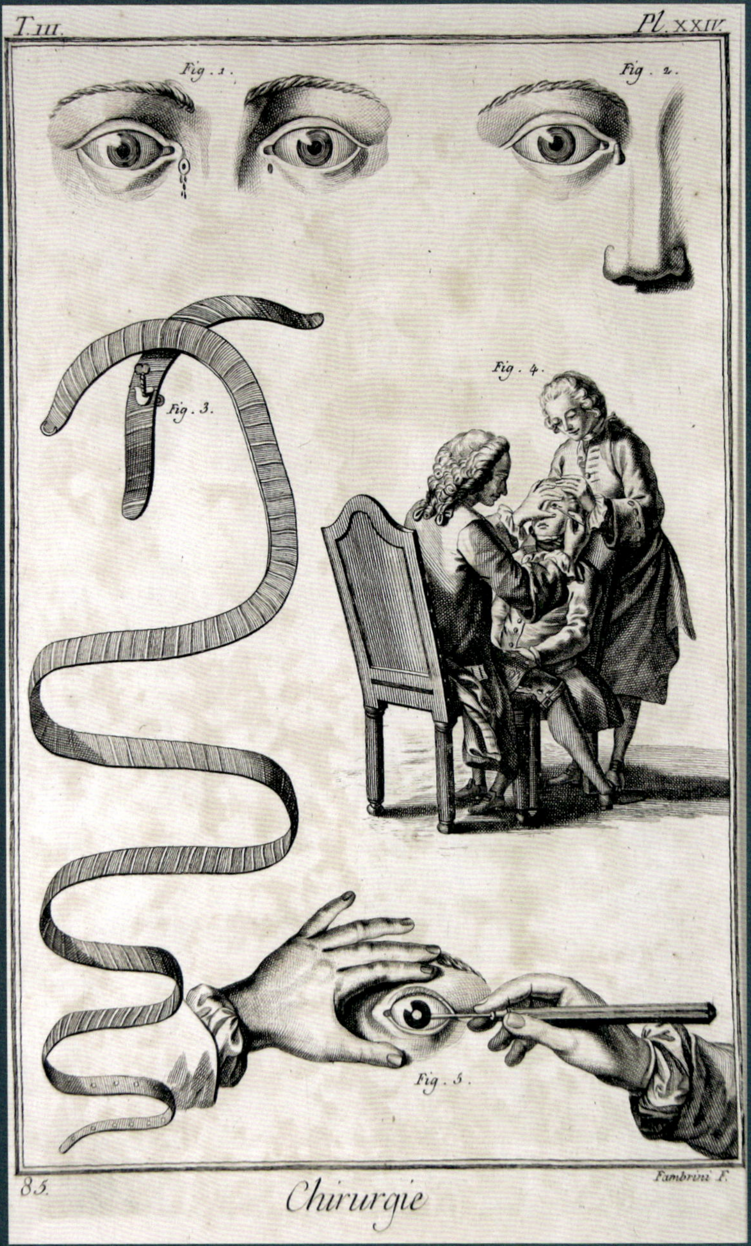

Chirurgie, Pl. 24 Die Abbildung zeigt die Dilatation eines Tränensacks und die Operation einer Augenfistel. Das Blatt ist rechts oben gekennzeichnet mit Pl. XXIV (Planche 24/ Bildtafel 24), mittig unter den Abbildungen ist als Sachgebiet „Chirurgie" angegeben. Die Vorlage wurde von Ferdinando Fambrini gestochen, signiert mit „Fambrini F." in der rechten unteren Ecke. In: Encyclopédie ou Dictionnaire raisonné des sciences, des arts et des métiers.

1587/88 betreuten sie gemeinsam die aus dem Krieg zurückkehrenden deutschen Söldner und ihre schweizerischen Kameraden, eine Erfahrung, die Fabrys chirurgisches Können weiter vertiefte. So berichtet er zum Beispiel Jahre später aus der Erinnerung von einem jungen schweizerischen Kriegsverwundeten, dem im Jahre 1587 ein handtellergroßer Teil der Schädeldecke abgetrennt worden war. Griffon gelang es, den jungen Mann zu retten, obwohl in der Wunde bereits Fäulnis eingesetzt hatte, wobei Fabry keine Details der Behandlung nennt.[40]

Ein weiterer bemerkenswerter Fall aus Fabrys Zeit bei Griffon ist die Behandlung des fünfzehn Jahre alten Sohnes eines Schusters in Genf, dem durch ein Werkzeug die oberste Haut des Auges durchstochen worden war, mit der Folge, dass die Flüssigkeit aus dem Auge ausgetreten war und er sein Sehvermögen verloren hatte. Griffon und Fabry gelang es, durch medikamentöse Behandlungen, insbesondere einem Gemisch aus Eiweiß, Rosenwasser und Safran, und später einer Augenspülung aus Augentrost, Zucker und „Tuthia" (Zinkoxid), den Jungen zu heilen und das Sehvermögen wiederherzustellen.[41] Jahre später, 1597, behandelt Fabry, diesmal ohne Griffon, einen Kaufmannsohn in Lausanne mit einer ganz ähnlichen Verletzung genauso erfolgreich und mit den gleichen Mitteln.[42] Zur Erklärung des Behandlungserfolgs in beiden Fällen schließt er einige anatomische Betrachtungen an: eine Heilung sei nur deshalb möglich gewesen, weil nur die wässrige Feuchtigkeit im vorderen Teil des Auges verloren gegangen war, nicht aber die sog. ‚Krystallfeuchtigkeit', die sich nicht regenerieren könne. Hier sehen wir auch, dass beide, Griffon und Fabry, keineswegs immer zum Mittel der Operation griffen, sondern genauso, wenn sie ihnen sinnvoller erschien, eine medikamentöse Behandlung vornahmen.

Dokumentation einer Pionieroperation: Griffons Nasenplastik

In seinen Aufzeichnungen bewahrte Fabry die Erinnerung an eine außergewöhnliche Operation seines Lehrmeisters Griffon: die Rekonstruktion einer Nase nach der innovativen Methode des italienischen Chirurgen Gaspare Tagliacozzi. Der Fall betraf ein „junges keusches Mädchen" namens Susanna, der 1590 während des Krieges zwischen dem Herzog von Savoyen und Genf von Soldaten die Nase abgeschnitten worden war, nachdem sie sich ihren sexuellen Übergriffen widersetzt hatte. Zwei Jahre später, 1592, führte Griffon in Lausanne die rekonstruktive Operation durch – bemerkenswerterweise ohne Tagliacozzis bahnbrechendes Werk ‚De curtorum chirurgia per insitionem' zu kennen, das erst 1597 erscheinen sollte.[43]

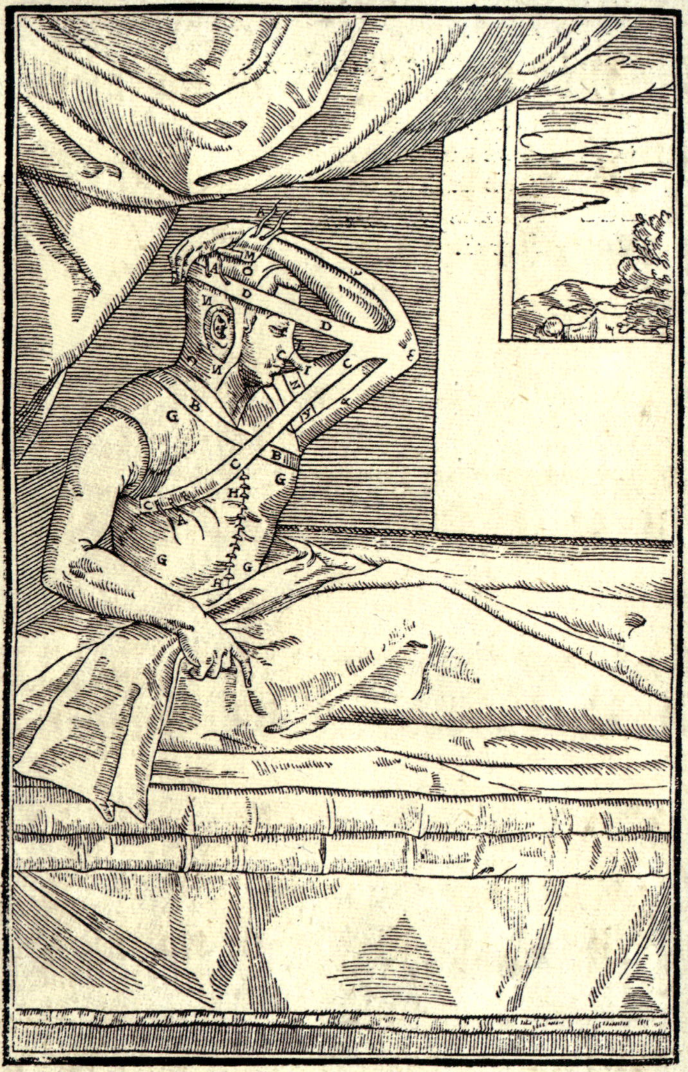

Abbildung einer Nasentransplantation

Tagliacozzi, Professor für Anatomie und Chirurgie an der Universität Bologna, hatte als Erster eine revolutionäre Technik entwickelt, bei der durch die Transplantation von Hautlappen vom Oberarm verstümmelte Nasen und Ohren wiederhergestellt werden konnten – eine Innovation von größter Bedeutung in einer Zeit, in der Nasenverstümmelungen durch Kriegsverletzungen, Duelle oder Syphilis ein häufiges und stigmatisierendes Problem darstellten. Die Behandlung selbst war für die Patienten eine extreme Belastung: Über mehrere Wochen mussten sie in einer speziellen Apparatur ausharren, die ihren Arm in einer fixierten Position hielt, sodass der noch mit dem Oberarm verbundene Hautlappen mit der Nase verwachsen konnte. Erst wenn die Heilung vollständig war, konnte der Hautlappen vom Arm getrennt werden und der Patient seinen Arm endlich wieder frei bewegen. Griffons einzige Orientierung waren die Beschreibungen eines ehemaligen Patienten von Tagliacozzi, der in Lausanne auf der Durchreise war und der zuvor von Tagliacozzi selbst an der Nase operiert worden war. Die Operation gelang: Als Fabry die Patientin 1611 in Lausanne wiedertraf, war die Narbe kaum wahrnehmbar; lediglich bei großer Kälte wurde die Nasenspitze etwas bleich. Fabry dokumentierte den Fall akribisch, nannte Zeugen und Details, um die Glaubwürdigkeit seines Berichts zu unterstreichen.

Dass Fabry dieser Operation eine eigene, detaillierte Fallbeschreibung widmete, obwohl er sie nicht selbst durchgeführt hatte, ist bezeichnend: Zum einen dokumentiert sie seine tiefe Bewunderung für seinen Lehrer Griffon, zum anderen unterstreicht sie seine Überzeugung, dass nur die Verbindung von präzisen anatomischen Kenntnissen mit höchster chirurgischer Kunstfertigkeit zu solch bahnbrechenden Erfolgen führen konnte. Für Fabry war dieser Fall ein eindrucksvoller Beleg dafür, dass die Chirurgie weit mehr war als bloßes Handwerk – sie war der Schlüssel zu einer wirklich heilenden Medizin.

Von der Wanderschaft zur eigenen Praxis: Hilden (1589 – 1592)

Mit achtundzwanzig Jahren kehrt Fabry Anfang des Jahres 1589 in seine Geburtsstadt Hilden zurück, wo er eine wundärztliche Praxis eröffnet.[44] Aus dieser Zeit sind einige Fälle überliefert, die uns einen guten Einblick in die Vielfalt der damaligen Krankheitsbilder und der wundärztlichen Tätigkeit gewähren.

So war die Syphilis, oder die „Franzosen Kranckheit", wie Fabry sie nennt, weit verbreitet. In einem Fall aus dem Jahr 1590 beschreibt er eine ‚ehrliche und tugendsame

WILHELM FABRY'S SÄLBLEIN
gegen die ‚Franzosen-Kranckheit'

Schweinen Schmalz ein Pfund
Menschenfett
(denn es lindert die Schmerzen
wunderbahrlich), acht Loth
Cosmas Slotanus' Oehl
auß den Blumen, vier Loth
Benzoe
Storax Calamit
Mastix, jedes ein halb Loth
Theriac
Mithridat, jedes ein Loth
Quecksilber, zwölf Loth

Rühre es lange im Mörser und thue darzu
Spicköhl, Salbeyen und Wacholderöhl,
jedes ein quintlein,
mach nach der Kunst ein Salb daraus/
behalt es in einem Glas oder verglasten
Geschirr zum Gebrauch auff.

Fraw' von fünfzig Jahren, „welche drei Jahre lang von der Franzosen Kranckheit sehr beschwerlich behafftet war, welche sie von ihrem Mann ererbt und bekommen hatte".[45] Die Wege der Ansteckung dieser Geschlechtskrankheit waren Fabry also durchaus bewusst, auch wenn damals noch kein Konzept von Krankheitserregern existierte und man die Ursachen der Krankheit in einer Störung der Körpersäfte suchte. Die Beschwerden der Frau waren furchtbar: offene, übelriechende Geschwüre, starke Schmerzen am gesamten Körper, die Fortbewegung nur noch auf Krücken möglich. Bevor Fabry hinzugezogen wurde, hatte die Patientin bereits verschiedene Wundärzte konsultiert und dreimal die sogenannte Schmierkur mit Quecksilber erduldet, ohne Erfolg. Die Behandlung mit Quecksilbersalben und -räucherungen, mit der man damals die Syphilis behandelte, zielte darauf ab, durch starkes Schwitzen und übermäßigen Speichelfluss die vermeintlich kranken Säfte aus dem Körper zu treiben – eine für die Patienten qualvolle und nicht selten tödliche Prozedur. Fabry beschreibt nun ausführlich, wie er zunächst der Patientin über einen Zeitraum von drei Wochen einen stärkenden und reinigenden Trank aus verschiedenen Heilpflanzen verordnete. Nach Abschluss dieser Kur reinigte Fabry die Geschwüre und behandelte sie dann mit einer selbst hergestellten Salbe, deren Rezept er uns überliefert hat.

Die von Fabry entwickelte Salbe enthielt neben verschiedenen wohlriechenden, aus dem Orient importierten Baumharzen auch Menschenfett – eine heute befremdliche, in der frühneuzeitlichen Medizin jedoch verbreitete und teure Zutat, die von Henkern unter strengen Auflagen aus den Überresten Hingerichteter gewonnen wurde.[46] Ergänzt wurde die Mixtur durch einen großen Anteil Quecksilber und die bekannten Universalheilmittel Theriak und Mithridates.[47] Fabry legte besonderen Wert auf die gründliche Vorbereitung: Ein besonders heftiges Geschwür, bei dem der Knochen bereits angegriffen war, wurde zunächst ausgebrannt und sorgfältig gereinigt. Erst dann begann er mit der 15-tägigen Behandlung, bei der die Salbe regelmäßig neu aufgetragen wurde. Auch diese Kur führte zu starkem Speichelfluss, doch nach Ablauf der Behandlung schienen die Symptome vollständig verschwunden.

In seinen ausführlichen Überlegungen zum Behandlungserfolg – die vorherigen Quecksilberschmierkuren waren erfolglos geblieben – untersucht Fabry verschiedene mögliche Ursachen: Eine wiederholte Ansteckung der Patientin durch ihren Mann schließt er aus, da dieser durch eine frühere Quecksilberkur bereits geheilt worden sei. Auch eine Übertragung durch kontaminierte Kleider, die nach den ersten Quecksilberbehandlungen nicht entsorgt wurden, die Fabry durchaus für möglich hielt, scheint ihm hier nicht wahrscheinlich.[48] Vielmehr betont er als entscheidenden Punkt seiner erfolgreichen Behandlung, dass „die Geschwär in der Franzosen Krankheit zuvor müssen gereinigt und die angelossene Beiner heraus genommen werden,

Der Mastixbaum.

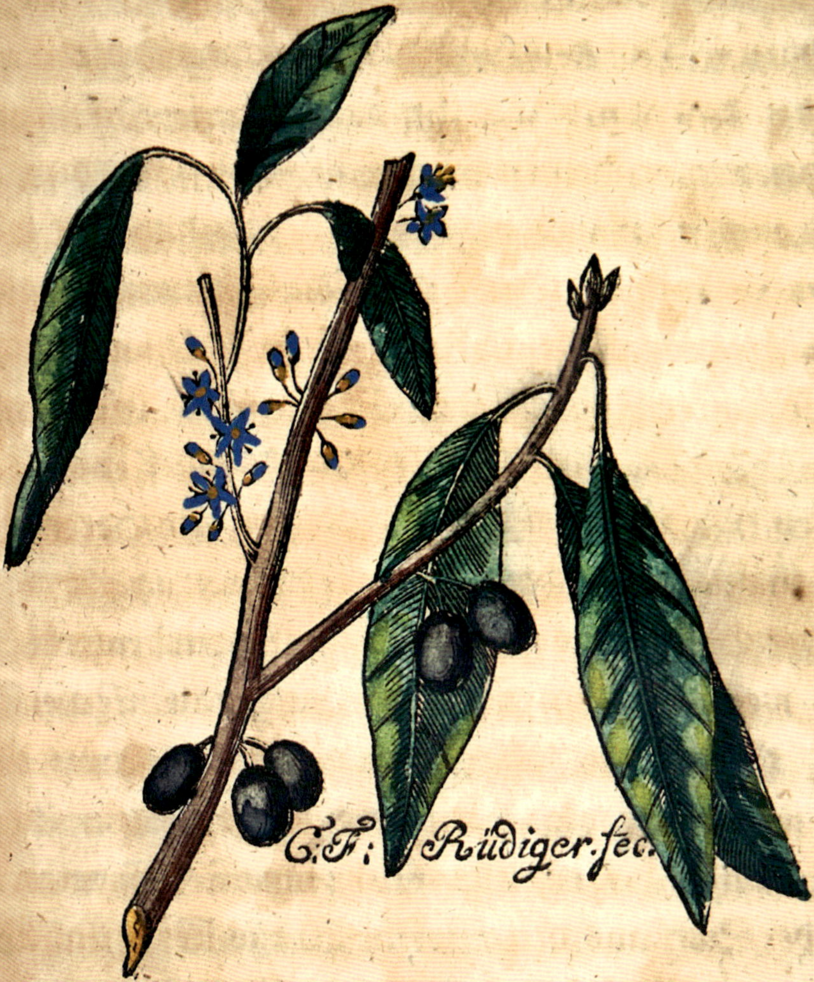

ehe das schmieren mit dem Mercurio vorgenommen wird" – eine Vorgehensweise, die die vorherigen Wundärzte versäumt hätten. Nach der 15-tägigen Behandlung berichtet Fabry von einer vollständigen Heilung der Patientin. Aus heutiger Sicht wissen wir, dass weder seine noch die üblichen Quecksilberbehandlungen den erst 1905 identifizierten Erreger der Syphilis tatsächlich abtöten konnten, auch wenn sie die akuten Symptome zum Verschwinden brachten.

Ein weiterer Syphilis-Fall aus der Hildener Zeit zeigt ebenfalls Fabrys wissenschaftliche Herangehensweise: Lange hatte er gezögert, Quecksilberkuren bei besonders gefährdeten Patientengruppen anzuwenden, doch nachdem er in der medizinischen Literatur Bestätigung für die Behandlung von Frauen und Kindern gefunden hatte, wagte er sich an einen besonders komplexen Fall[49]. Es ging um eine ganze Familie, die sich mit der ‚Franzosen Kranckheit' angesteckt hatte. Die Übertragungskette, die Fabry genau nachvollzog, begann beim bereits erkrankten Sohn der Familie. Als der Vater – den Fabry als „frommen redlichen Mann" charakterisiert – auf einer Geschäftsreise mit seinem kranken Sohn das Bett teilte, steckte er sich bei diesem an. Von ihm hatte sich dann seine schwangere Frau infiziert, die wiederum die Krankheit an die anderen Kinder, darunter ein erst 20 Monate altes Baby, und die Magd des Hauses weitergegeben hatte. Da die Erkrankung hier noch im Frühstadium war, konnte Fabry eine mildere Behandlung wählen: Nach einer Kräutermixtur für die ‚Reinigung des Leibes' wandte er eine Quecksilbersalbe gezielt nur an bestimmten Körperstellen, insbesondere den Gelenken, an. Diese vorsichtige Vorgehensweise führte nach seinen Aufzeichnungen zur Heilung aller Familienmitglieder.

Ein Fall aus demselben Jahr zeigt die Grenzen ärztlichen Handelns in der Frühen Neuzeit: Als Fabry zu einer adeligen jungen Frau an den herzoglichen Hof nach Düsseldorf gerufen wurde, die an einem Brustkrebsgeschwulst litt, sah er nach gründlicher Untersuchung durchaus Heilungschancen durch eine operative Entfernung. Doch trotz seiner fachlichen Überzeugung und seiner Bemühungen, die junge Frau und ihr Umfeld von der Notwendigkeit des Eingriffs zu überzeugen, stieß er auf Ablehnung. Der Fall verdeutlicht, dass selbst ein erfahrener Chirurg wie Fabry stets auf die Einwilligung seiner Patienten angewiesen war – eine Situation, die er nüchtern akzeptierte: Er kehrte ohne weitere Behandlungsversuche nach Hilden zurück.[50] Die junge Frau ist dann später, nach erfolglosen Behandlungen durch andere Wundärzte, die versuchten, den Krebs mit „erweichenden oder ätzenden" Substanzen zu behandeln, an der Krankheit verstorben.

Ein Brief Fabrys an seinen ehemaligen Lehrer Jean Griffon vom August 1590 gewährt Einblick in seine chirurgische Innovationskraft. Vor dem Hintergrund der unruhigen Zeiten – Fabry spricht vom ‚betrübten Zustand unseres Vaterlandes' – sah er sich häufig

Obſ. 88. Donec enim (quod omnibus Chirurgis notum eſt) vel minima etiam feſtuca, aut oſſis fracti ſquama, vel ſimile quid extraneum parti læſæ inhæſerit, vulnus incurabile exiſtit. Globulus verò, ſi nonnunquam propter particularem plumbi facultatem in corpore remaneat, longam & difficilem reddit curationem, propterea quod ægrè carne obduci poſſit globulus. Præterea ſi globulus in partem aliquam nervoſam projectus fuerit & nervum aliquem, tendinem, vel membranam compreſſerit, dolores maximos excitabit. Hinc inquietudines, deliria, febres, inflammationes, aliaq; graviora accidentia. Si circa ventris alicujus regionem lateat ſphærula bombardaria, verendum ne ſucceſſu temporis in ventrem ipſum penetret, & de novo morbum excitet. Mutat enim ſitum & locum propter pondus. Si circa vaſa arteriarum, aut venarum fuerit, hæmorrhagia timenda eſt. Aut ſi tandem remanſerit globulus ſubter vaſe aliquo, & calloſa quadam ſubſtantia obductus fuerir, periculum eſt, ne comprimat adjacentia vaſa, & impediat, ne ſanguis & ſpiritus liberè permeare poſſint, ſequaturq; extenuatio, ac aliquando interitus membri propter penuriam alimenti. Det igitur Chirurgus omnem operam, ut quamprimum extrahatur globulus.

In prima itaque curatione vulneris, niſi hæmorrhagia impedierit, Chirurgus diligenter vulnus exploret digito, aut ſpecillo, & quicquid extraneum commodè apprehendi poterit, extrahat. Præſtat id digitis fieri; ſin verò nequeat, fiat hamulo aliquo apto, aut roſtro corvino, ciconeo, aut anatino, prout requiret neceſſitas. Quorum inſtrumentorum delineationes, apud Bartholomæum Maggium, Alphonſum Ferreum, & Ambroſium Paræum licet videre. Quòd ſi autem globulus profundè corpori inhæſerit, non ita

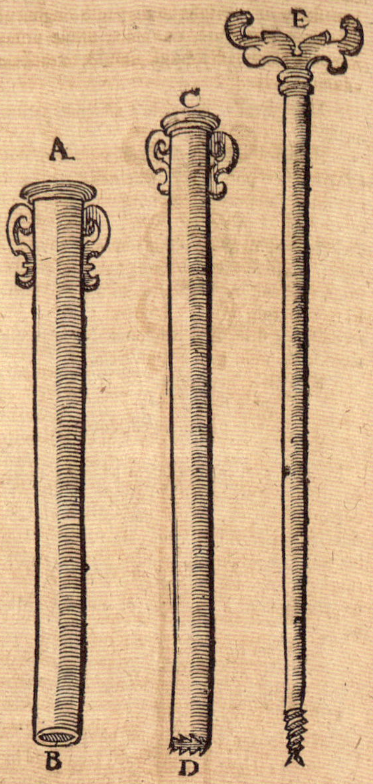

SPEZIALWERKZEUG

Dieses Spezialwerkzeug zur Entfernung von Bleigeschossen aus Schusswunden war eine Erfindung von Wilhelm Fabry. In einem Brief vom 10. August 1590 schreibt er aus Hilden an seinen ehemaligen Lehrer Jean Griffon in Genf, dass er angesichts der kriegerischen Auseinandersetzungen häufig mit Schusswunden zu tun habe. Er war unzufrieden mit den bis dahin gebräuchlichen Instrumenten, mit denen man nicht an tiefer in den Körper eingedrungene Kugeln herankomme, ohne anderes Gewebe zu verletzen. Mit der Hilfe Gottes habe er dieses verbesserte Werkzeug ersonnen, „damit die Kugeln leicht und schier ohne Schmerzen" herausgezogen werden können. Das Instrument besteht aus drei Röhren, die ineinandergesteckt werden. Die erste Röhre ist vollkommen glatt und wird durch den Wundkanal geführt, bis sie das im Körper steckende Geschoss erreicht. Sie dient als Führungsrohr für den zweiten Tubus. Dieser ist am Ende gezahnt und kann jetzt bis zum Geschoss herangeführt werden, ohne dass die Zahnung im Körpergewebe hängenbleibt. Die Zahnung gräbt sich in die Oberfläche der Bleikugel und fixiert sie dadurch. Nun wird der Bohrer, dessen Spitze zu einem linksdrehenden Gewinde geschnitten ist, durch die Röhren gesteckt und in die Kugel hineingedreht. Danach kann der gesamte Apparat mitsamt der Kugel aus dem Wundkanal herausgezogen werden.

mit der Behandlung von Schusswunden konfrontiert. Der historische Kontext, auf den Fabry sich aller Wahrscheinlichkeit nach bezieht, sind die Nachwehen des Kölnischen Krieges (1583 – 1588): Dieser konfessionelle Konflikt, ausgelöst durch die Konversion des Kölner Erzbischofs zum Protestantismus, hatte die gesamte Region um Hilden mit Truppendurchzügen und anhaltenden Unruhen überzogen. Als Antwort auf diese chirurgische Herausforderung durch Schussverletzungen entwickelte Fabry ein neuartiges Instrument zur schonenderen Entfernung von Geschossen. Der Brief enthält nicht nur detaillierte Abbildungen dieses Spezialinstruments, sondern auch präzise Erläuterungen zu dessen Handhabung.[51]

Ein weiterer Fall aus Hilden zeigt Fabrys chirurgisches Geschick bei der Behandlung von Gewaltopfern. 1593, so schreibt er in einem Brief Jahre später, wurde sein Nachbar, der Schlossermeister Peter, mit einer Axt am Kopf verletzt – ein Angriff, der zu einem schweren Schädelbruch führte. Fabry fand den Mann, der sich bereits übergeben hatte und halbtot zu Boden gefallen war, mit offener Schädelfraktur vor. Durch sorgfältige Wundreinigung und weitere Behandlungsmaßnahmen gelang es ihm, den Verletzten zu heilen, auch wenn sich die Wunde zunächst zu einer ‚Höhle' entwickelte und nur mit Mühe vollständig geschlossen werden konnte. In einem Briefwechsel mit dem Arzt Friedrich Werdenberger aus Basel berichtet Fabry von diesem Fall vor allem wegen eines unerwarteten Nebeneffekts: Der Patient war nach seiner Genesung von seinen jahrelangen Kopfschmerzen befreit. Trotz dieses positiven Ausgangs nutzt Fabry den Fall zur Untermauerung seiner grundsätzlich ablehnenden Haltung gegenüber gezielten Schädeleröffnungen als therapeutische Maßnahme.[52]

Erfolg und Einschränkung: Als Wundarzt in Köln (1593 – 1600)

Im Frühjahr 1593[53] verlegte Fabry seine Praxis von Hilden nach Köln – ein Schritt, der vermutlich sowohl durch den Wunsch nach gelehrtem Austausch mit Kollegen als auch durch wirtschaftliche Überlegungen motiviert war. Die Landarztpraxis in Hilden dürfte kaum ausgereicht haben, eine Familie zu ernähren.[54] Bereits im August 1592 war er der heimlichen reformierten Gemeinde in Köln beigetreten, der auch viele seiner späteren Bekannten und Förderer angehörten.

Die Kölner Jahre bis 1600 waren von intensiver wissenschaftlicher und praktischer Tätigkeit geprägt. Hier erschien 1593 sein erstes Buch ‚De gangraena et sphacelo' (Vom heißen und kalten Brand), das mit elf Neuauflagen und Übersetzungen ins Französische und Lateinische zu einem bedeutenden Erfolg wurde.[55] In dem Buch setzte er sich bei Amputationen wegen Wundbrand – hier folgte er der Meinung des berühmten französischen Chirurgen Ambroise Paré – für einen fundamentalen Paradigmenwechsel ein. Statt wie üblich an der Grenze zwischen gesundem und krankem Gewebe zu amputieren, führte er den Schnitt im gesunden Gewebe durch. Diese Technik basierte auf seinem anatomischen Verständnis der Gewebedurchblutung und führte zu deutlich besseren Heilungschancen.[56] Zu den einschneidenden Erlebnissen dieser Zeit gehört aber auch der Tod seines siebenjährigen Sohnes – ein Ereignis, das bereits im Kontext von Fabrys anatomischen Studien besprochen wurde.

Ein besonders eindrucksvolles Beispiel für Fabrys chirurgisches Geschick und seine innovative Herangehensweise aus seiner Kölner Zeit findet sich in einem Fall aus dem Jahr 1593. Als 33-jähriger Chirurg – Fabry hatte bereits seine wundärztliche Praxis von Hilden nach Köln verlegt – wurde er zu einem Neugeborenen nach Mettmann bei Düsseldorf gerufen.[57] Der sechs Tage alte Junge war mit verschlossenem After zur Welt gekommen und befand sich in einem lebensbedrohlichen Zustand: Der Bauch war stark aufgetrieben, das Kind litt unter Ohnmachtsanfällen und kaltem Schweiß. Fabry beschreibt die Situation und sein Vorgehen mit charakteristischer Präzision: „Das Hinderlein war von einer sehr harten Haut überzogen, dass man kein Anzeigen einiges Afters sehen konnte."[58]

Seine Behandlung zeugt von großem chirurgischem Geschick und methodischer Umsicht: Zunächst setzte er einen kleinen, kontrollierten Schnitt – wobei er besonders darauf achtete, den Schließmuskel nicht zu verletzen. Das dafür verwendete scharfe Messer hatte er vorsorglich „gegen der Schärpffe mit Tüchern umbwunden." Nach diesem initialen Schnitt erweiterte er die Öffnung vorsichtig mit einem Afterspiegel, woraufhin sich die bedrohlichen Symptome zurückbildeten. Die Nachbehandlung führte Fabry ebenso sorgfältig durch: Über mehrere Tage platzierte er ein mit einem „trucknenden Sälblein" bestrichenes Bleiröhrchen im Mastdarm, um die Durchgängigkeit zu gewährleisten.

Besonders bemerkenswert ist Fabrys langfristiges Interesse am Schicksal seiner Patienten: Als er 1612, neunzehn Jahre nach dem Eingriff, seine Heimat besuchte, erkundigte er sich nach dem Jungen. Vom örtlichen Bürgermeister erfuhr er, dass der Patient bis zu seinem 18. Lebensjahr „gesund und frisch gelebt" habe, wenn er auch „zu Zeiten einen trockenen After" gehabt habe. Diese Nachverfolgung des Falls über fast zwei Jahrzehnte hinweg unterstreicht Fabrys wissenschaftliche Gewissenhaftigkeit und sein Interesse an den Langzeitfolgen seiner Eingriffe.

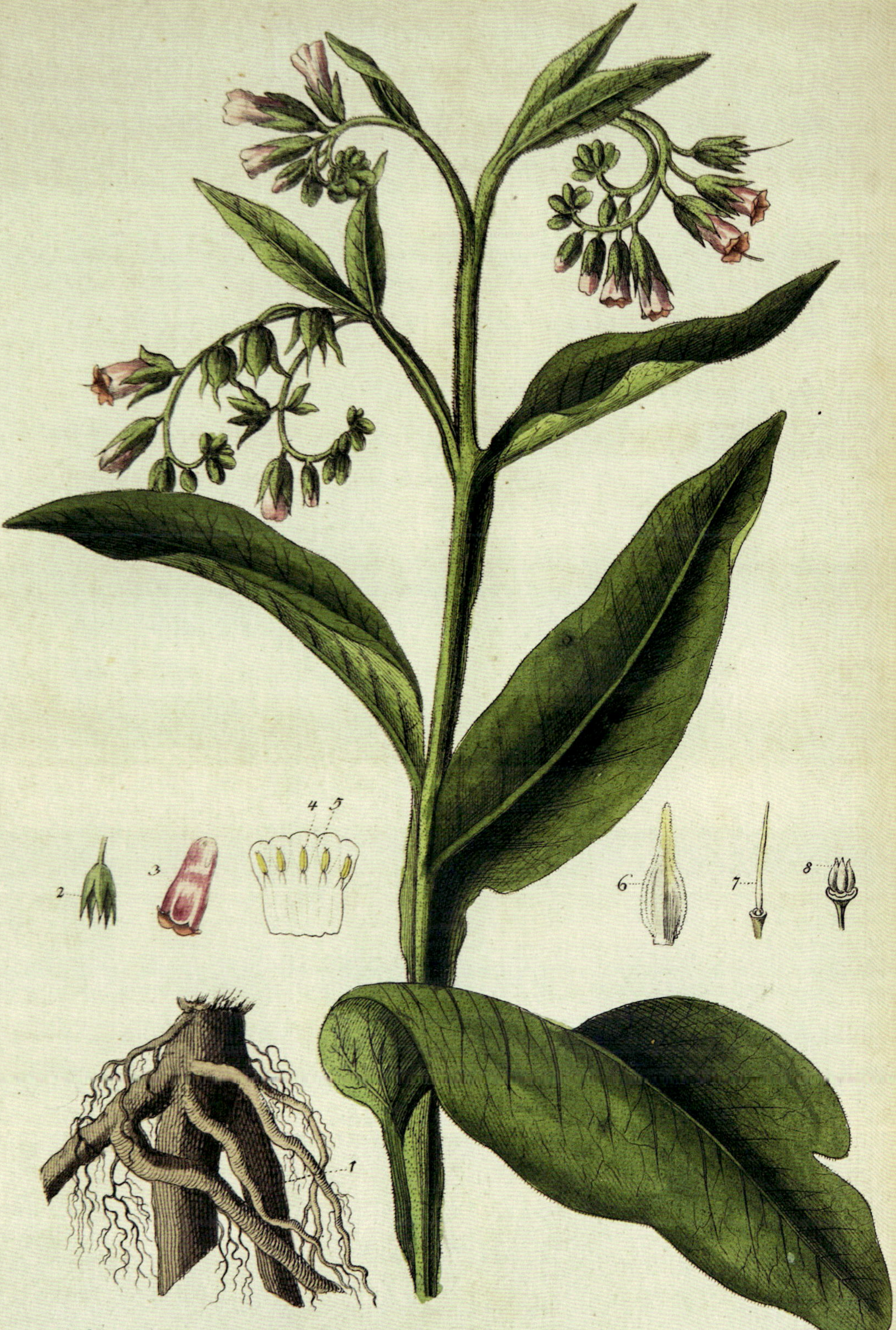

Gapieux sculps. 1795.

Symphytum officinale

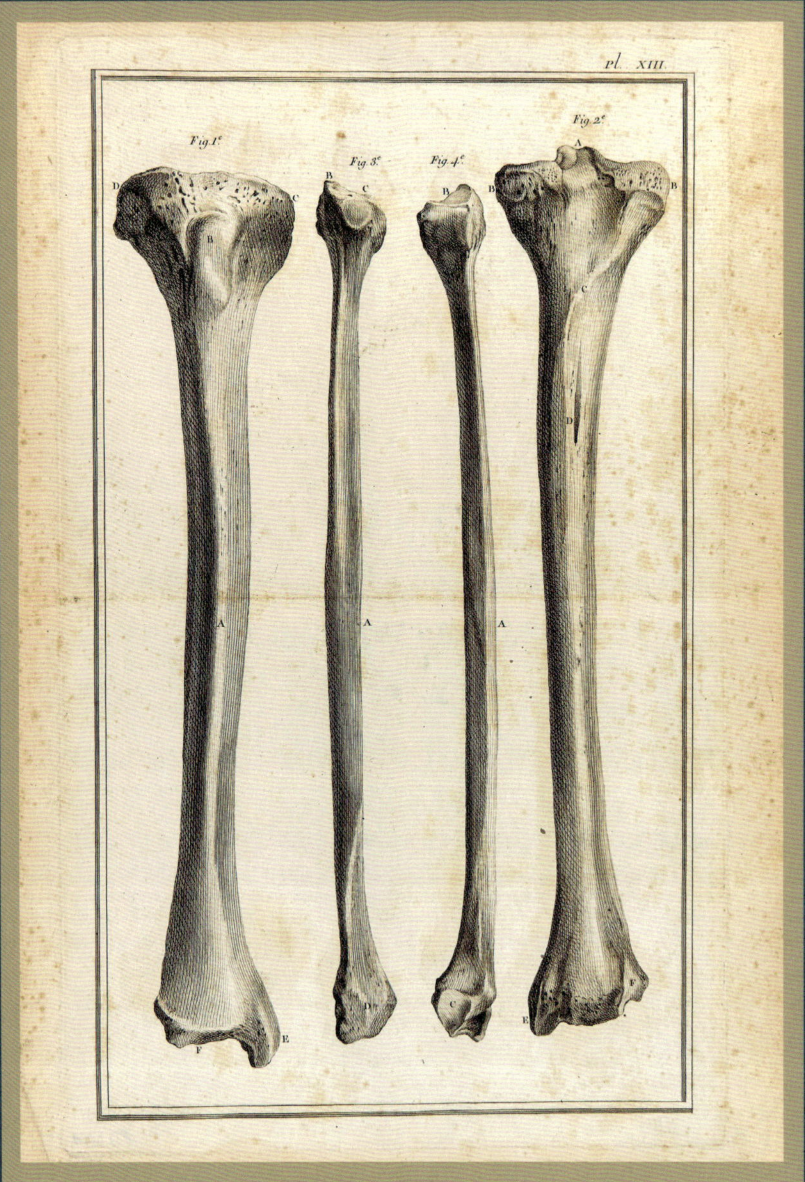

Plate XIII, nach John Barclay, 1819-20 veröffentlichte der schottische Anatom John Barclay seine illustrierte Beschreibung des menschlichen Skeletts unter dem Titel „A Series of Engravings Representing the Bones of the Human Skeleton“. Die Bildtafeln wurden von Edward Mitchell graviert.

Ein Fall aus dem Jahr 1593 führt die erschreckende Normalität tödlicher Kinderkrankheiten in der Frühen Neuzeit vor Augen: Fabry wurde gemeinsam mit einem studierten Medicus zu einem zehnjährigen Kind gerufen, das die Kindsblattern – die gefürchteten Pocken – überlebt hatte.[59] Diese hochansteckende Viruskrankheit, die bis zu ihrer Ausrottung 1980 zu den verheerendsten Seuchen der Menschheit zählte, tötete im Durchschnitt jeden dritten bis vierten Erkrankten, bei Kindern sogar bis zur Hälfte der Betroffenen. Die Überlebenden trugen oft bleibende Schäden davon, von entstellenden Narben bis hin zur Erblindung.

In diesem Fall hatte das Kind zwar die akute Erkrankung überstanden, entwickelte dann aber schwere Komplikationen: Der gesamte untere Körper, vom Unterleib bis zu den Füßen, war von massiven Schwellungen, „Bläst', betroffen, die bei Berührung ein hörbares Geräusch verursachten. Die Schwere dieser Symptome spiegelt sich allerdings kaum in Fabrys nüchterner Beschreibung wider – ein Hinweis darauf, wie alltäglich der Umgang mit solch dramatischen Krankheitsverläufen für Ärzte der Frühen Neuzeit war. Er und sein akademischer Kollege behandelten das Kind mit einer Kombination aus innerlichen Arzneien zur „Erfrischung der angepflanzten Wärme und der edlen Glieder" – wobei mit „edlen Gliedern" die als besonders wichtig erachteten Organe wie Herz, Leber, Gehirn und Lunge gemeint waren – sowie äußerlichen Maßnahmen zum „Zerteilen" der Schwellungen. Was genau unter diesem „Zerteilen" zu verstehen ist – ob ein chirurgisches Öffnen oder die Anwendung abschwellender Mittel – lässt Fabry in seiner Beschreibung offen. Diese gemeinsame Therapie führte schließlich zur Genesung des Kindes – ein keineswegs selbstverständlicher Ausgang in einer Zeit, in der Pocken und ihre Folgeerkrankungen zu den häufigsten Todesursachen im Kindesalter zählten.

Mit einem besonders schwierigen Fall wurde er konfrontiert, als er am 20. Februar 1598 zu einem etwa 40-jährigen Priester gerufen wurde, der einen kastaniengroßen, bleifarbenen Tumor in der Lidspalte des linken Auges aufwies. Die Geschwulst war so umfangreich, dass sie bei Bewegungen des Auges die gesamte Pupille bedeckte. Nach sorgfältiger Vorbereitung des Patienten durch die damals üblichen Maßnahmen – Abführung, Aderlass und spezielle Diät – entfernte Fabry den Tumor mittels einer speziellen Augenzange und einem Messer vom oberen Augenlid. Die anschließende Behandlung umfasste sowohl lokale Maßnahmen, wie Umschläge aus Eiweiß und Rosenwasser sowie schmerzstillende, reinigende und austrocknende Augenwässer, als auch allgemeine Therapien wie Schröpfen und weitere Abführungen. Durch diese umfassende Behandlung und die Einhaltung einer gesunden Lebensführung war der Patient nach drei Wochen vollständig geheilt – besonders bemerkenswert ist dabei der Erhalt des Sehvermögens.[60] Der Fall demonstriert eindrucksvoll Fabrys chirurgisches Geschick bei delikaten Augenoperationen.

Die erfolgreiche Zusammenarbeit mit akademisch gebildeten Ärzten zeigt exemplarisch die Behandlung eines Kölner Bürgers und Schwagers von Fabry, Peter Weveldick, im Jahr 1595: Gemeinsam mit dem „vortrefflichen und hochgelehrten" Medicus Heinrich von Palant behandelte er den Patienten, der an einem als nahezu unheilbar geltenden Lungengeschwür litt. Die Symptome waren dramatisch – der Patient befand sich in einem „halberstickten" Zustand, litt unter „Enge des Herzens", hohem Fieber, Ohnmachtsanfällen und eitrigem Auswurf. Die beiden Ärzte kooperierten bei der Behandlung eng und setzten eine Kombination aus schmerzstillenden und auswurffördernden Arzneien ein, darunter Süßholzsaft. Nach zehn Tagen zeigte sich eine langsame Besserung, die schließlich zur vollständigen Genesung führte. Als Fabry den Fall 1604 dokumentierte, betonte er nicht ohne Stolz, dass der Patient noch am Leben sei – ein bemerkenswerter Erfolg bei einer Erkrankung, die damals als kaum behandelbar galt.[61]

Die Kölner Jahre (1593 – 1600) erweisen sich als eine Phase intensiver und vielfältiger medizinischer Praxis: Fabry behandelte komplizierte Augentumore ebenso wie lebensbedrohliche Pockenfolgen, führte delikate chirurgische Eingriffe durch und therapierte schwere innere Erkrankungen. Seine Fallbeobachtungen, zu denen noch weitere Behandlungen von Kieferfisteln, Verbrennungen, Essstörungen und Schädelverletzungen gehörten, dokumentieren die ganze Bandbreite frühneuzeitlicher Erkrankungen und Therapien. Bemerkenswert ist die regelmäßige kollegiale Zusammenarbeit mit akademisch gebildeten Ärzten – eine Praxis, die die oft beschriebene strikte Trennung zwischen ‚gelehrter' und ‚handwerklicher' Medizin relativiert.

Am 25. Juni 1599 wurde Fabry in die Zunft der Kölner Barbiere aufgenommen – ein Schritt, der aus heutiger Sicht auf die Absicht einer dauerhaften Niederlassung hindeutete, ihn aber auch den strengen Zunftregeln unterwarf. Die Aufnahme in die Zunft war ein notwendiger Schritt, da die Zunft das Privileg der medizinischen Praxis in der Stadt eifersüchtig bewachte.[62] Als auswärtiger Chirurg musste Fabry sich dieses Recht erkaufen. Er verpflichtete sich zur Zahlung von 12 Goldgulden und 12 Rader Albus.

Die strengen Zunftregeln zeigten sich schon bald in einem sogenannten ‚Beleid'-Verfahren: Im September 1599 behandelte Fabry gemeinsam mit einem Kollegen, Meister Jörgen Schodt, einen zweijährigen Jungen, Hans van Dülken, mit einem brandigen Fingerspitzenteil und einer entzündeten Hand. Die von der Zunft eingesetzten ‚Beleidmeister' – eine Kommission von vier gewählten Meistern mit Aufsichtsbefugnis – ordneten zunächst kühlende Maßnahmen an, um die Entzündung einzudämmen und den abgestorbenen Fingerteil von selbst abfallen zu lassen. Als sich der Zustand verschlechterte und die beiden Chirurgen eine Amputation des Fingers vorschlugen, untersagten

AUS DEM ZUNFTBUCH DER KÖLNER BARBIERER FÜR DAS JAHR 1599:

Anno 99 den 25. Juni,
ist meister Wilhelmus von Hilden
mit dem Amptsmeister und meister der Cammeren
veraccordiret und deshalb Ampt oder Gerechtigkeit gegul-
den für 12 gult, 12 rader alp. 1 ſirdel Weines,
2 Rader alp ſür den bodden. Item gelobt wohlgemelter
meister Wilhelmus die Rest bei Trew und gelauben
auſ letzten oktober dieses 99 jares zu betzallen,
wye sin eygene Hant hier under bekannt.

Beken ich hier gemelter
Wilhelmus Fabricius,
daß alles wie oben
geschrieben, also
zu halten.

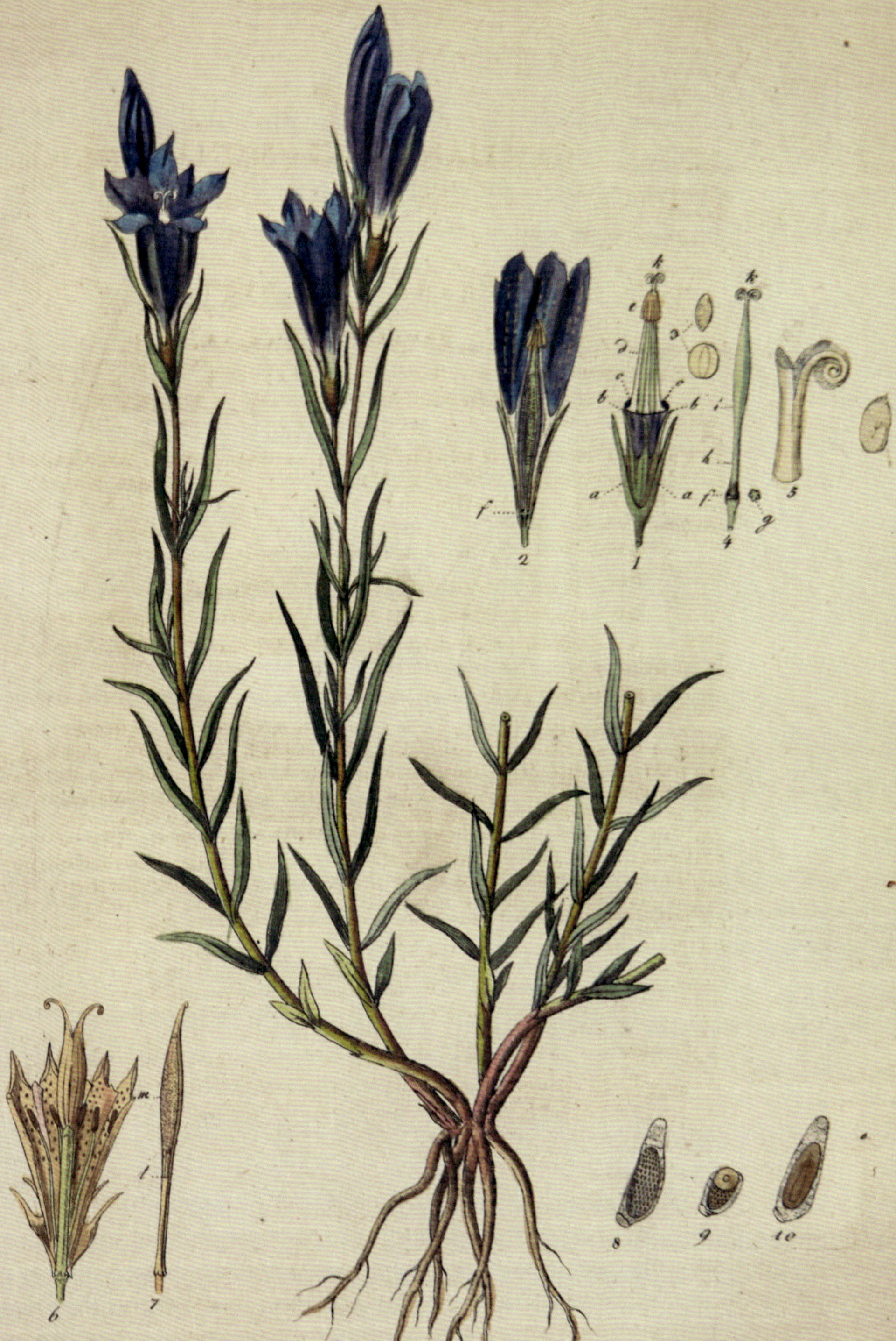

Gentiana Pneumonanthe.

die Beleidmeister wegen der starken Handentzündung diesen Eingriff. Fabry, zu diesem Zeitpunkt bereits ein anerkannter Experte für Gangräne, musste sich dem Urteil der Zunftmeister beugen und zog sich schweigend von der Behandlung zurück. Der Fall wurde anderen Meistern übertragen.[63]

Trotz seiner erst kürzlich erfolgten Aufnahme in die Zunft verließ Fabry bereits 1600 Köln wieder in Richtung Schweiz, zunächst nach Lausanne und später nach Payerne. Ob zu diesem Entschluss die strenge Beaufsichtigung durch die Zunftmeister in dem Fall des kleinen Hans van Dülken beigetragen hat, die Fabry möglicherweise als einengend empfand, oder ob andere Aspekte eine Rolle spielten, kann aus den Dokumenten, auch aus Fabrys eigenen Aufzeichnungen, nicht erschlossen werden.

Wachsender Ruhm als Chirurg: Praxis in Peterlingen/Payerne (1600 – 1611)

Nach seinem Weggang aus Köln praktizierte Fabry zunächst zwei Jahre in Lausanne (1600 – 1602), bevor er einem Ruf nach Peterlingen (Payerne) folgte. Die dortige Stadtarztstelle war mit 200 Gulden Jahresbesoldung, einer Wohnung mit Garten und den üblichen Naturalienlieferungen ausgestattet. Seine bürgerlichen Rechte wurden denen eines Pfarrers gleichgestellt. Zu seinen Verpflichtungen gehörte die medizinische Versorgung der ärmeren Bevölkerung einschließlich der erforderlichen Medikamente.[64]

Die Zeit in Payerne erwies sich als außerordentlich produktiv. Fabry nutzte die ersten Jahre intensiv zur Aufarbeitung seiner bisherigen Erfahrungen und zur Publikation wichtiger Werke: 1602 erschien seine Abhandlung über die Ruhr (‚Traitté de la Dysenterie'), 1606 die ersten hundert Fallbeobachtungen, 1607 das grundlegende Werk über Verbrennungen (‚De Combustionibus') und 1611 die zweiten hundert Fallbeobachtungen.[65] Seine zunehmende Reputation führte 1606 auch zu seiner Ernennung zum Wundarzt des Markgrafen Georg Friedrich von Baden-Hochberg, was regelmäßige Reisen zu dessen Residenz in Durlach erforderlich machte.[66]

Parallel zu seiner publizistischen Tätigkeit weitete Fabry seinen Tätigkeitsradius stetig aus. Aus anfänglichen Krankenbesuchen in der näheren Umgebung wie z. B. Lausanne entwickelten sich ausgedehnte Konsultationsreisen bis nach Bern und Solothurn.

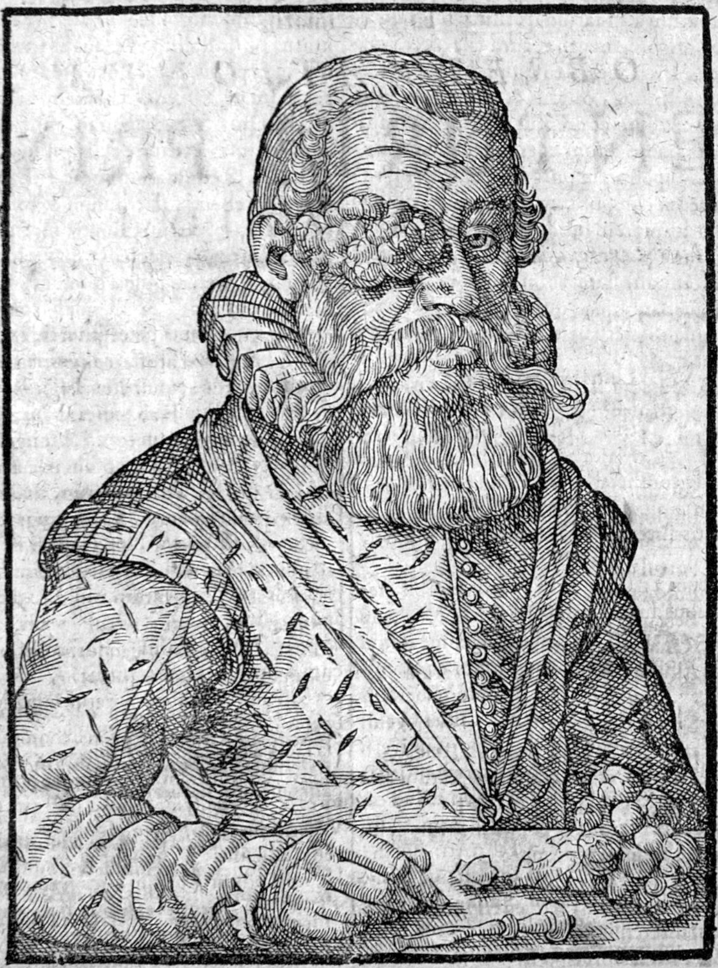

Claudius Lustriacus, Bürgermeister von Lutry

Die oft wochenlangen Aufenthalte bei seinen Patienten führten dazu, dass er – nach eigenem Eingeständnis – im Jahr 1610 nicht einmal die Hälfte der Zeit in Peterlingen verbringen konnte. Während seiner Abwesenheit übernahm häufig seine Frau Marie Colinet die lokale Versorgung der Patienten. Die Stadtväter reagierten dennoch mit einer Kürzung seiner Bezüge um ein Drittel, woraufhin Fabry am 9. November 1610 um seine Entlassung bat, welche ihm auch gewährt wurde. Ein großzügiges Abschiedsgeschenk des Rates bezeugte jedoch die anhaltende Wertschätzung seiner Arbeit.

Die Jahre in Payerne markieren Fabrys Aufstieg zu einem der bedeutendsten Wundärzte seiner Zeit.[67] Seine systematische Dokumentation von Krankheitsfällen und deren Aufarbeitung in seinen Publikationen, die in weiten Teilen Europas rezipiert wurden, etablierten neue Standards in der Verbindung von chirurgischer Praxis und wissenschaftlicher Methodik. Mit seinen detaillierten Fallbeschreibungen, der präzisen Dokumentation der Behandlungsmethoden und der kritischen Reflexion seiner Ergebnisse schuf er Werke, die weit über den deutschen Sprachraum hinaus als Referenz für die chirurgische Praxis dienten.

Die außergewöhnlichen Fälle, die Fabry während seiner Peterlinger Zeit behandelte, dokumentieren eindrucksvoll den Grund für seinen wachsenden überregionalen Ruf. Wie sorgfältig Fabry bei seinen Operationen vorging und wie sehr er auf die Verbindung von anatomischem Wissen und chirurgischer Praxis setzte, zeigt bereits der spektakuläre erste Fall seiner ‚Centuriae': Im Jahr 1596 behandelte er Claudius Lustriacus, den Bürgermeister von Lutry, der seit Jahren unter einem massiven Tumor litt, der seine gesamte Augenhöhle ausfüllte und weit ins Gesicht hineinwucherte.[68] Frühere Behandlungsversuche – vom Abbinden des äußeren Tumorteils bis zum Abwarten auf ein erhofftes spontanes Abfallen – waren erfolglos geblieben, und der Zustand des Patienten hatte sich zusehends verschlechtert. Fabry, der zu dem Fall im Rahmen eines Consiliums zusammmen mit dem angesehenen Genfer Arzt Jean Antoine Sarasin und weiteren Ärzten hinzugezogen worden war, überzeugte seine Kollegen und den Patienten selbst durch präzise anatomische Analyse und seinen durchdachten Operationsplan. Nach sorgfältiger Vorbereitung und – wie für Fabry charakteristisch – unter Anrufung göttlichen Beistands, gelang ihm die vollständige Entfernung des „krebsmäßigen Feigengewächses" in beeindruckender Geschwindigkeit, wobei er die Augenlider unversehrt ließ. Der Patient erwies sich als außerordentlich tapfer – statt der üblichen Fixierung genügten drei Helfer, die Arme und Kopf hielten. Die Operation, der nicht weniger als 14 Personen beiwohnten, von Fabry alle als Augenzeugen namentlich genannt, verlief mit minimalen Blutverlusten, obwohl der Tumor in den Wochen zuvor häufig spontan geblutet hatte.

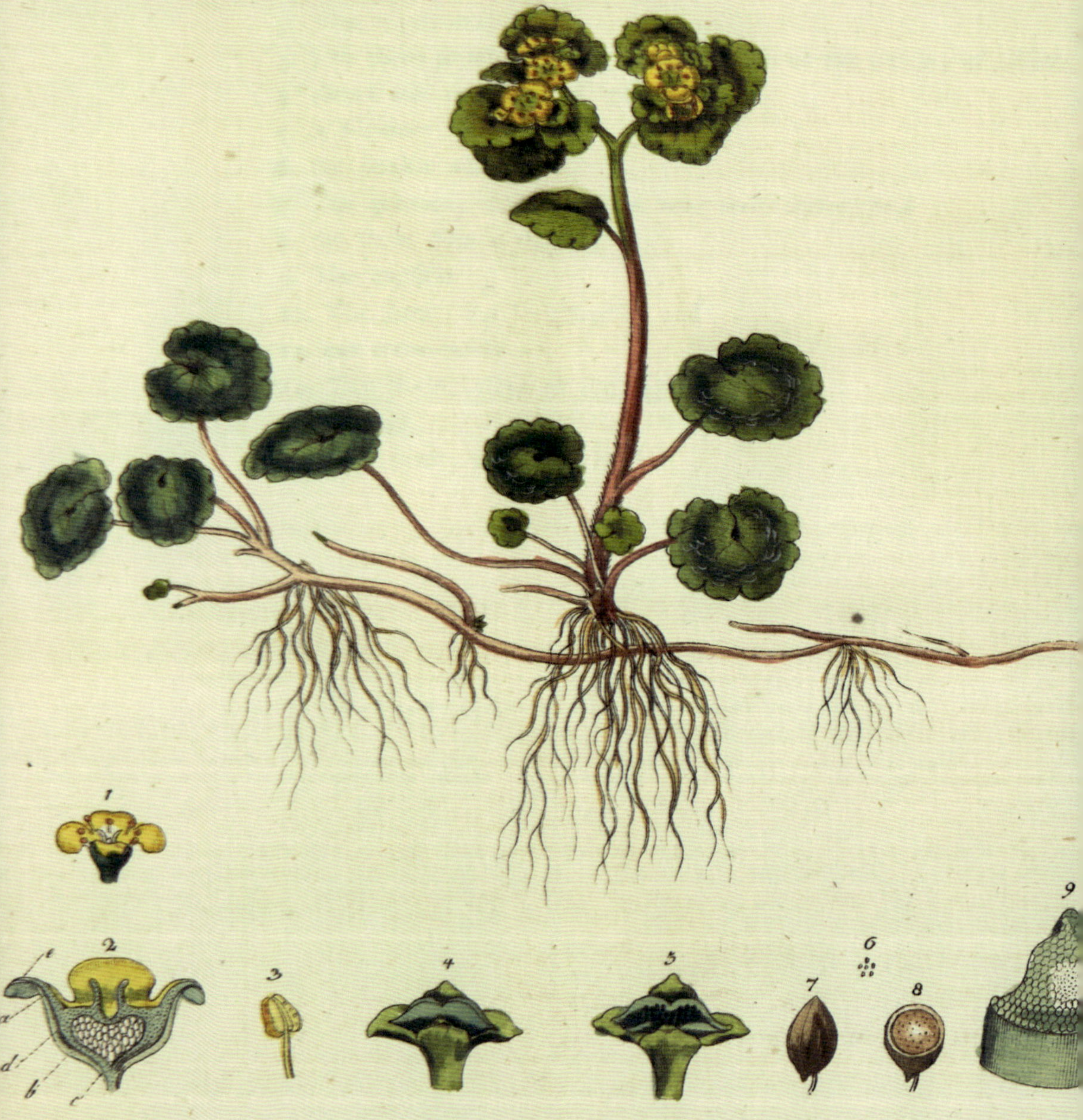

Chrysosplenium alternifolium.

Diese erste dokumentierte Operation Fabrys zeigt bereits alle Elemente, die für seine weitere Arbeit charakteristisch werden sollten: gründliche anatomische Analyse, sorgfältige Planung im kollegialen Austausch, präzise chirurgische Technik und detaillierte Dokumentation. Besonders bemerkenswert ist auch die Geschwindigkeit der Operation – in einer Zeit, in der es keine wirksame Schmerzausschaltung gab, war dies neben anatomischem Wissen und handwerklichem Geschick eine der wichtigsten Fähigkeiten eines Chirurgen. Dass Fabry den Eingriff, wie er selbst schreibt, in der Zeit, „in der einer kaum zehen Schritt hette können gehen" durchführen konnte, zeugt von seinem außerordentlichen operativen Können. Charakteristisch für seine innovative Herangehensweise ist auch, dass er für diese Operation ein spezielles Messer entwickeln ließ, das er in seiner Observatio nicht nur detailliert beschreibt, sondern auch abbildet – eine Praxis der kontinuierlichen Instrumentenverbesserung und -entwicklung, die sich durch seine gesamte chirurgisches Tätigkeit ziehen sollte.

Wie bei vielen seiner Fälle dokumentierte Fabry auch hier akribisch die Nachbehandlung: Neben verschiedenen Salben und Augenumschlägen empfahl er – ganz im Sinne der humoralpathologischen Lehre – das Legen eines Haarseils in den Nacken. Bei dieser damals üblichen Methode wurde ein dünnes Seil oder Band durch eine Hautfalte im Nacken gezogen und regelmäßig bewegt, um eine dauerhaft eiternde Wunde zu erzeugen. Man glaubte, dass durch diesen künstlich geschaffenen Abfluss schädliche Körpersäfte (humores) ausgeleitet würden und so ein Wiederauftreten der Krankheit verhindert werden könne. Fabry berichtet, dass der Patient durch die Kombination dieser Maßnahmen geheilt wurde. Hier wird deutlich, wie Fabry innovative chirurgische Techniken mit den etablierten Therapiekonzepten seiner Zeit verband, die er auch nicht hinterfragte.

Nach seinem Weggang aus Peterlingen begann für Fabry eine Zeit intensiver Reisetätigkeit. Er ließ sich zunächst in Lausanne nieder, unternahm von dort aber ausgedehnte Reisen. Im Oktober 1611 führte ihn sein Weg nach Hilden, wo er seine kranke Mutter besuchte, im November nach Köln, Leiden und Amsterdam.

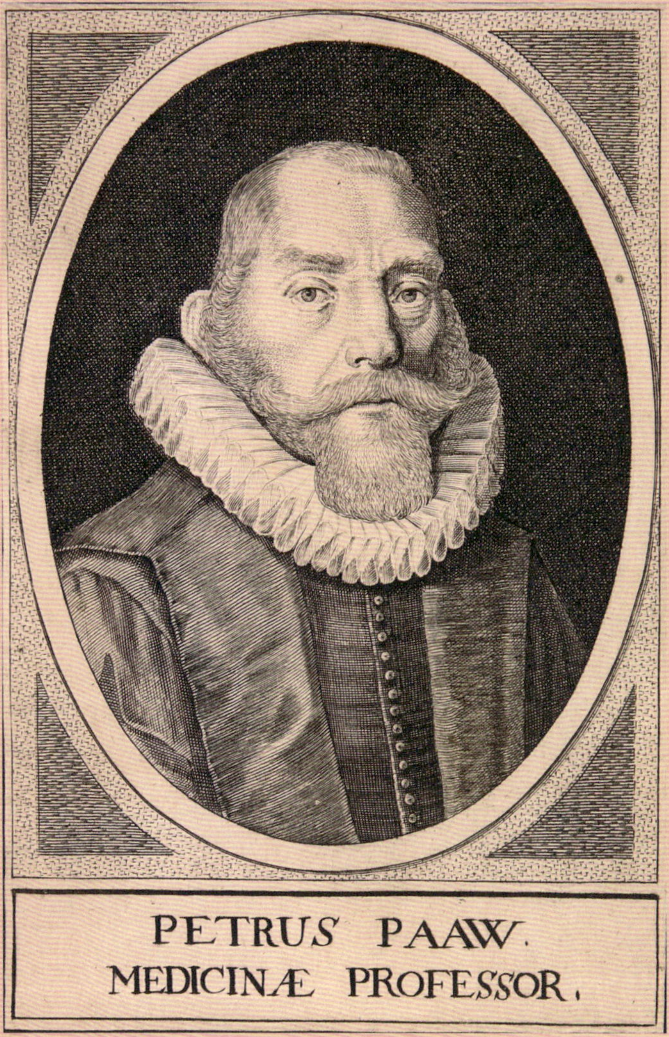

Peter Pauw war über drei Amtszeiten Rektor der Universität von Leyden. Große Verdienste hatte er sich auf dem Gebiet der Anatomie erworben, als er in den damaligen niederländischen Gebieten als einer der ersten Sektionen an Leichen durchgeführt hatte und das erste niederländische anatomische Theater durch ihn gegründet wurde.

Das anatomische Theater: Wissenschaft und Praxis vereint

Zu den wichtigsten Stationen dieser Reisezeit gehörte der Besuch bei Pieter Pauw (Petrus Pavius, 1564 – 1617), dem ersten Anatomie-Professor der Universität Leiden, im Jahr 1611. Fabry, zu diesem Zeitpunkt bereits ein weithin respektierter Chirurg, fand im dortigen anatomischen Theater eine beeindruckende Bestätigung seiner eigenen Überzeugungen. Dieser eigens für öffentliche Sektionen errichtete Raum mit seiner umfangreichen Sammlung von Skeletten und anderen anatomischen Präparaten verkörperte genau jene Verbindung von Wissenschaft und Praxis, für die er selbst seit vielen Jahren eintrat. Ein Kupferstich dieses Theaters von 1610, den Fabry in seiner Sammlung bewahrte, zeugt von der besonderen Wertschätzung, die er dieser Institution entgegenbrachte.

Das Leidener anatomische Theater, 1594 eingerichtet und eines der ersten seiner Art nördlich der Alpen,[69] setzte neue Maßstäbe für die medizinische Ausbildung. In seinem kreisrunden, amphitheatralischen Aufbau konnten Studierende und interessierte Gelehrte, ebenso wie das interessierte Publikum, den Sektionen aus nächster Nähe folgen. Die Architektur folgte dabei nicht nur praktischen Erwägungen – sie schuf auch einen symbolischen Raum, in dem die Anatomie als öffentliches Ereignis inszeniert wurde. Die Wände waren mit Skeletten von Menschen und Tieren geschmückt, anatomische Präparate und medizinische Instrumente wurden ausgestellt, und Inschriften mahnten die Betrachter an die Vergänglichkeit des Lebens. Diese Verbindung von wissenschaftlicher Demonstration, praktischer Ausbildung und moralischer Belehrung entsprach genau Fabrys Vorstellung einer ganzheitlichen medizinischen Bildung.

Die öffentlichen Sektionen, die hier regelmäßig stattfanden, waren weit mehr als reine Lehrveranstaltungen. Sie dienten dem Austausch zwischen Medizinern, Chirurgen und Studenten, der Demonstration neuer anatomischer Erkenntnisse und nicht zuletzt der Vernetzung innerhalb der medizinischen Gelehrtenrepublik. Für Fabry, der die Bedeutung systematischer anatomischer Kenntnisse für die chirurgische Praxis immer wieder betonte, war der Besuch dieses Theaters eine eindrückliche Bestätigung seiner eigenen Überzeugungen, wie er in einem ausführlichen Dankschreiben an Pavius vom Januar 1612 bekundete.[70]

Nach seiner Rückkehr von Leiden nach Köln praktizierte er bis Oktober 1612 in der Region, behandelte Patienten in Hilden, Solingen, Broich, Moers und Duisburg.[71] Weitere Besuche bei seiner Mutter, die im April 1612 starb, folgten. Am 16. November 1612 kehrte er nach Lausanne zurück, brach aber bereits im folgenden Jahr zu einer weiteren Reise auf, die ihn nach Oppenheim, Darmstadt, Worms und Straßburg führte.

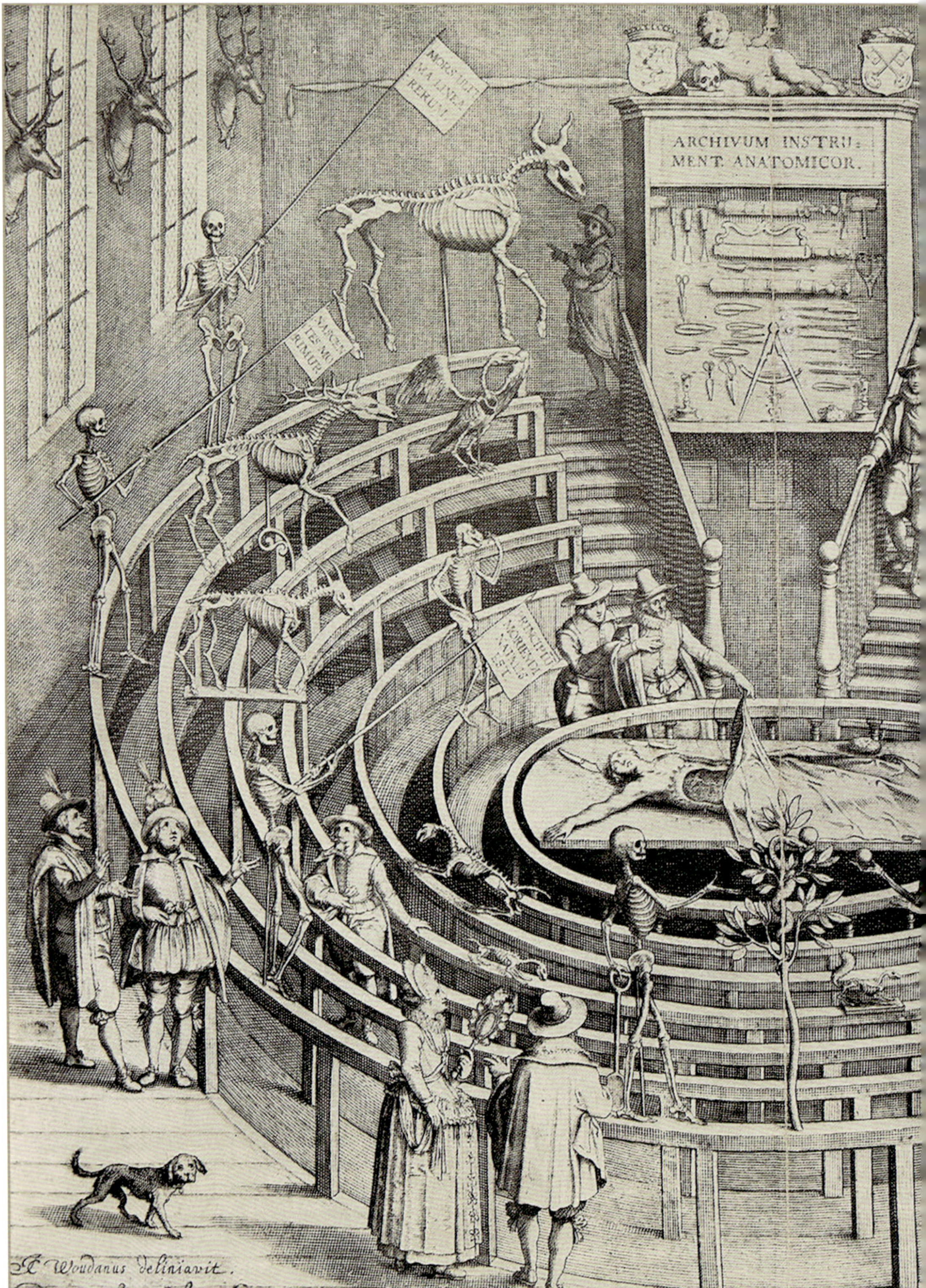
ARCHIVUM INSTRUMENT ANATOMICOR.
Woudanus deliniavit.
W. Swanenburg sculp. Anno 1610

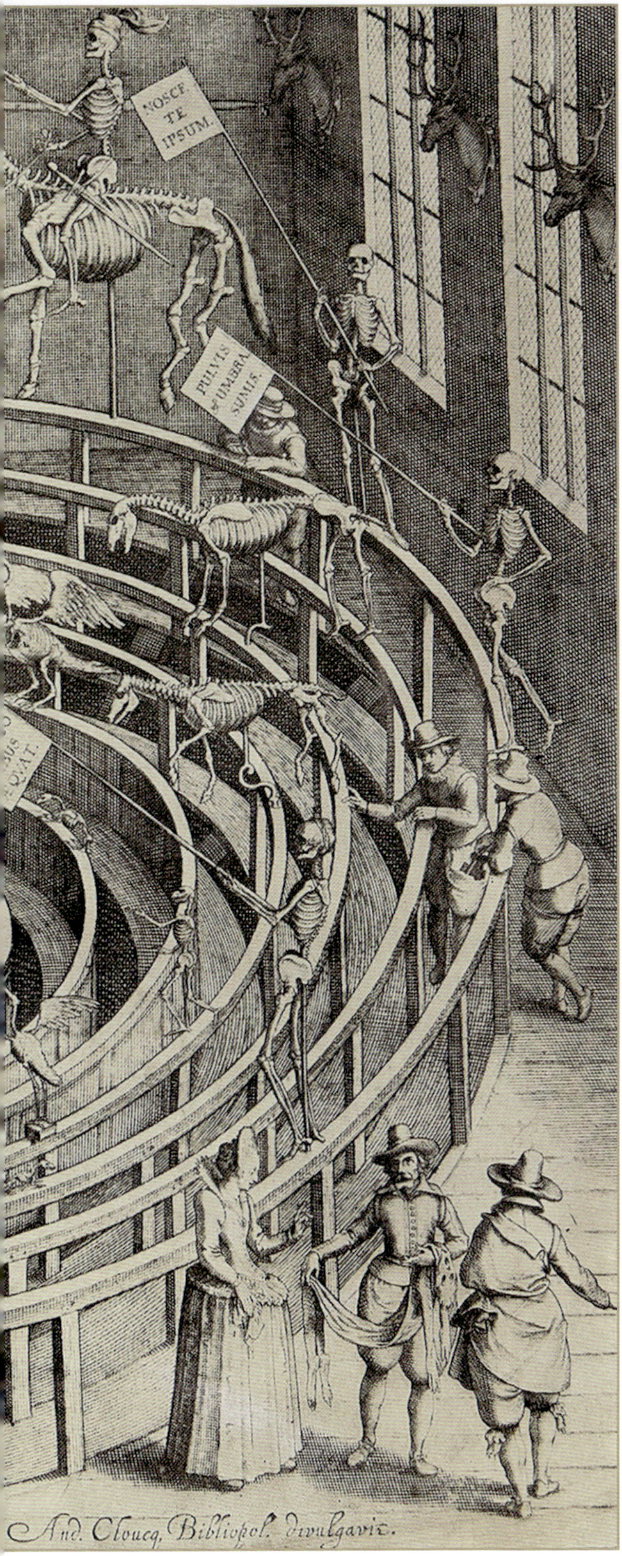

Das Bild zeigt den Sektionssaal der Universität Leiden zu Beginn des 17. Jahrhunderts. Bei einem Anatomischen Theater handelt es sich um einen Hörsaal, dessen Bänke tribünenartig um einen Schautisch herum angeordnet sind, auf dem Sektionen von Leichen zu Schulungszwecken stattfinden. Die Radierung wurde 1610 von Willem Swanenburgh angefertigt nach einer Zeichnung von Jan Cornelisz. van 't Woudt (Johannes Woudanus). Mehrere Zuschauer sind bei der anatomischen Untersuchung anwesend. Unter den Zuschauern befinden sich auch Skelette von Menschen und Tieren. Motiv aus der Serie "Vier Gesichter der Universität Leiden", die später als Illustration in der Beilage von Johannes Meursius' (Johannes van Meurs) Buch über die Universität Leiden verwendet wurde.

Zutaten

PESTAMULETT FABRY

Amulett für Papst Hadrian VI:

Krottenpulver, nach der Kunst auffgedörret, vier Loth
Weissen Arsenic, Crystallinisch, ein Loth
Diptam Wurz
Tormentill, jedes ein halb Loth
Perlen die keine Löchlin haben, ein quintlin
Corallen
Hyacinth
Smaragd, jedes ein halb quintl.

Alles zu Pulver gestoßen, hernach mit Tragant zu einem Teig und aus dem selben Küchlin gemacht, welche mit rotem Sandel überzogen und auff der Gegend des Herzens über dem Hemd zu tragen.

Die günstigere Variante:
Cosmas Slotanus, Ihr. Fürstlichen Gnaden von Jülich x hochberühmter Wundarzt, mein gewesener hochgelehrter Lehrherr, hat diese amuleta in geringerem Gelt aber nicht geringer Würckung, auf diese Weise gemacht.

Krottenpulver, die zuerst an der Sonnen, hernach im heißen Ziegel gedörrt, zwei loth
Weissen Arsenic, ein loth.
Gelben Arsenic oder Auripigment, ein loth.
Weisse Diptamwurz, ein Loth.
Tormentill, ein loth.
Euphorbii, ein halb Loth.
Safran, ein quintlin.
Camphor ein halb quintlin.

Alles zu Pulver gestossen mit angemachtem Traganth zu einem Teyg gemacht, darauß Herzlin formirt werden folgender Grösse.

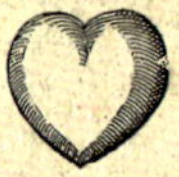

(Aus Epist. 96)

Die Pest in Lausanne: Kollektive und persönliche Tragödie

Als er dann im August 1613 endlich wieder nach Lausanne zurückkehrte, fand Fabry die Stadt von der Pest heimgesucht vor. Für ihn war es nicht die erste Begegnung mit der gefürchteten Seuche – hatte er doch selbst im Alter von 15 Jahren die Krankheit überlebt und war dadurch immun.[72] Doch was er in Lausanne vorfand, übertraf alle bisherigen Erfahrungen: Die Seuche sollte allein in Lausanne in den folgenden vier Monaten etwa 2000 Menschen das Leben kosten – darunter auch zwei seiner Töchter und eine Hausmagd, und im Umland waren es noch mehr.[73] Seine erschütternden Beschreibungen geben einen tiefen Einblick in die ärztliche und persönliche Hilflosigkeit angesichts der Krankheit. Es haben sich etliche Briefe an seine Korrespondenzpartner erhalten, in denen er den Pestausbruch und seine schrecklichen Folgen eindrücklich schildert, so z.B. in zwei Briefen an Daniel Naborowski (1573 – 1640), einen bedeutenden polnisch-litauischen Arzt und Dichter, Hofarzt im Dienst der calvinistischen Radziwiłł-Familie, wo er von „Trauer und Herzeleyd" spricht und schreibt: „Sie [die Pest] war böser und hefftiger Art. Böser Art war sie, weil die Arzneyen wenig geholffen, und hatte das Ansehen, als hätte die Boßheit der Kranckheit die Kräfften der Arzney weit übertroffen."

Besonders bewegend ist seine Schilderung vom Tod seiner dreizehnjährigen Tochter, die nach einer scheinbaren Genesung „auf einem grünen Platz herumgesprungen und sich über den Maßen sehr erhitzt und auch rohes Obst und Früchte gegessen" hatte, woraufhin das Fieber zurückkehrte und das Kind so schnell starb, dass dem Vater keine Zeit mehr blieb, um ihr Medikamente zu verabreichen. Auch seine vierjährige Tochter erbrach so heftig, dass keine der von ihm verabreichten Medikamente, nicht einmal der als hochwirksames Gegengift angesehene Bezoarstein, eine Wirkung entfalten konnte – auch sie konnte er nicht retten. Seine Frau und mehrere Söhne hingegen, die ebenfalls erkrankten, überlebten.[74]

Seiner Trauer über den Verlust seiner Töchter verleiht Fabry, der sonst in seinen Briefen fast nie etwas über seine persönlichen Gefühle schreibt, in einem Brief vom Dezember 1613 an einen befreundeten Kollegen Ausdruck: „Dieses, mein sehr lieber Herr Doktor, wie sehr es mich quäle, mich betrübt und Zähern (Tränen) austreibt, kann ich nicht genugsamb außsprechen." Der zutiefst religiöse Fabry sieht in der Seuche eine Strafe Gottes, die dieser vorher durch Abertausende von Mücken und anderes Ungeziefer angekündigt hat.[75]

Stadtarzt in Bern (1615–1634)

Am 27. Februar 1615 trat Fabry sein neues Amt als Stadtarzt und -chirurg in Bern an – eine Position, die er bis zu seinem Lebensende innehaben sollte. Die Stadt, größter Stadtstaat nördlich der Alpen und bedeutendes protestantisches Zentrum mit starker calvinistisch-zwinglianischer Prägung, bot ihm ein anspruchsvolles und weitreichendes Arbeitsfeld. Neben ihm wirkten zwei weitere Stadtärzte, David König und Bartholomaeus Dunus.[76] Dass Fabry trotz seiner größeren Erfahrung nur zwei Drittel des Gehalts seiner jüngeren Kollegen erhielt – 66 Pfund, 13 Schillinge und 4 Pfennige – deutet darauf hin, dass die traditionelle Rangordnung zwischen akademischen Ärzten und Chirurgen auch in Bern fortbestand. Dennoch erwies sich die Stadt als fruchtbarer Boden für Fabrys Tätigkeit: Bereits 1616 wurde ihm das Bürgerrecht verliehen, und die Obrigkeit zeigte mehr Verständnis für seine Reisen als die Peterlinger Herren. Auch ohne offizielle Verpflichtung am städtischen Inselspital hatte er Zugang zu einer großen Zahl von Patienten und Fällen, die er in seinen Fallbeobachtungen auch weiterhin dokumentierte.

Ein besonders aufschlussreicher Fall aus der Berner Zeit zeigt nicht nur Fabrys Behandlungsmethoden, sondern auch seinen professionellen Umgang mit therapeutischen Misserfolgen. Ein junger Mann aus adliger Familie hatte während eines Kriegseinsatzes in Lyon einen Aderlass erhalten, bei dem er einen stechenden Schmerz verspürte. In den folgenden Tagen verlor er nicht nur die Beweglichkeit, sondern auch jegliche Empfindung im betroffenen Arm. Trotz der Bemühungen eines weiteren Lyoner Wundarztes mit verschiedenen Salben und Pflastern trat keine Besserung ein.

Als der Patient etwa zwei Monate nach dem missglückten Aderlass nach Bern zurückkehrte, konsultierte er Fabry, der eine faustgroße Geschwulst am Ellenbogen feststellte. In Erinnerung an einen ähnlichen, erfolgreich behandelten Fall bei einer Frau wandte Fabry auch hier eitertreibende Mittel an. Doch anders als bei der früheren Patientin, wo nach dem Aufbrechen der Geschwulst und Abfließen des Eiters eine vollständige Heilung eingetreten war, entwickelten sich hier schwere Komplikationen. Bezeichnend für Fabrys sorgfältige Dokumentation ist sein ausdrücklicher Hinweis, dass er den Fall nicht allein betreute, sondern gemeinsam mit dem Stadtmedicus Bartholomaeus Dunus. Trotz ihrer vereinten Bemühungen wurde der Arm brandig, so dass schließlich eine Amputation zwischen Schulter und Ellenbogen unvermeidlich wurde. Den Eingriff führte Fabry in Anwesenheit von Dunus und unter Assistenz des Wundarztes Johann Knopf durch.[77] Der Fall illustriert mehrere charakteristische Aspekte von Fabrys Praxis: Seine Bereitschaft, auch über gescheiterte Behandlungen offen zu berichten, seine Sorgfalt bei der

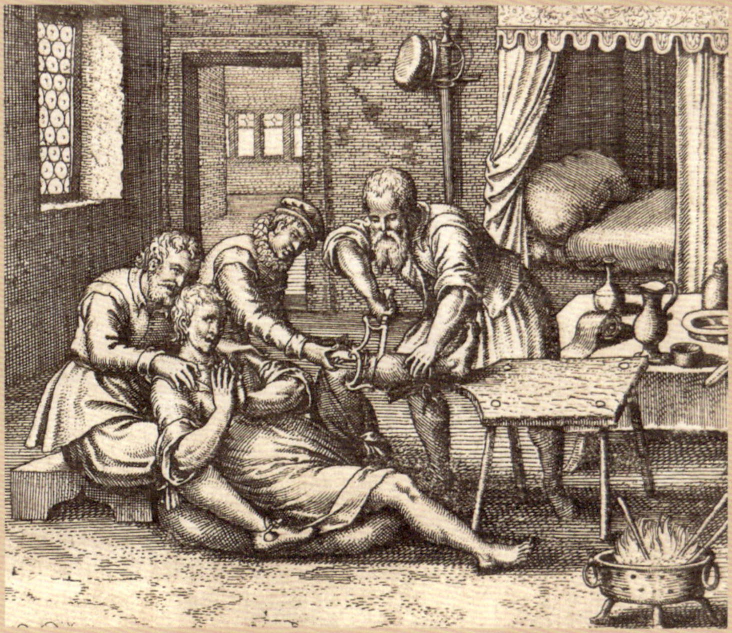

Abbildung aus: Wilhelm Fabry: De Gangraena et Sphacelo, Oppenheim 1617. Wilhelm Fabry beschreibt in „De Gangraena et sphacelo" („Vom heißen und kalten Brand") die Behandlung von entzündeten Gliedmaßen. Fabry war der Erste, der eine Amputation oberhalb des erkrankten Gewebes vertrat. Es war sein erstes veröffentlichtes Buch und erschien 1593. Es wurde elfmal in überarbeiteter Form neu aufgelegt und auch ins Französische übersetzt.

Obs. 1. passim inter Chirurgos Germanos usitatis, censendum sit, Lector in sexta Centuria suo loco videre poterit.

OBSERVATIO II.

Ficus Scirrhosus, ad majorem oculi canthum, feliciter extirpatus.

Obs. 2. ANNO 1598. 20. Februarii, ad ædes Reverendi Dom. Petri Durantii, verbi Divini Ministri, ad quadragenarium, habentem tumorem scirrhosum, ad magnum oculi sinistri canthum, castaneæ magnitudine, colore livido, & multis venis capillaribus intertextum, vocatus fui. Ille autem tumor ab una parte adhærebat conjunctivæ membranæ, usque ad iridem, ab altera verò hærebat palpebræ superiori, & lachrymali glandulæ: ita ut ad oculi motum, totam cooperiret pupillam scirrhus ille. Nos ægro purgato (prout in præcedente observatione fusiùs declaravimus) incisa item cephalica in sinistro brachio: institutaq; optima victus ratione, præsente M. Nicolao Fevotto & Davide de Clerc, Lausannensibus, forcipe nostrâ oculari, infra delineatâ, tumorem apprehendimus. Tum attracta paulùm forcipe, & inversa superiori palpebrâ, tumorem cultello separatorio, ad id aptato, commodè separavimus. Postea albumen ovi, aquâ rosaceâ mistum imposuimus. Inde Collyriis anodinis, & abstersivis, & tandem exsiccantibus, oculum intra septimanas tres, visu planè illæso, persanavimus. Interim tamen purgationes aliquoties iteravimus, & cucurbitulas cum largiori flamma scapulis & nuchæ admovimus. Defensivum item fronti & temporibus applicuimus.

Collyrium anodinum. — *Collyrium anodinũ.*

R. Muscil. Sem. Cidoniorum
& Plantag. cum aqua
Rosacea extractę.
Lactis muliebr. ana ℥ ij.
Camphuræ &
Croci ana ℈ ß.
Misce & applica tepidè.

Collyrium exsiccans. — *Collyrium exsiccans*

R. Aquarum Plantag. &
Rosar. ana ℥ iij.
Tutiæ præparat.
Cornu Cervi usti & præpar.
Cerussæ lotæ ana ʒ j.
Misce fiat collyrium.

Admonitio. Hîc monitos velim chirurgos, collyria in quæ ingreditur lac, æstate singulis, hyeme verò alternis diebus iteranda esse. Acescit enim lac & acre efficitur: hinc dolores & inflammationes excitat.

Delineatio forcipis ocularis, & cultelli separatorij.

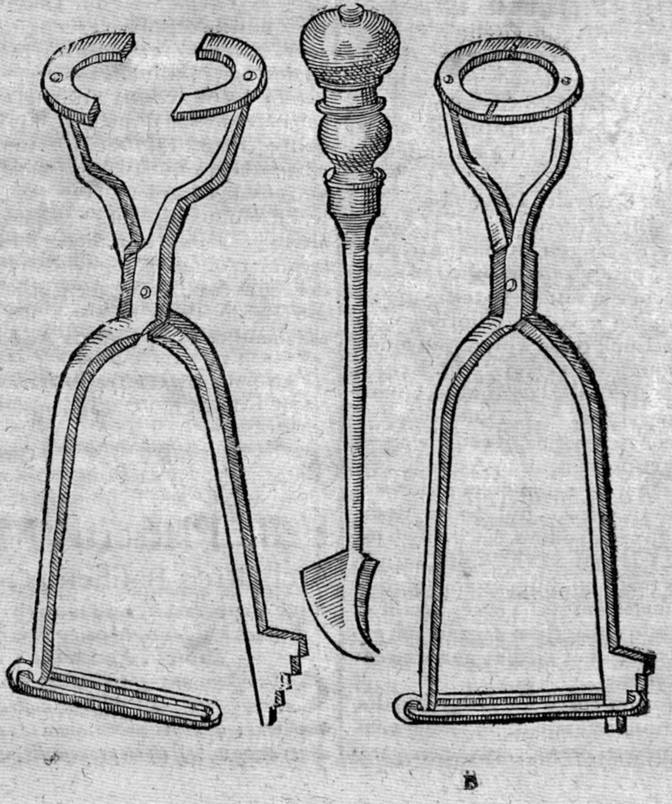

Dokumentation der beteiligten Kollegen – besonders wichtig bei einem ungünstigen Ausgang – und seine Methode, frühere Behandlungserfolge als Orientierung für neue Fälle heranzuziehen. Seine theoretischen Erklärungen für den Misserfolg folgen dabei den medizinischen Vorstellungen seiner Zeit.

Die Gefahren unsachgemäßer Behandlung durch selbsternannte Heiler illustriert eine dramatische Episode aus dem Jahr 1617. Ein Edelmann aus Lausanne hatte sich von einem Quacksalber mit einer ätzenden Arznei am Arm behandeln lassen. Solche Ätzmittel waren in der zeitgenössischen Medizin durchaus gebräuchlich – sie sollten nach der Säftelehre schädliche Körperflüssigkeiten ableiten oder krankhaftes Gewebe entfernen, erforderten aber präzise anatomische Kenntnisse und sorgfältige Dosierung. Nach mehreren Tagen entfernte der Heiler eine entstandene Kruste – mit dramatischen Folgen: Es kam zu einer lebensbedrohlichen Blutung, da das Ätzmittel die Vena cephalica, eine der Hauptvenen des Arms, angegriffen hatte. Die Anwesenden, darunter auch der Apotheker, waren von der massiven Blutung erschrocken. Der herbeigerufene Fabry konnte die Situation durch Auftragen seines Blutstillungspulvers, vermischt mit Eiweiß, unter Kontrolle bringen. Die Wunde heilte danach ohne weitere Komplikationen ab.[78]

Fabry dokumentierte diesen Fall nicht nur als Warnung vor den Gefahren durch unqualifizierte Behandler, sondern auch im Kontext einer Korrespondenz über ätzende Arzneimittel. Obwohl er seinem Briefpartner die gewünschten Rezepturen mitteilte, nutzte er diese Fallgeschichte als eindringliche Mahnung zur Vorsicht im Umgang mit ätzenden Substanzen. Der Fall verdeutlicht sowohl die Risiken unkontrollierter medizinischer Praktiken als auch Fabrys eigene umsichtige Haltung in der Weitergabe potentiell gefährlicher Behandlungsmethoden.

Die verhängnisvollen Konsequenzen unsachgemäßer Behandlung dokumentiert auch der Fall eines vierzigjährigen Mannes, der seit seiner Jugend an einer wohl erblich bedingten Form von schweren Gliederschmerzen litt. Nachdem er die Beschwerden lange ignoriert und trotz der Erkrankung ausgedehnte Auslandsreisen unternommen hatte, verschlimmerten sich seine Schmerzen. In seiner Not wandte er sich an einen „ungeschickten Marktschreier" im Aargau, der ihm Heilung versprach. Die fünfzehntägige Behandlung mit Quecksilbersalbe führte zu schweren Entzündungen in Mund und Rachen. Nur durch das beherzte Eingreifen eines Geistlichen, der den Patienten zum Abbruch dieser gefährlichen Kur bewog, überlebte der Mann die Behandlung.

Als er schließlich Fabry und andere Mediziner konsultierte, stellten diese eine starke Ausmergelung und allgemeine Schwäche fest. Der Patient litt zudem unter unerträglichen Schmerzen. Trotz „vortrefflicher Arzneien" und der Anlage von Fontanellen

– künstlich geschaffenen, dauerhaft offen gehaltenen Wunden zur Ableitung schädlicher Körpersäfte – konnte der fortschreitenden Verschlechterung seines Zustands nicht Einhalt geboten werden. Der Patient verstarb noch vor seinem 41. Lebensjahr an der Wassersucht. In einem bezeichnenden Nachsatz vermerkt Fabry, dass bereits eines der Kinder des Verstorbenen erste Anzeichen derselben Krankheit zeige.[79]

Fälle wie dieser verdeutlichen, wie Fabry seine Dokumentation missglückter Behandlungen durch Scharlatane nutzte: Als eindringliche Warnung vor den Gefahren unsachgemäßer Therapien und zugleich als Plädoyer für eine auf anatomischen Kenntnissen und praktischer Erfahrung beruhende Chirurgie.

Dass chirurgische Expertise nicht nur bei Kriegsverletzungen oder schweren Krankheiten gefragt war, sondern auch bei den handfesten Konflikten des Alltags, zeigt der Fall des Bauern Hans Schlichter aus Word bei Bern. Nach einer handgreiflichen Auseinandersetzung, bei der ihm ein Kontrahent in den Mittelfinger gebissen hatte, wurde er zunächst über einen Monat lang erfolglos von einem Bader behandelt. Als sich Finger und Hand zunehmend entzündeten, suchte er das Hospital nahe Bern auf, wo der „vornehmste Barbierer" die Amputation des Fingers bis zur Handfläche für unumgänglich hielt. Auf Anraten des Berner Patriziers Peter von Wattenwyl wandte sich der Patient jedoch an Fabry.

Dieser fand einen durch langwierige Schmerzen ausgemergelten Patienten vor, dessen stark angeschwollener Finger bereits Schäden an Sehne und Knorpel aufwies. Nach einer gründlichen Reinigung des Körpers behandelte Fabry das Geschwür zunächst mit erweichender Arznei und streute dann sein bewährtes Beinbruchpulver auf. Im Heilungsverlauf lösten sich Knorpel- und Knochenstücke, doch die Wunde heilte innerhalb von sechs Wochen vollständig ab. Da Fabry die unvermeidliche Versteifung des Fingers voraussah, sorgte er durch rechtzeitige Krümmung des Fingers dafür, dass die Hand ihre „vorige Stärcke" weitgehend zurückerhielt.[80]

Ein besonders dramatischer Fall von 1619 unterstreicht erneut die Gefahren unsachgemäßer Behandlung. Eine junge Frau hatte wegen Magenschmerzen einen sich als „Medicus" bezeichnenden Heiler aufgesucht – die Bezeichnung war damals nicht geschützt. Der von ihm verabreichte stark antimonhaltige Trank löste so heftiges Erbrechen aus, dass sie davon einseitig taub wurde. Als sie Fabry konsultierte, vermutete dieser eine Schädigung des Trommelfells aufgrund des starken Erbrechens und äußerte sich in seiner Korrespondenz entsprechend vorsichtig über die Heilungschancen.[81]

Die Bedeutung der Patientencompliance, wie wir heute sagen würden, zeigt der Fall des Franziskus Müller von 1621. Nach einem schweren Sturz auf den Hinterkopf, als

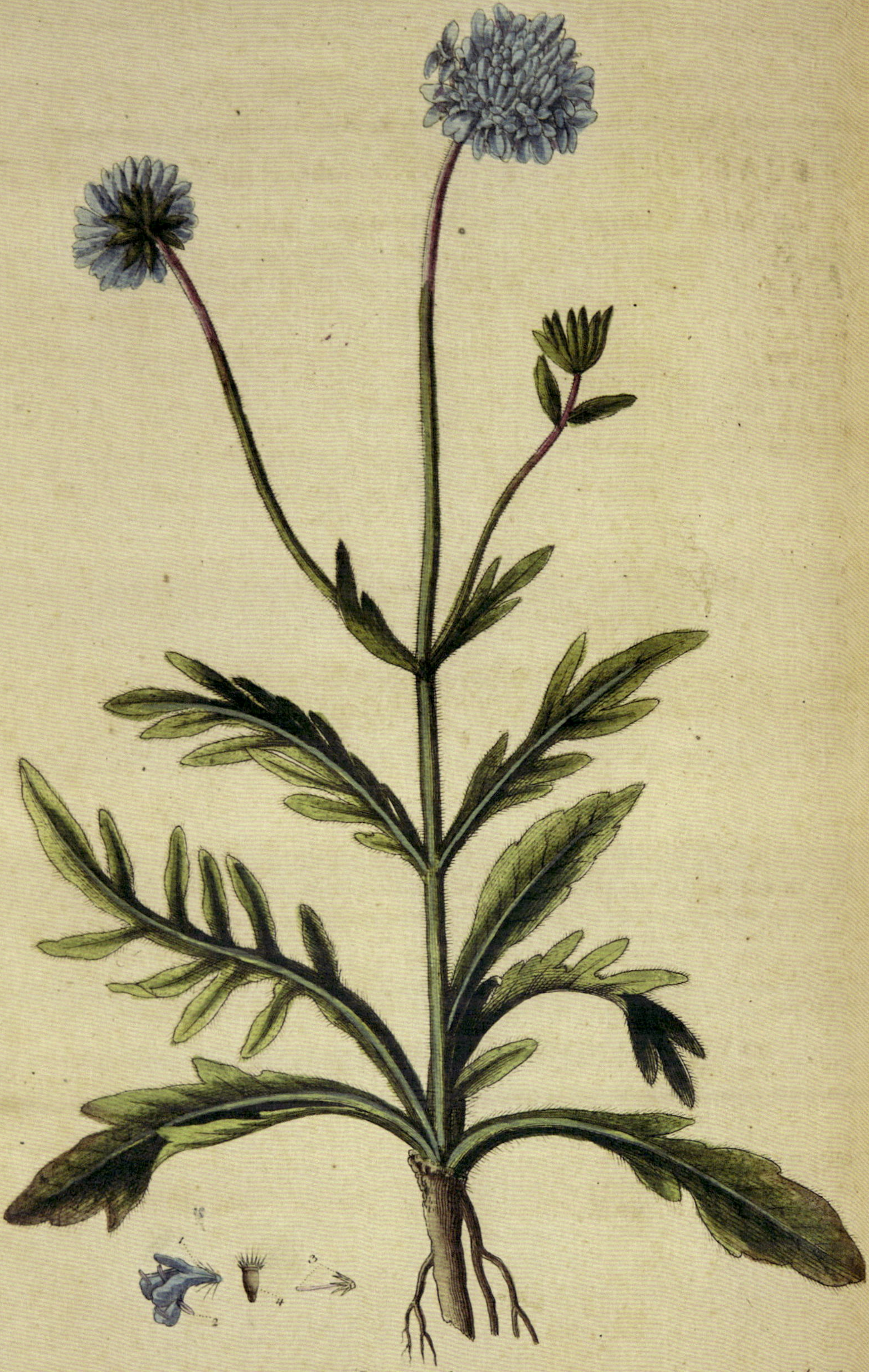

Scabiosa arvensis

Capieux sculpt. 1795

er auf vereister Straße ausrutschte, der mit Erbrechen und Blutungen aus den Ohren einherging, wurde Fabry um Hilfe gebeten. Obwohl er selbst schwer erkrankt war und den Patienten nicht persönlich aufsuchen konnte, gab er detaillierte Behandlungsanweisungen, denen auch der statt Fabry hinzugezogene Dr. Rex zustimmte. Die Familie setzte diese jedoch nur teilweise um. Nach vorübergehender Besserung im Winter verstarb der Patient im Frühjahr. Fabry führte dies auf eine im Hinterkopf angesammelte „schädliche Materie" zurück, die sich in der Wärme ausgedehnt und eine tödliche Hirnentzündung verursacht habe – eine Entwicklung, die seiner Ansicht nach durch die vollständige Befolgung seiner Therapievorschläge hätte verhindert werden können.[82]

Die erfolgreiche kollegiale Zusammenarbeit dokumentiert der Fall des über fünfzigjährigen Berner Zunftmeisters Petrus Freudenreich von 1616. Nach mehrtägigem übermäßigen Weingenuss auf einer Dienstreise nach Freiburg stellte dieser fest, dass er auf einem Auge nicht mehr sehen konnte. Fabry diagnostizierte gemeinsam mit dem Stadtmedicus Dunus eine Verstopfung des Sehnervs und führte die Ursache explizit auf das „unnütze nächtliche Trinken" zurück. Die von beiden Ärzten einvernehmlich durchgeführte konservative Behandlung mit Leibreinigung, Heilkräutertränken, speziellen Pillen und dem Anlegen von Schröpfköpfen führte zur vollständigen und dauerhaften Wiederherstellung des Sehvermögens.[83]

Die Berner Fallgeschichten zeigen exemplarisch die verschiedenen Dimensionen von Fabrys Tätigkeit als Stadtarzt und -chirurg. Seine Expertise wurde nicht nur bei Kriegsverletzungen und schweren Erkrankungen gesucht, sondern auch bei den Verletzungen und Konflikten des alltäglichen Lebens – von Raufhändeln über Unfälle bis zu den Folgen übermäßigen Weingenusses. Fabry, ebenso wie seine Frau, wurden auch häufig bei komplizierten Geburten zu Rate gezogen. Die vielen geburtshilflichen Fälle, die in seinen Observationes immer wieder auftauchen, sind jedoch in dem Kapitel über Fabrys Ehefrau, Marie Colinet, berücksichtigt. Besonders deutlich wird seine entschiedene Haltung gegen die gefährlichen Praktiken selbsternannter Heiler, deren unsachgemäße Behandlungen mit Ätzmitteln, Antimon oder Quecksilbersalben er wiederholt zu kurieren hatte. Seine detaillierten Fallbeschreibungen dienten dabei nicht nur der Dokumentation, sondern auch der Warnung und der Vermittlung fundierter medizinischer Kenntnisse.

In der engen kollegialen Zusammenarbeit mit den Stadtmedici, besonders mit Bartholomaeus Dunus, zeigt sich zudem die zunehmende Überwindung der traditionellen Grenzen zwischen akademischer Medizin und chirurgischer Praxis und die hohe Anerkennung, die Fabry bei den akademisch gebildeten Ärzten genoss. Fabrys Aufzeichnungen verdeutlichen auch die Bedeutung des Patientenverhaltens:

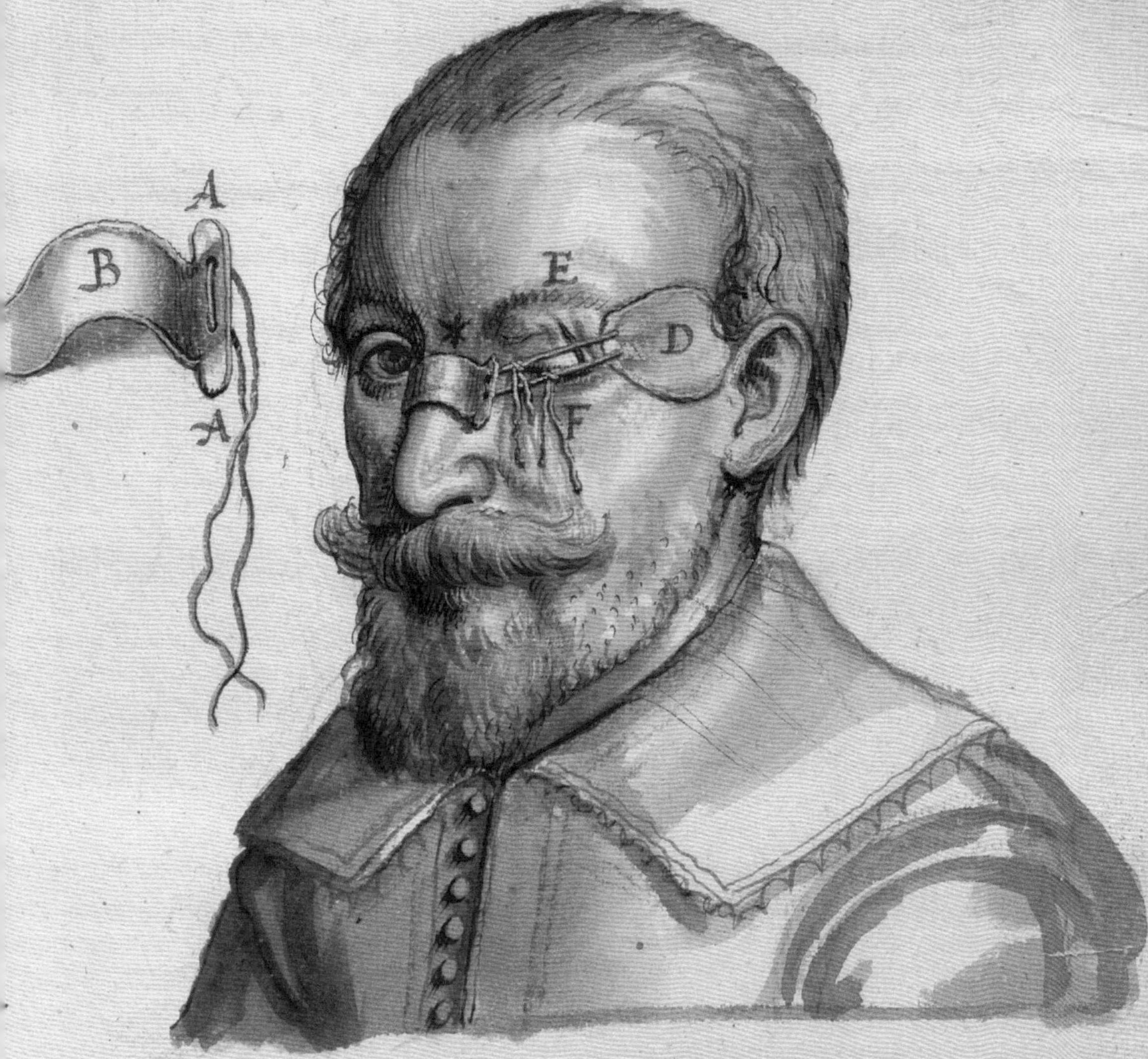

Es handelt sich um den Patrizier Johannes Ulricus Oswalthus, dem bei einem Trinkgelage, welches in einer Schlägerei endete, von einem Gegner mit einem Faustschlag ins Gesicht das obere Augenlid schwer verletzt worden war. Fabry behandelte die Wunde konservativ, musste aber feststellen, dass normale Verbände das Auge nicht gut genug zusammenhielten. Er erfand daher die abgebildete Vorrichtung, um den Verband fest an Ort und Stelle fixieren zu können. Die Abbildung findet sich in einem der in der Burger-Bibliothek Bern aufbewahrten Kodizes. Diese enthalten weitere Briefe und Fallbeobachtungen Wilhelm Fabrys. Nicht alle davon sind in seinen Opera Omnia veröffentlicht worden.

Viele seiner Fälle dokumentieren die fatalen Folgen verzögerter Behandlung oder vorheriger erfolgloser Versuche mit selbsternannten Heilern. Seine Behandlungserfolge basierten dabei nicht nur auf seiner chirurgischen Kunstfertigkeit, sondern auch auf der genauen Beobachtung der Krankheitsverläufe und der Bereitschaft der Patienten, seinen therapeutischen Anweisungen zu folgen.

Das wissenschaftliche Vermächtnis

Eine vollständige Übersicht über Fabrys umfangreiches publizistisches Schaffen kann hier nicht gegeben werden – dafür sei auf die grundlegende Arbeit von Verena Schneider-Hiltbrunner verwiesen.[84] Seine intensive praktische Tätigkeit in Bern schlug sich in weiteren Veröffentlichungen seiner Observationes nieder. 1619 erschien die vierte Hundertschaft seiner Fallsammlungen, 1627 folgte in Frankfurt die fünfte. Wie schon die früheren Bände wurden auch diese zunächst in lateinischer Sprache publiziert – ein Beleg für Fabrys Anspruch, seine Erkenntnisse der internationalen Gelehrtenrepublik zugänglich zu machen.

In seinen letzten Lebensjahren widmete sich Fabry verstärkt der Sicherung seines Lebenswerks. Seine Reisetätigkeit nahm ab, stattdessen arbeitete er an der Zusammenstellung seiner Opera Omnia, einer umfassenden Gesamtausgabe seiner Werke. Dieses ambitionierte Projekt, das er 1633, wenige Monate vor seinem Tod am 15. Februar 1634, abschloss, umfasste nicht nur seine bisherigen Schriften, sondern auch eine systematische Dokumentation seiner chirurgischen Praxis. Besonders wertvoll war dabei die detaillierte zeichnerische Erfassung aller seiner Instrumente – insgesamt 200 an der Zahl.[85] Diese Sammlung gewährt einen einzigartigen Einblick in das technische Repertoire eines führenden Chirurgen des frühen 17. Jahrhunderts. Die fertiggestellte Opera Omnia konnte allerdings, bedingt durch die Wirren des Dreißigjährigen Krieges, erst 1646 in Frankfurt erscheinen.[86]

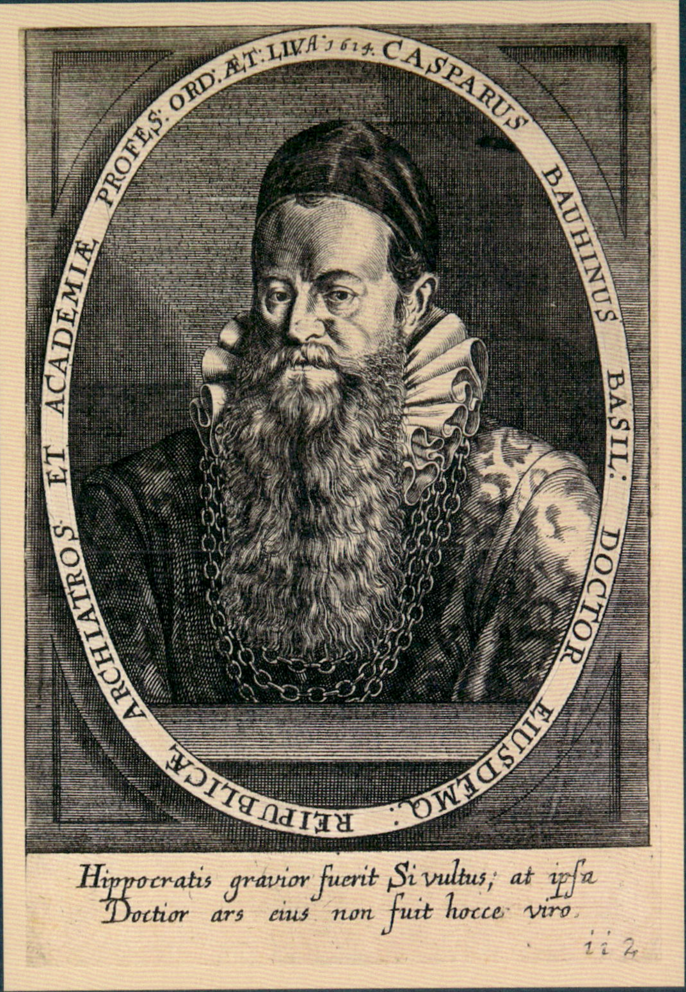

Wilhelm Fabry betrachtete den Schweizer Botaniker und Universitätsprofessor der Anatomie Caspar Bauhin als seinen Lehrmeister und stand mit ihm im Briefwechsel. Das Brustbild wird von einem Schriftoval umrahmt, mit der Beschreibung „aet. LIV 1614. Casparus Bauhinus Basil. Doctor eiusdemq. Republicae Archiatros et Academiae Profes ord.“ (Im Alter von 54 Jahren, 1614, Caspar Bauhin zu Basel, Arzt und zugleich Archiater der Stadt und ordentlicher Professor der Academie). Das Porträt zeigt Bauhin mit Robe, Amtskette und Spitzenkragen. Die Widmung unter dem Bild lautet „Hippocrates gravior fuerit si vultus, at ipsa Doctor ars eius non fuit hocce viro“ (sinngemäß: An Würde des Antlitzes übertraf ihn Hippokrates, doch in der ärztlichen Kunst stand dieser Mann ihm nicht nach.)

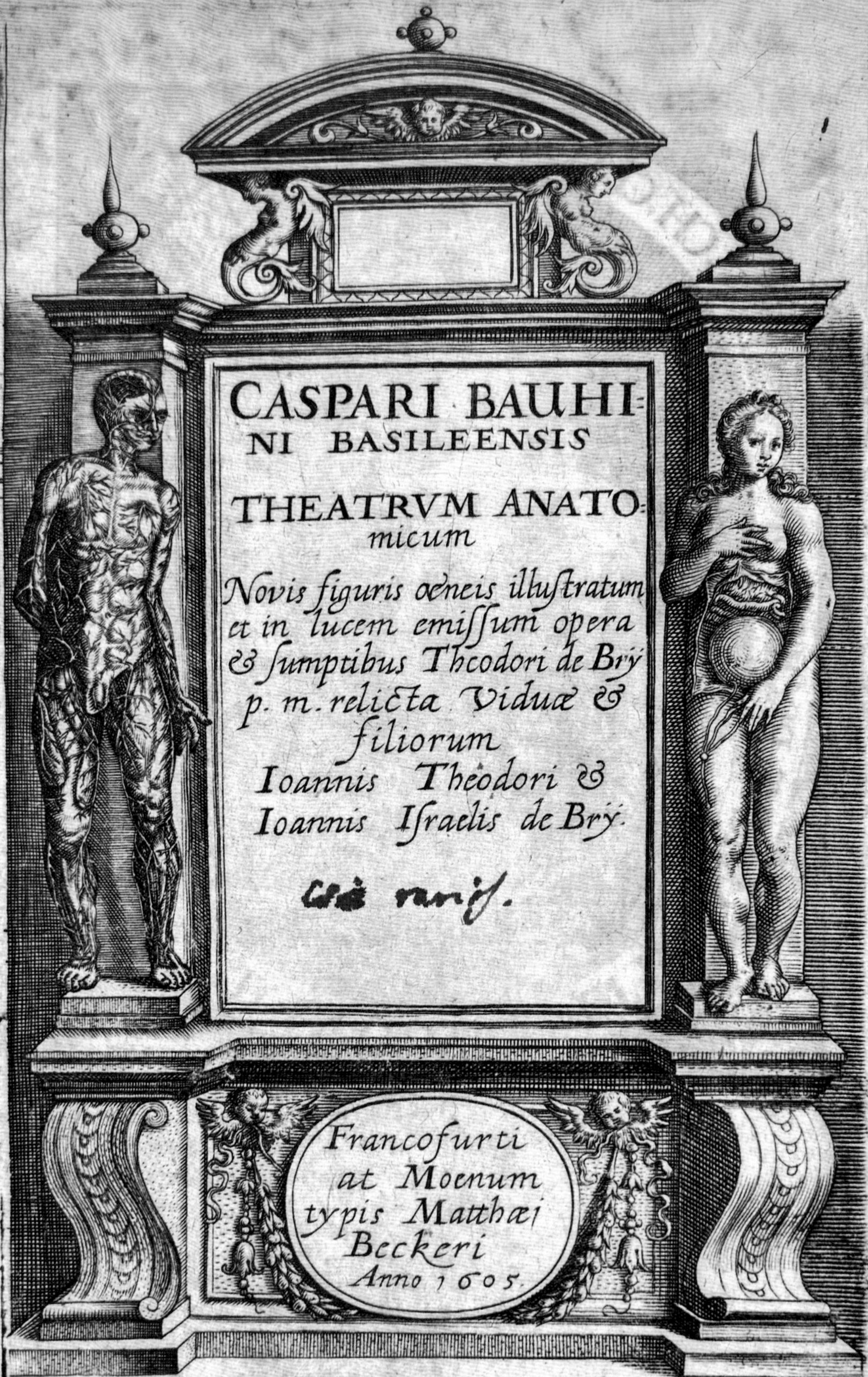

CASPARI BAUHINI BASILEENSIS

THEATRVM ANATOMICUM

Novis figuris æneis illustratum et in lucem emissum opera & sumptibus Theodori de Brÿ p. m. relicta Viduæ & filiorum Ioannis Theodori & Ioannis Israelis de Brÿ.

Francofurti at Moenum typis Matthæi Beckeri Anno 1605.

Wissenschaft, Praxis und Korrespondenz: Fabrys weitreichender Einfluss

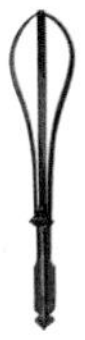

Die traditionelle Chirurgenausbildung seiner Zeit, die sich hauptsächlich auf praktische Erfahrung stützte, kritisierte Fabry als unzureichend. In seinen Schriften betonte er immer wieder die Notwendigkeit fundierter anatomischer Kenntnisse: „Diese Exempel hab ich wollen anziehn, damit zu erweisen, wie hoch nötig, es sei, die Kranckheiten und Zufäll zu erkennen und zu underscheiden." Seine eigene Synthese von handwerklicher Tradition und wissenschaftlicher Anatomie, die er über Jahrzehnte entwickelt und in seiner Praxis perfektioniert hatte, wurde zum Vorbild für nachfolgende Generationen von Chirurgen.

Die Verbindung von Wissenschaft und Handwerk zeigte sich besonders in seinen zahlreichen praktischen Innovationen. Fabry entwickelte kontinuierlich verbesserte chirurgische Instrumente und Operationsmethoden. Er entwarf nicht nur ein handlicheres Skalpell und einen optimierten Blasenlöffel, sondern konstruierte auch eine spezielle Bank mit Armstützen für Augenoperationen beim Star-Stechen sowie einen verbesserten Apparat zur Hebung eingedrückter Schädeldecken. Bemerkenswert sind auch seine Entwicklungen von Hilfsmitteln zur Behandlung von Klumpfüßen und zur operativen Korrektur von Handdeformitäten.[87] Diese praktischen Innovationen, die er in seinen Schriften detailliert dokumentierte, zeugen von seinem Bestreben, die chirurgische Praxis durch technische Verbesserungen sicherer und effektiver zu gestalten.

Dabei verstand Fabry die Anatomie nie als reinen Selbstzweck. Für ihn war sie untrennbar mit dem hippokratischen Ethos und christlicher Moral verbunden. Nur wer über fundierte anatomische Kenntnisse verfügte und sich zugleich ethischen Prinzipien verpflichtet fühlte, war in seinen Augen berechtigt, als Chirurg zu praktizieren. Diese Verbindung von Wissenschaft und Ethik, die er in seinen Schriften wie in seiner Praxis vorlebte, prägt die Medizin bis heute.

Die Wirkung seiner Überzeugungen reichte weit über seine unmittelbare Umgebung hinaus. Fabry gelang es, Teil der ‚Gelehrtenrepublik' (res publica literaria) zu werden –

jenes europaweiten Netzwerks von Gelehrten, das sich seit der Renaissance entwickelt hatte und bis weit ins 18. Jahrhundert die zentrale Kommunikationsstruktur der europäischen Wissenschaft bildete. Diese ‚Republik der Gelehrten' verstand sich als grenzüberschreitende Gemeinschaft, nicht gebunden an Nationalitäten, die durch intensive briefliche Korrespondenz, den Austausch von Schriften und gegenseitige Besuche verbunden war. Der Brief war dabei das wichtigste Medium: Hier wurden neue Erkenntnisse diskutiert, Experimente beschrieben, Theorien erörtert und wissenschaftliche Kontroversen ausgetragen. In Fabrys Fall waren es vor allem studierte Mediziner und Chirurgen bzw. Wundärzte, mit denen er korrespondierte.

Dass Fabry trotz fehlenden Universitätsstudiums als gleichberechtigter Korrespondenzpartner von führenden Medizinern seiner Zeit anerkannt wurde, unterstreicht seine außergewöhnliche Stellung. Er unterhielt einen beeindruckend weitgespannten Briefwechsel: Seine Korrespondenz reichte von London, Leiden und Paris im Westen bis nach Krakau im Osten, von den großen oberitalienischen Gelehrtenzentren Padua und Venedig bis nach Wien und Prag.[88] Besonders dicht war das Netz seiner Kontakte in den süddeutschen und schweizerischen Städten sowie in seiner rheinischen Heimat, wo er mit Ärzten und Chirurgen in Köln, Aachen, Düsseldorf, Duisburg, Wesel, Hilden, Cronenberg und Elberfeld in regem Austausch stand. Zu seinen Korrespondenzpartnern zählten u.a. Caspar Bauhin (1560 – 1624), der als Professor für Anatomie und Botanik in Basel nicht nur eine präzise anatomische Nomenklatur entwickelte, sondern auch als einer der bedeutendsten Botaniker seiner Zeit galt, sowie Felix Platter (1536 – 1614), der als Professor für praktische Medizin und Stadtarzt in Basel zu den einflussreichsten Medizinern seiner Zeit gehörte und als Pionier der pathologischen Anatomie gilt – bekannt für seine systematische anatomische Sammlung und seinen auf den praktischen Unterricht ausgerichteten anatomischen Atlas. Auch der berühmte Daniel Sennert (1572 – 1637), der als Professor der Medizin in Wittenberg eine der bedeutendsten medizinischen Autoritäten seiner Epoche war und für seine innovative Verbindung traditioneller galenischer Medizin mit neueren iatrochemischen Ansätzen bekannt wurde, gehört zu Fabrys Korrespondenzpartnern.[89]

Durch diese ausgedehnte Korrespondenz, seine zahlreichen Publikationen und nicht zuletzt durch seine erfolgreiche Praxis trug er maßgeblich dazu bei, dass sich die neue, wissenschaftlich fundierte Chirurgie auch außerhalb der universitären Zentren etablieren konnte. Seine detaillierten Fallbeschreibungen, in denen er anatomische Kenntnisse, chirurgische Techniken und ethische Überlegungen zu einer überzeugenden Einheit verband, wurden zu wichtigen Referenzwerken für praktizierende Chirurgen.

1 Roy Porter, The Greatest Benefit to Mankind: A Medical History of Humanity from Antiquity to the Present, New York, 1999, S. 186.

2 Zu diesem Prozess vgl. allgemein Roy Porter, S.279-280; Mary Lindemann, Medicine and Society in Early Modern Europe, Cambridge, 2010, S. 135 f.; für die Entwicklung in den deutschen Ländern vgl. die übersichtliche Darstellung für Preußen bei Claudia Huerkamp, Der Aufstieg der Ärzte im 19. Jahrhundert: vom gelehrten Stand zum professionellen Experten: das Beispiel Preußens, Göttingen 1985, S. 304; zur Entwicklung in Württemberg vgl. Dominik Gross, Wilhelm Fabry (1560–1634): Wundärzte – die Geschichte einer verdrängten Berufsgruppe, Deutsches Ärzteblatt, Ausgabe 7/2010.

3 Lindemann, S. 95; Porter, S. 176.

4 Georg Becker, Wilhelm Fabricius von Hilden. Ein Lebensbildnis unter Berücksichtigung seiner Beziehungen zum Bergischen Land, in: Wilhelm Fabry von Hilden. Leben-Gestalt-Wirken, hrsg. von Heinrich Strangmeier, Wuppertal 1957, 2. Auflage, S. 9-55, 40 f.

5 De Quervain, Einleitung zu: Von der Fürtrefflichkeit und Nutz der Anatomy, von Wilhelm Fabry von Hilden, genannt Fabricius Hildanus, Zweite, erweiterte Auflage nach dem in der Stadtbibliothek von Bern befindlichen Manuskript, hrsg. v. F. de Quervain und Hans Bloesch, Leipzig 1936, S. X; Karl Sudhoff, Einleitung zu: Ausgewählte Observationes Wilhelm Fabry's von Hilden (Fabricius Hildanus), übersetzt von Rom. Joh. Schäfer, Leipzig 1914, S. 12.

6 Sachiko Kusukawa, Medicine in Western Europe in 1500, in: The Healing Arts, Health, Disease and Society in Europe 1500 – 1800, hrsg. v. Peter Elmer, Manchester, 2004, S. 5-7.

7 Vgl. statt vieler: Porter, S. 179-180; Kusukawa, S. 74 ff.

8 Mary Lindemann, S. 92.

9 Mary Lindemann, S. 90.

10 Sachiko Kusukawa, The Medical Renaissance of the Sixteenth Century: Vesalius, Medical Humanism and Bloodletting, in: The Healing Arts – Health, Disease and Society in Europe 1500 – 1800, hrsg. v. Peter Elmer, Manchester 2004, S. 58-83, 77.

11 Sachiko Kusukawa, S. 77.

12 Porter, S. 179.

13 Porter, S. 180-181 und 211-212; Robert Jütte, "Vesalius" in: Otto zu Stolberg-Wernigerode, Neue deutsche Biographie, Bd.: 26. Berlin, 2016, S. 773.

14 Andreas Vesalius, Vorwort zu 'De Fabrica', abgedruckt in: Source Book of Medical History, compiled with notes by Logan Clendening, New York, 1942 (Nachdruck 2013), S. 129-130.

15 Vesalius (Source Book), S. 130-131.

16 Georg Becker, S. 40.

17 Fabricius-Hildanus, Guilhelmus (Wilhelm Fabry), Anatomiae praestantia et utilitas, das ist Kurtze beschreibung der fürtrefflichkeit nutz und nothwendigkeit der Anatomy oder kunstreichen zerschneitung menschlichen leibs, Bern 1624, S. 8-9.

18 Wilhelm Fabry, Wund-Artzney, S. 921 (aus seinem Werk: Lithotomia Vesicae, Vorrede an den Leser).

19 Porter, S. 181.

20 Mary Lindemann, S. 89.

21 Lindemann, S. 87.

22 Von der Fürtrefflichkeit und Nutz der Anatomy, von Wilhelm Fabry von Hilden, genannt Fabricius Hildanus, zweite, erweiterte Auflage nach dem in der Stadtbibliothek von Bern befindlichen Manuskript, hrsg. v. F. de Quervain und Hans Bloesch, Leipzig 1936, S. 173.

23 Wund-Artzney, V. Hundert, 32. Wahrnehmung, S. 545 ff.

24 Der historische Begriff ‚Pleuritis' (deutsch: ‚Seitenstechen') darf nicht ohne weiteres mit dem modernen medizinischen Krankheitsbild der Pleuritis gleichgesetzt werden. Die in frühneuzeitlichen Quellen beschriebene Symptomatik – hohes Fieber, starke Seitenschmerzen, Husten – deutet oft eher auf das hin, was wir heute als Pneumonie (Lungenentzündung) diagnostizieren würden. Dies ist ein typisches Beispiel dafür, wie vorsichtig historische Krankheitsbegriffe in moderne medizinische Terminologie übersetzt werden müssen.

25 Guilhelmus Fabricius Hildanus, Anatomiae praestantia et utilitas das ist Kurtze beschreibung der fürtrefflichkeit nutz und nothwendigkeit der Anatomy oder kunstreichen zerschneitung menschlichen leibs, Bern 1624.

26 Fabry, Fürtrefflichkeit, S. 6.

27 Becker, S. 23.

28 Eike Pies, Wilhelm Fabry (1560 – 1634): Ein rheinisch-bergischer Chirurg von europäischer Bedeutung, Sprockhövel 2010, S. 29.

29 Georg Becker, Wilhelm Fabricius von Hilden. Ein Lebensbild unter Berücksichtigung seiner Beziehungen zum Bergischen Land, in: Wilhelm Fabry von Hilden: Leben – Gestalt – Wirken, hrsg. v. Heinrich Strangmeier, Wuppertal 1957, S. 14.

30 Fabry, Wund-Artzney, S. 1008.

31 Fabry erwähnt den Tod seines Sohnes nochmals an anderer Stelle, in der Opera Omnia, Centuria II, Observatio X, exemplum 2, allerdings auch hier nur kurz und unpersönlich.

32 Es ist unklar und bleibt sowohl im lateinischen (Opera Omnia) als auch im deutschen (Wund-Artzney) Text offen, ob Fabry damals selbst vor Ort war und an der Behandlung und anschließenden Obduktion seines Sohnes teilgenommen hat. Er befand sich im Jahr 1595 nicht nur in Köln, sondern verschiedentlich zu längeren Aufenthalten in Frankreich und der Schweiz, vgl. dazu Becker, S. 23.

33 Roy Porter, S. 119; Sabine Sander, Handwerkschirurgen, Göttingen 1989, hat sich in ihrer sorgfältigen Studie kritisch mit der allgemeinen Annahme auseinandergesetzt, dass Handwerkschirurgen auch in den Augen der damaligen Bevölkerung als von niedrigerem sozialem Rank als die studierten Ärzte angesehen wurden und konnte für das 18. Jahrhundert am Beispiel Württembergs nachweisen, dass der soziale Status der Handwerkchirurgen nicht wesentlich unter dem der akademisch gebildeten Ärzte lag. Das war im 16. Jahrhundert jedoch noch anders, u.a. deshalb, weil erst damals die Chirurgen und Wundärzte sich bewusst von den Badern und Barbierern abzusetzen begannen, dazu Becker, S. 13 f.; auch Porter, S. 119. Dass jedenfalls zu Fabrys Zeiten noch allgemein ein solcher Unterschied gemacht wurde, beweist schon die Tatsache, dass seine Jahresbesoldung als Stadtarzt und -chirurg in Bern noch im Jahre 1615 um ein Drittel niedriger lag als die Gehälter der beiden akademisch ausgebildeten Stadtärzte, obwohl sie jünger waren als Fabry, vgl. zur Höhe des Gehalts Bartolomeo Meli, „Ex Museolo Nostro Machaonico“: Collecting, Publishing, and Visualization in Fabricius Hildanus, in: Journal of the History of Medicine, Vol. 72, No. 1 (2017), S. 96-116, 102.

34 Gernot Rath, Fabricius Hildanus, Eintrag in: Otto zu Stolberg-Wernigerode, Neue Deutsche Biographie, Bd. 4, Berlin 1959, S. 738-739.

35 Becker, S. 40.

36 Becker, S. 17 f.

37 Zu Griffon vgl. Léon Gautier, La médecine à Genève jusqu'à la fin du dix-huitième siècle : avec onze portraits, Genf 1906, S. 207-208.

38 Schriftliche Auskunft des Staatsarchiv Genf v. 11.8.1960 (Briefwechsel mit dem Stadtarchiv Hilden).

39 Karl Sudhoff, S. 7; Becker, S. 17.

40 Wilhelm Fabry, Wund-Artzney, I. Hundert, 16. Wahrnehmung, S. 29.

41 Fabricius, Opera Omnia, Centuria I, Observatio 26.

42 Wund-Artzney, I. Hundert, 26. Wahrnehmung.

43 Wund-Artzney, III. Hundert, 31. Wahrnehmung, S. 278.

44 Becker, S. 19.

45 Wund-Artzney, V. Hundert, 95. Wahrnehmung, S. 653.

46 Zur Verwendung von Menschenfett in der frühneuzeitlichen Medizin vgl. Caroline Schnyder, Verkaufte Körper, in: Horizonte: Schweizer Forschungsmagazin, Band 23 (2011), Heft 89, S. 22 f. Siehe auch Roy Porter, S. 269, welcher schreibt, dass beispiels weise in England erst die fünfte Londoner Pharmacopoeia (offizielles Arzneibuch) von 1746 die Verwendung von Menschenfett aus ihrem Verzeichnis strich, andere traditionelle Heilmittel, wie zum Beispiel Mithridates, Perlen und Bezoarstein, aber immer noch enthalten waren.

47 Details zu Mithridates und Theriak im Kapitel ‚Von der Magie der Dinge'.

48 Von einer Übertragung der Syphilis durch „mit den Franzosen behafftete Kleider“ berichtet Fabry in seiner Wund-Artzney I. Hundert, 100. Wahrnehmung: eine junge Adelige aus Düsseldorf hatte im Karneval mit einem jungen Mann die Kleider getauscht, dieser war an der Syphilis erkrankt und, so schildert es Fabry, die Krankheit auf sie übertragen. Der Fall ist ohne Datumsangabe, dürfte aber in seine Hildener oder Kölner Zeit fallen.

49 Wund-Artzney, V. Hundert, 87. Wahrnehmung.

50 Wund-Artzney, Abhandlung „Von der Glid-Wassersucht“, S. 1097.

51 Wund-Artzney, I. Hundert, 88. Wahrnehmung, S. 86 ff.

52 Wund-Artzney, II. Hundert, 8. Wahrnehmung, S. 108 f.

53 Laut Sudhoff, S. 8, verlegte er seine Praxis bereits im Jahre 1591 von Hilden nach Köln.

54 Eike Pies, S. 18.

55 Becker, S. 21.

56 Sudhoff, S. 8.

57 Fabry praktizierte von 1589 bis 1591 als niedergelassener Wundarzt in Hilden, verlegte seine Praxis jedoch nach wenigen Jahren nach Köln, wo er für die nächsten Jahre – mit Unterbrechungen durch längere Reisen und Aufenthalte in der Schweiz – als Wundarzt tätig war und auch ein sog. ‚halb ampt' (eine Lizenz zum Praktizieren) bei der Zunft der Bader und Barbiere erwarb, allerdings erst 1599, kurz vor dem Ende seiner Zeit in Köln, vgl. zur Chronologie Ellis Jones, The Life and Works of Guilhelmus Fabricius Hildanus (1560 – 1634), in: Medical History (1960) Vol. 4, Issue 2, S. 112-134, 114; s.a. Sudhoff, S. 8; leicht abweichende Chronologie (Köln ab 1593) bei Becker, S. 19-23. Details zu Fabrys Beziehungen zur Kölner Barbierzunft bei Shuhei Inoue, Heilkundige in der Handwerkszunft: Die Kölner Barbierszunft und ihr organisatorischer Wandel in Spätmittelalter und Früher Neuzeit, in: Medizingeschichte in Schlaglichtern. Beiträge des „Rheinischen Kreises der Medizinhistoriker", hrsg. v. Dominik Groß, Axel Karenberg u.a., Kassel 2011, S. 91-97.

58 Fabry, Wund-Artzney, I. Hundert, 73. Wahrnehmung.

59 Wund-Artzney, V. Hundert, 70. Wahrnehmung, S. 611 f.

60 Wund-Artzney, I. Hundert, 2. Wahrnehmung.

61 Wund-Artzney, I. Hundert, 44. Wahrnehmung, S. 48.

62 Becker, S. 25.

63 Zu diesem Vorgang Ellis Jones, The Life and Works of Guilhelmus Fabricius Hildanus (1560 – 1634), in: Medical History 4 (1960), S. 112-134, 115 f., mit Verweis auf die Zunftakten der Barbiere 1580 – 1638, z.377. fol.116a); außerdem auch bei Eike Pies, S. 19 und Becker, S. 25, jedoch beide ohne weitere Quellenangaben.

64 Becker, S. 26 f.

65 Pies, S. 22.

66 Pies, S. 21.

67 Pies, S. 22.

68 Wund-Artzney, I. Hundert, 1. Wahrnehmung.

69 Früher noch als Leiden war in Basel 1589 auf Betreiben des berühmten Arztes Felix Platter, einem Freund und Korrespondenzpartner Wilhelm Fabrys, ein anatomisches Theater errichtet worden, anlässlich der Einrichtung einer Professur in Anatomie und Botanik speziell für Caspar Bauhin – ebenfalls Freund von Wilhelm Fabry, vgl. dazu Marion Mücke und Thomas Schnalke, Eintrag: Anatomisches Theater, in EGO Europäische Geschichte Online https://d-nb.info/117559038X/34. Über die Architektur des Anatomischen Theaters in Basel ist nur wenig bekannt. Zu Leiden siehe: „Lijken ontleden in 17e-eeuws Leiden" auf der Homepage der Universität Leiden: https://web.archive.org/web/20140809083617/https://www.leidenuniv.nl/nieuwsarchief2/2286.html.

70 Brief an Pavius, 86. Sendschreiben, Wund-Artzney, S. 1309 f.

71 Fallbeobachtungen aus dieser Zeit finden sich sowohl bei Pies, S. 23, als auch bei Becker, S. 29 ff.

72 Hinweis auf seine eigene Pesterkrankung „vor dreissig Jahren" im Brief an Daniel Naborowski, Wund-Artzney, IV. Hundert, 23. Wahrnehmung. Unser modernes Konzept der Immunität, erworben durch das Durchmachen der Krankheit, existierte damals noch nicht, weshalb Fabry zum eigenen Schutz u.a. ein Pestamulett trug, dessen Herstellung er in dem 96. Sendschreiben in einem Brief an den Arzt Simon Aubertus aus dem Jahr 1607 beschrieben hat. Wund-Artzney, S. 1321 f.

73 Wund-Artzney, IV. Hundert 6. Wahrnehmung; s.a. Wund-Artzney, Epistel 96.

74 Wund-Artzney, IV. Hundert, 23. Wahrnehmung.

75 Wund-Artzney, III Hundert, 26. Wahrnehmung; IV. Hundert, 23. Wahrnehmung; IV. Hundert, 2. Wahrnehmung.

76 Meli, S. 102; Becker, S. 35.

77 Wund-Artzney, IV. Hundert, 70. Wahrnehmung.

78 Wund-Artzney, IV. Hundert, 72. Wahrnehmung.

79 Wund-Artzney, IV. Hundert, 82. Wahrnehmung.

80 Wund-Artzney, IV. Hundert, 87. Wahrnehmung (ohne Datumsangabe).

81 Wund-Artzney, V. Hundert, 12. Wahrnehmung.

82 Wund-Artzney,V. Hundert, 11. Wahrnehmung.

83 Wund-Artzney, V. Hundert, 20. Wahrnehmung.

84 Verena Schneider-Hiltbrunner, Wilhelm Fabry von Hilden 1560 – 1634: Verzeichnis der Werke und des Briefwechsels (Berner Beiträge zur Geschichte der Medizin und Naturwissenschaften, Bd. 8), Bern 1976.

85 Ellis Jones, S. 119.

86 Sudhoff, S. 12

87 Eike Pies, S. 31.

88 Becker, S. 44-45 mit Verweis auf das von ihm aufgestellte Verzeichnis von Fabrys Briefen im Hildener Jahrbuch 1939/40; Ellis Jones, S. 121-122, und das grundlegende Werk von Verena Schneider-Hiltbrunner, Wilhelm Fabry von Hilden 1560 – 1634: Verzeichnis der Werke und des Briefwechsels (Berner Beiträge zur Geschichte der Medizin und Naturwissenschaften, Bd. 8), Bern 1976, ab S. 73.

89 Zu Sennert vgl. Roy Porter, S. 207; zu den Korrespondenzpartnern Schneider-Hitbrunner, aaO.

Ich konte mehr Exempel beybringen, dass meine Haußfrauw in meinem Abwesen zu Petterlingen Bein- und Armbrüche glücklich und in der Zeit so von Hippokrate und anderen Arzten dazu bestimmet sind, hat geheilet. Von den verrenkten Gleychen [Gelenken], sowohl der Achslen als anderen, konte ich mit Warheit dergleichen sagen; Weitlauffigkeit aber zu verhüten, wil ich's hiebey beruhen lassen.
Dann kann ein Weib neben ihren Haußgeschefften und Viele der Kinder (wie dann durch Gottes Segen meine Haußfrauw derselben achte hat zur Welt gebracht und erzogen) solches thun und in Erkandnuß des Sceleti, das ist kunstreicher Zusamenfügung der Gebein menschlichen Leibs, es dahin bringen, daß sie solche schwäre Curen nach der Kunst verrichten, wie viel mehr sollten dann die, die sich von Jugent auff darzu begeben, es thun können!

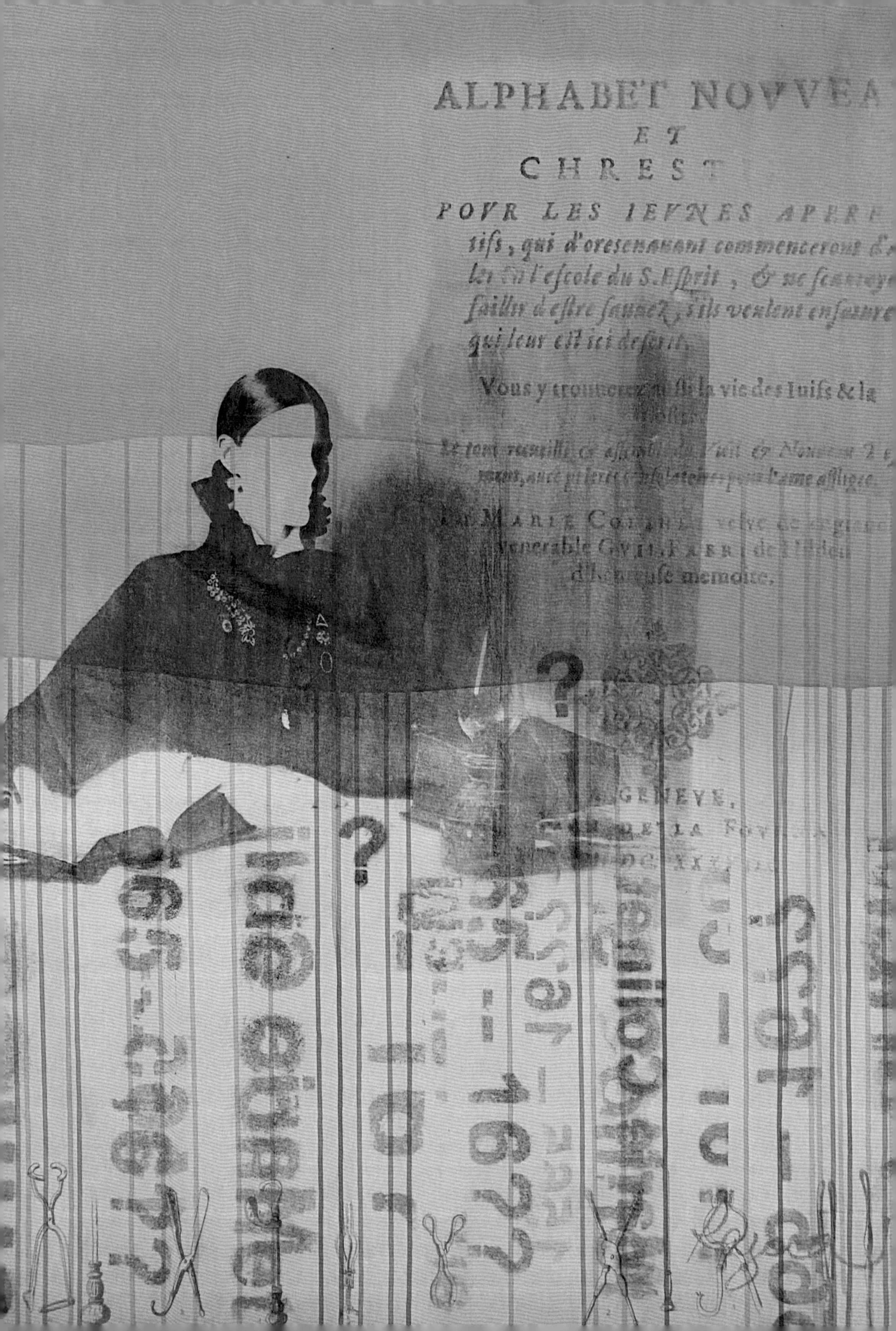
ALPHABET NOVVEA
ET
CHREST
POVR LES IEVNES APPRE
tifs, qui d'oresenauant commenceront d'
qui leur est ici descrit.
Vous y trouuerez
d'heureuse memoire.
GENEVE,

MARIE COLINET

Grenzgängerin der Heilkunst

„Meine Frau erdachte ein weit geeigneteres Heilmittel" – mit diesen Worten würdigte Wilhelm Fabry die innovative Behandlungsmethode seiner Ehefrau Marie Colinet bei einem besonders schwierigen Fall.[1] Solche anerkennenden Verweise auf die medizinischen Leistungen seiner Frau finden sich wiederholt in Fabrys Schriften. Sie sind für uns heute die wichtigste Quelle, um das Wirken dieser bemerkenswerten Medizinerin zu rekonstruieren. Marie Colinets Bedeutung für die frühneuzeitliche Medizin blieb der Nachwelt durch die sorgfältige Dokumentation ihres Mannes erhalten – ein seltenes Glück, denn das Wirken der meisten heilkundigen Frauen ihrer Zeit ist heute vergessen.

Marie Colinet (ca. 1560 bis nach 1638) nahm in der medizinischen Welt des frühen 17. Jahrhunderts eine außergewöhnliche Stellung ein. Als ausgebildete Hebamme[2] gehörte sie zunächst einem traditionellen Frauenberuf an, der streng reguliert war und eigene Kompetenzbereiche besaß. Durch ihre Ehe mit Wilhelm Fabry und die enge Zusammenarbeit mit ihm in seiner chirurgischen Praxis überschritt sie jedoch die üblichen Grenzen ihres Berufsstandes. Sie entwickelte sich zu einer praktizierenden Wundärztin, die nicht nur in der Geburtshilfe, sondern auch in der Medizin und der Chirurgie hohe Fachkompetenz besaß, bei Bedarf aber auch neue Behandlungswege einschlug – und dies in einer Zeit, in der Frauen der Zugang zu einer chirurgischen Ausbildung ebenso wie zum Medizinstudium verwehrt blieb.

Ihre medizinische Tätigkeit ist besonders gut dokumentiert für die Zeit in Bern, wo das Ehepaar von 1614 bis 1634 lebte. Hier wurde Marie Colinet regelmäßig zu komplizierten Geburten gerufen, wenn andere Hebammen nicht mehr weiterwussten. Gleichzeitig vertrat sie ihren Mann während seiner häufigen Reisen in der wundärztlichen Praxis und entwickelte dabei auch unkonventionelle neue Therapien. Die von ihrem Mann überlieferten Fallbeschreibungen zeigen sie als kluge Beobachterin und mutige Praktikerin, die traditionelles Hebammenwissen mit chirurgischem Fortschritt verband.

Die Bedeutung Marie Colinets liegt nicht nur in ihren konkreten medizinischen Erfolgen, sondern auch in ihrer Rolle als „Grenzgängerin" zwischen verschiedenen medizinischen Welten. In ihrer Person vereinten sich praktische Geburtshilfe und chirurgische Expertise, traditionelles Erfahrungswissen und innovative Behandlungsansätze. Ihre Geschichte erlaubt uns einen einzigartigen Einblick in die medizinische Praxis der Frühen Neuzeit – eine Zeit, in der sich das Verhältnis zwischen Hebammenkunst und gelehrter Medizin grundlegend zu wandeln begann.

Die Tochter eines Druckermeisters

Wir wissen nur wenig über Maries Herkunft. Sie war die Tochter eines Druckers namens Eustache Colinet und seiner Frau Claudia Cordier.[3] Ihr Vater wird in den im Archiv erhaltenen Dokumenten nicht als Bürger, sondern als Einwohner von Genf geführt, was bedeutet, dass er ein Zugezogener war. Woher er kam, wissen wir nicht, aber es ist sehr wahrscheinlich, dass er ein Hugenotte aus Lyon war, der Frankreich aus religiösen Gründen verlassen musste.[4] Marie selbst ist nicht in Genf geboren, sie ist mit den Eltern zusammen zwischen 1560 und 1568 nach Genf gekommen, während vier jüngere Geschwister in Genf geboren und in den Taufregistern verzeichnet wurden.[5] Auch ihr genaues Geburtsdatum steht nicht fest, Unterlagen dazu liegen im Archiv nicht vor.[6] Als Tochter eines Druckers wuchs Marie in einem Umfeld auf, das von Büchern und gelehrtem Austausch geprägt war. Die Druckereien der Frühen Neuzeit waren nicht nur Werkstätten, sondern auch Orte der Begegnung und des intellektuellen Diskurses, was Marie schon früh mit der Welt der Bildung in Berührung brachte. Die in ihrem Elternhaus erlebte Wertschätzung von Bildung und Wissensaustausch prägte Marie Colinets weiteren Lebensweg und dürfte ihr auch den späteren Brückenschlag zwischen praktischer Heilkunst und gelehrter Medizin erleichtert haben.

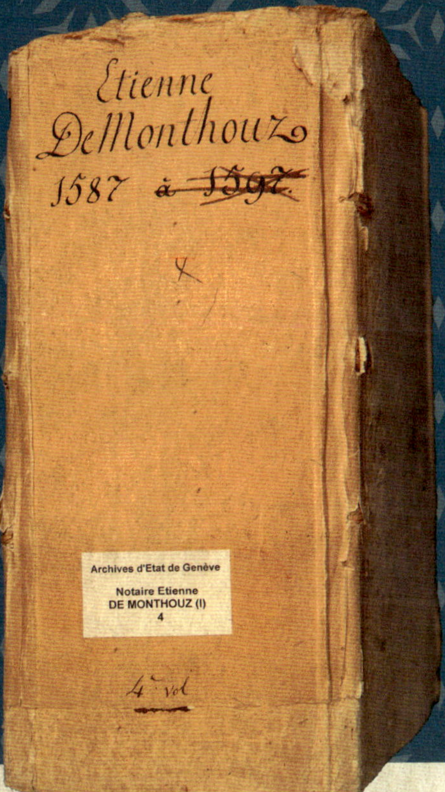

DAS NOTARIATSREGISTER

Das Notariatsregister des Notars Etienne de Monthouz aus dem Jahr 1587. Er war in Genf etwa bis 1630 aktiv. Diese Bücher enthielten die chronologischen Einträge des Notars über alle von ihm beurkundeten Geschäfte – eine Art Arbeitsjournal mit Kurzzusammenfassungen, Parteien und Datum. Die eigentlichen ausführlichen Urkunden wurden separat ausgefertigt und den Parteien übergeben. Auf fol. 409 v und 409 r ist unter dem 25. Juni 1587 der Ehevertrag zwischen Wilhelm Fabry und Marie Colinet verzeichnet.

Eine Hebamme in Genf: Marie Colinets berufliche Anfänge

Als Marie Colinet in Genf ihre Ausbildung zur Hebamme begann, trat sie in einen Beruf ein, der zu den wenigen Berufen gehörte, die Frauen offiziell offenstanden. Zugleich war der Beruf der Hebamme in der Frühen Neuzeit vielerorts bereits stark reguliert, wenn auch nicht überall einheitlich.

Viele Städte hatten im 16. Jahrhundert sog. Hebammenordnungen erlassen, die das Hebammenwesen regulierten.[7] Auch in Genf gab es spätestens seit dem Jahr 1569 eine Verordnung, die die Heilberufe regelte.[8] Im Vergleich zu den Hebammenordnungen anderer Städte des 16. Jahrhunderts wie z. B. der Hebammenordnung der Stadt Bern, wo Wilhelm und Marie Fabry später leben und arbeiten sollten, ist die entsprechende Vorschrift in Genf denkbar kurz gehalten.[9] Sie besagt, „dass keine Frauen sich der Entbindung von Kindern annehmen sollen, die nicht zugelassen und vereidigt wurden, nachdem zuvor ihre Rechtschaffenheit und Eignung durch das Zeugnis der Kommissare erkannt worden ist, welche gehalten sind, sie sorgsam über jene Dinge zu unterweisen, die sie in Fällen dringender Not anzuwenden vermögen."

Demgegenüber hatte die Stadt Bern im Jahr 1540 eine wesentlich ausführlichere Regelung erlassen, in welcher sich Vorschriften zum Verhalten der Hebammen vor, während und nach der Geburt, sowie zur Ausbildung, zur Zulassung und zum Inhalt des Eids, den die Hebammen leisten mussten, finden.[10] Auch andere Städte im 16. Jahrhundert, so z. B. die Städte Regensburg und Nürnberg, hatten ausführlichere Hebammenvorschriften, die uns ein recht genaues Bild von den typischen Pflichten der Hebammen, dem Inhalt ihres Amtseides, ihrer Entlohnung und der für sie zuständigen Aufsichtsgremien vermitteln.[11] Es gibt jedoch keinen einheitlichen Standard für das Hebammenrecht und die Befugnisse und Pflichten der Hebammen des 16. Jahrhunderts, da die einschlägigen Rechtsquellen der Städte insgesamt zu uneinheitlich sind.[12]

Festzuhalten ist, dass die Genfer Bestimmung von 1569, wenngleich in kurzer Form, die wesentlichen Elemente vieler frühneuzeitlicher Regelungen und das, was wir aus der medizinhistorischen Forschung über die Tätigkeit der Hebammen im 16. und 17. Jahrhundert wissen, widerspiegelt: Nur Frauen, die als Hebammen zugelassen und einen Schwur geleistet haben, dürfen die Geburtshilfe in Genf ausüben. Eine Kommission muss sich vor ihrer Zulassung von ihrer Rechtschaffenheit und Eignung überzeugt haben und sie darüber unterrichtet haben, welche Maßnahmen sie in Notfällen anwenden dürfen.

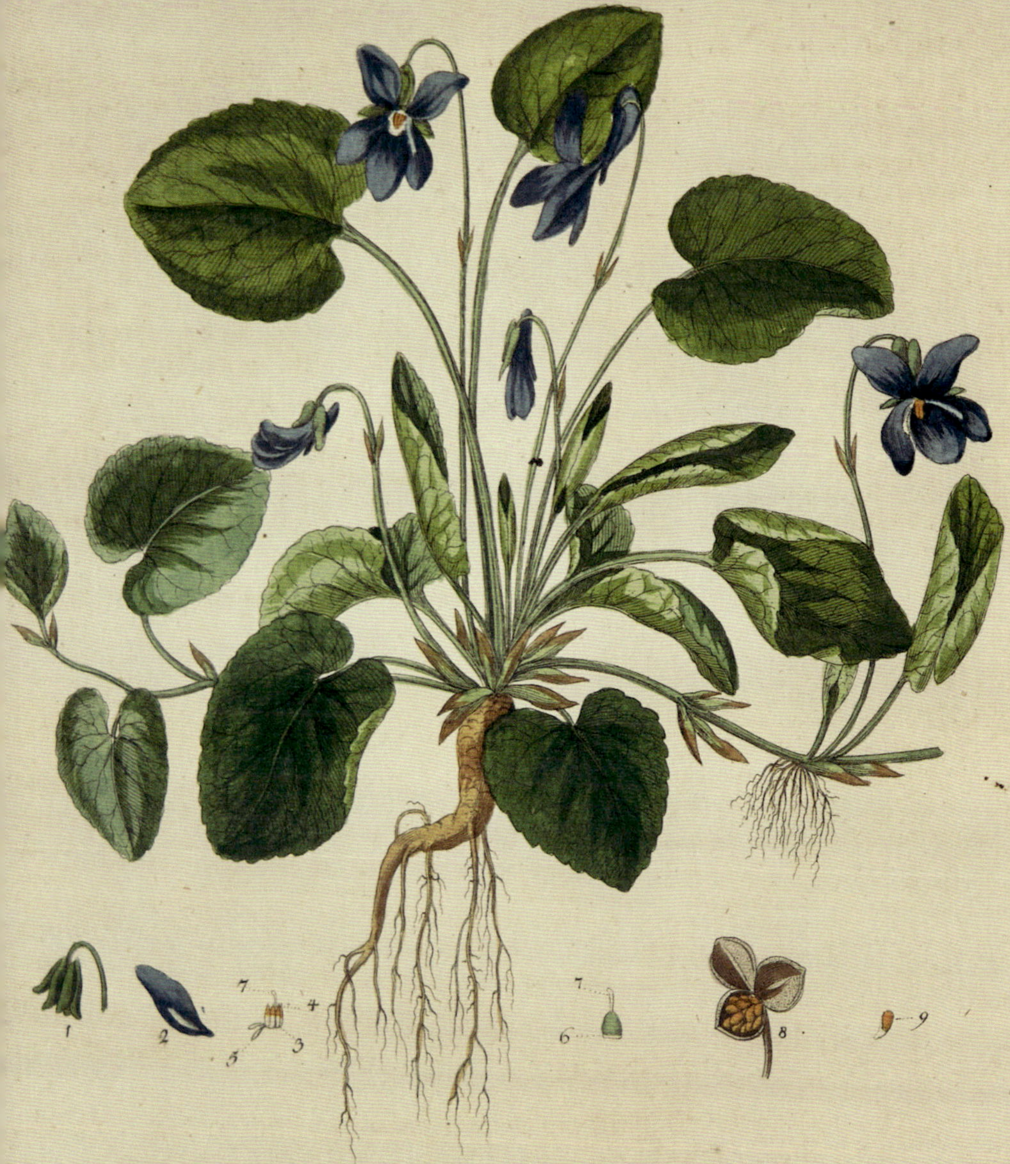

Viola odorata.

Capieux sculps. 1794

Mars

David le Boyteux. Ce 5e ont esté espousez Dominique Parpille, ...
vefue de Laurent Grand.

A. de la faye. Le 10 ont esté espousez François le Fer...
& Antoinette ... d'Auvers.

Apuril

David Boyteux. Ce 2e au presche du matin ont esté espousez ...
& Lustia relaissée de Claude Estienne.
Item Humbert fils de Jean du Four de Filly, ...
relaissée de Loys Figuet.

Goulart. Le Dimanche 23 au presche du soir ont esté e...
Henry Amaury et Claudine fille de feu Jean ...

May

Le 1 ont esté espousez Philibert ...
et Françoise Violet de Chalon sur Sa...

Juin

A. De La faye. Le dimanche 19 ont esté espousez François ...
pate et Lucrece fille de ... Alphonse Bland...

Jullet

Le Dimanche 16. ont esté espousez Sam...
Benoist et Jeanne relaissée de Fran...

~~A. Delafaye~~ M. L. Constant. Le 30. ont esté espousez au presche du soir ...
... Fabry chirurgien, et Marie fille de Eustace Colinet ...

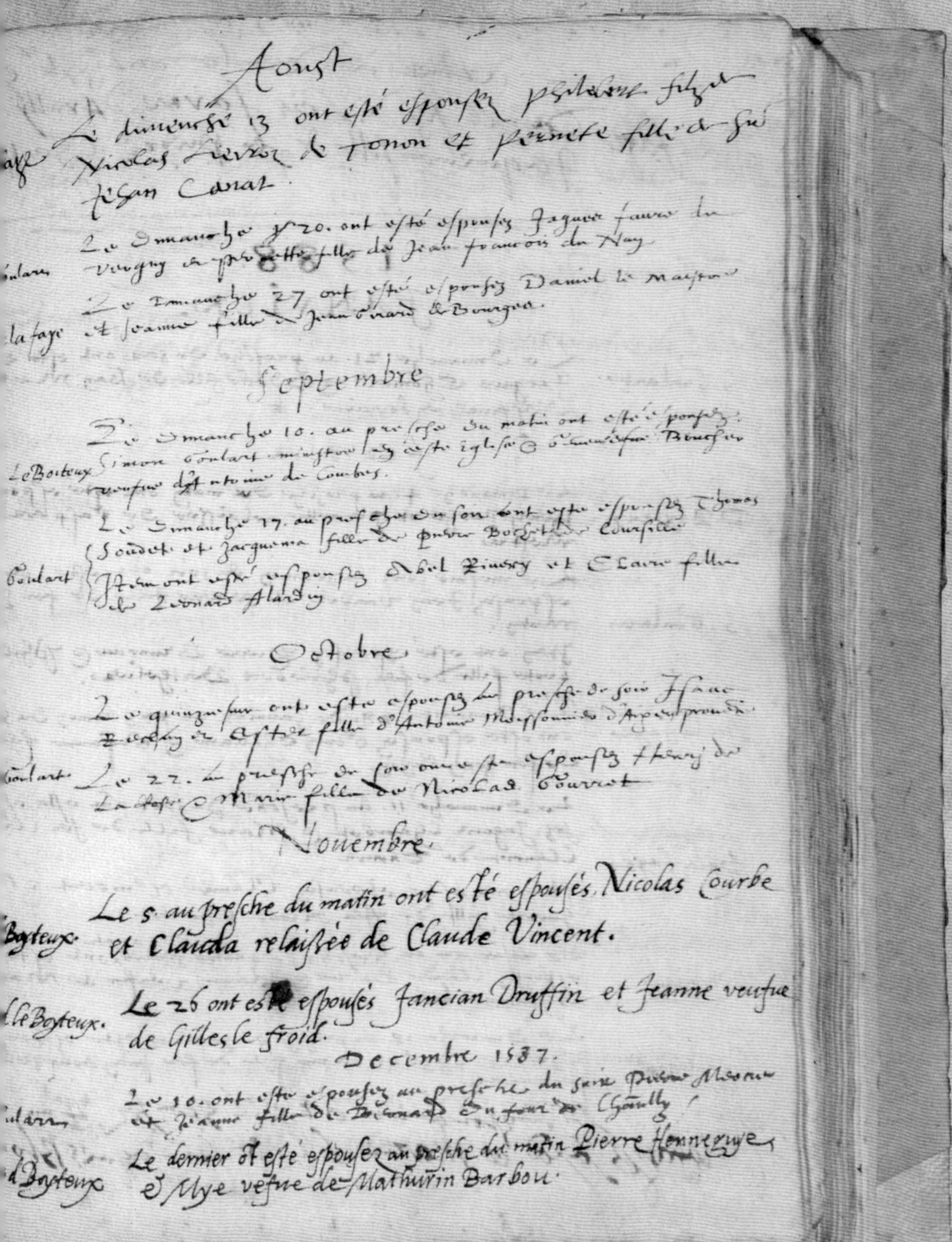

Aoust

Septembre

Octobre

Novembre

Le 5 au presche du matin ont esté espousés Nicolas Courbe
et Clauda relaissée de Claude Vincent.

Le 26 ont esté espousés Jancian Druffin et Jeanne veufue
de Gilles le Froid.

Decembre 1587.

Le dernier ot esté espousez au presche du matin Pierre Honneguye
& Mye vefue de Mathurin Barbou

Aus dem Verzeichnis der Taufen und Eheschließungen der Kirche St. Gervais in Genf 1587. Hier findet sich unten links der Eintrag unter dem Monat Juli: »Le 30 ont este espousez au presche du soir Gauillaume Fabry chirurgien et Marie fille de Eustache Colinet.« Übersetzung: Am 30. wurden in der Abendpredigt verheiratet Guillaume Fabry, Chirurg, und Marie, Tochter von Eustache Colinet.

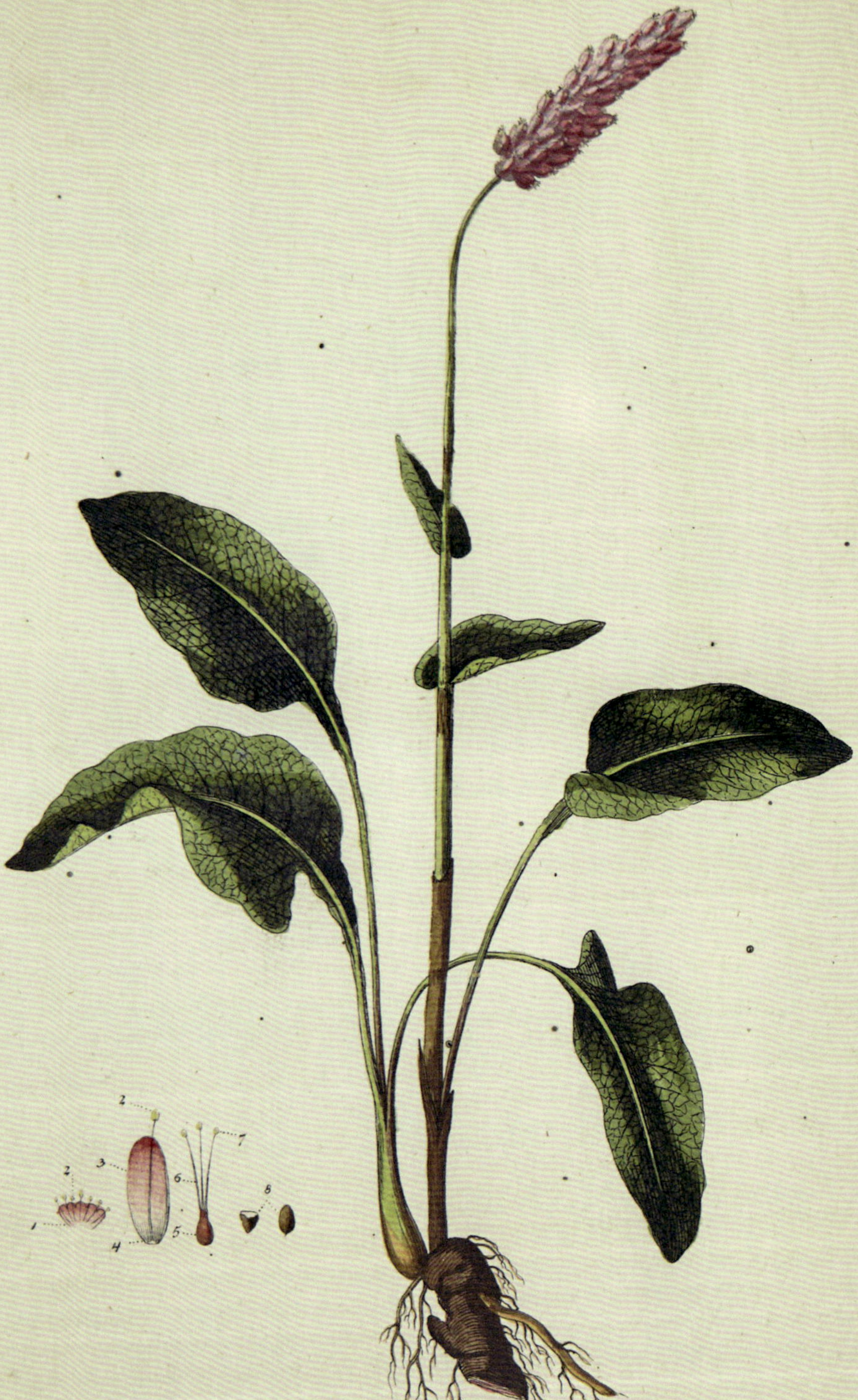

Eine explizite Bestimmung über die Ausbildung der Hebammen fehlt in der Genfer Bestimmung. Das ist jedoch für das 16. Jahrhundert keineswegs ungewöhnlich, da Hebammenschulen und formaler Unterricht für Hebammen in der Schweiz und im deutschsprachigen Raum erst viel später, zumeist im 18. Jahrhundert, eingerichtet wurden.[13] Bis dahin erlernten Hebammen ihren Beruf überall im frühneuzeitlichen Europa im Rahmen einer praktischen Ausbildung bei einer erfahrenen Hebamme.[14] Manche Hebammenordnungen enthielten dazu sogar konkrete Bestimmungen. Die Berner Verordnung von 1540 bietet ein gutes Beispiel hierfür: sie schreibt vor, dass eine erfahrene Hebamme, die eine „Lehrfrau" zu sich nimmt, „nach gfallen unserer g herren (sic)" (also nach Gutdünken der Stadtväter) von der Stadt ein höheres Gehalt erhalten solle.

So wurde ein wirtschaftlicher Anreiz geschaffen, um weitere Hebammen auszubilden.[15] Beispielhaft kann auch die Hebammenordnung von 1552 der Stadt Nürnberg herangezogen werden, die detaillierte Vorschriften zur Ausbildung der sog. „Lehrmägde" und ihren Befugnissen enthielt.[16]

Das Fehlen ausdrücklicher Ausbildungsvorschriften in der Genfer Ordnung bedeutet jedoch keineswegs, dass dort Hebammen ohne vorherige Ausbildung praktizierten. Vielmehr ist davon auszugehen, dass auch in Genf – wie überall im frühneuzeitlichen Europa üblich – die angehenden Hebammen ihr Handwerk in einer praktischen Lehre bei erfahrenen Kolleginnen erlernten, bevor sie sich der Eignungsprüfung durch die Kommissare stellten.

Auch wenn sich in den Genfer Archiven außer den Einträgen zur Eheschließung mit Wilhelm Fabry leider keine weiteren Dokumente zu Marie Colinet erhalten haben,[17] sprechen die zeitgenössischen Praktiken und Maries späteres Wirken dafür, dass sie bereits vor ihrer Begegnung mit Wilhelm eine Hebammenausbildung absolviert hatte. Einzig Gautier vertritt in seinem 1906 erschienenen Werk zur Entwicklung der Medizin in Genf die These, Marie habe ihre geburtshilflichen Kenntnisse erst nach der Heirat durch Wilhelm erworben – allerdings ohne diese Annahme zu belegen.[18] Diese Interpretation erscheint wenig plausibel, da Wundärzte in dieser Zeit üblicherweise nur bei Komplikationen hinzugezogen wurden, während Marie nachweislich über jenes umfassende geburtshilfliche Wissen verfügte, das im 16. Jahrhundert noch weitgehend die Domäne der Hebammen war.

Die Kommission, zusammengesetzt ausschließlich aus Männern[19] (Ärzte, Chirurgen und ggfs. Ratsherren), überprüfte die Rechtschaffenheit und Eignung der Kandidatin, das heißt, es fand eine wie auch immer geartete Prüfung ihrer Fähigkeiten als Geburtshelferin statt. Wie diese genau aussah, ist nur zum Teil rekonstruierbar. Die Regelung in Genf spricht nur von „sufficance", also ihrer Eignung oder ausreichenden Tüchtigkeit.

Wie diese festgestellt werden soll, besagt die Regelung nicht. Zum Vergleich, die Berner Verordnung von 1540 sieht vor, dass die Kandidatinnen vom Stadtarzt und den Ehrbaren Frauen „behördt und erkundet werden“, ob sie „gnuog verständnuss und wissenheit“ besitzen, um das Amt auszuüben. Das lässt den Schluss auf die Abfrage wenigstens eines grundlegenden Basiswissens zu. Insgesamt kommen wir zu einem gemischten Bild: während z. B. in Regensburg die zuständigen Ehrbaren Frauen sich aus Berichten der Frauen und aus eigener Anschauung ein Bild von den Fähigkeiten der Kandidatin machen konnten, ohne einen konkreten Fragenkatalog abarbeiten zu müssen, war in anderen Städten, insbesondere dort, wo auch oder ausschließlich Männer in den Zulassungsgremien saßen, die Überprüfung abfragbaren Wissens vorgesehen,[20] etwas, was vor allem für diejenigen Hebammen, die nicht über eine ausreichende Bildung verfügten, insbesondere nicht lesen konnten, ein Nachteil sein konnte. Die Eignungsprüfung in Genf, der Marie sich mutmaßlich unterziehen musste, wird irgendwo innerhalb dieses Spektrums angesiedelt gewesen sein.

Dass das Aufsichtsgremium wie hier in Genf ausschließlich mit Männern besetzt war, war keineswegs zwingend, im Gegenteil. In vielen frühneuzeitlichen Städten (Nürnberg, Regensburg, Augsburg) unterstanden die Hebammen nicht einem Ärztekollegium, sondern den sog. Ehrbaren Frauen.[21] Diese waren angesehene Patrizierfrauen, häufig Witwen, welche in den Städten mit der Aufsicht über die Hebammen betraut wurden. Diese weiblich besetzten Aufsichtsgremien in vielen Städten des 15. und 16. Jahrhunderts sind ein Indiz dafür, dass nicht nur die praktische Geburtshilfe, sondern auch die Selbstorganisation des Berufsstandes der Hebammen damals noch weitgehend in den Händen der Frauen lag. Letztendlich unterstanden aber auch in den Städten, in denen Ehrbare Frauen mit der Kontrolle der Hebammen betraut waren, diese weiblichen Gremien wiederum immer dem Rat der Stadt, also einem ausschließlich mit Männern besetzten Gremium, sodass immer eine zumindest indirekte Kontrolle der Hebammen durch die nur mit Männern besetzten Stadtregierungen gewährleistet war.[22] Genauso gab es aber auch andere Städte, z. B. Basel, die ebenso wie Genf von vornherein ein nur mit Männern besetztes Aufsichtsgremium (die „Hebammenherren“) eingesetzt hatten.[23] Im Laufe des 17. und 18. Jahrhunderts veränderte sich diese Situation, allerdings keineswegs einheitlich oder linear. Während in manchen Städten wie Genf bereits früh rein männliche Aufsichtsgremien entstanden, blieben andernorts die traditionellen weiblichen Kontrollinstanzen bis ins 18. Jahrhundert bestehen, oder es bildeten sich gemischte Aufsichtsgremien heraus.

Der wachsende Einfluss männlicher Mediziner vollzog sich parallel auf verschiedenen Ebenen: Institutionell gewannen sie durch ihre Präsenz in den Aufsichtsgremien an Kontrolle, wissenschaftlich durch die Entwicklung neuen anatomischen Wissens und verbesserter geburtshilflicher Instrumente, wie der im 18. Jahrhundert aufkommenden

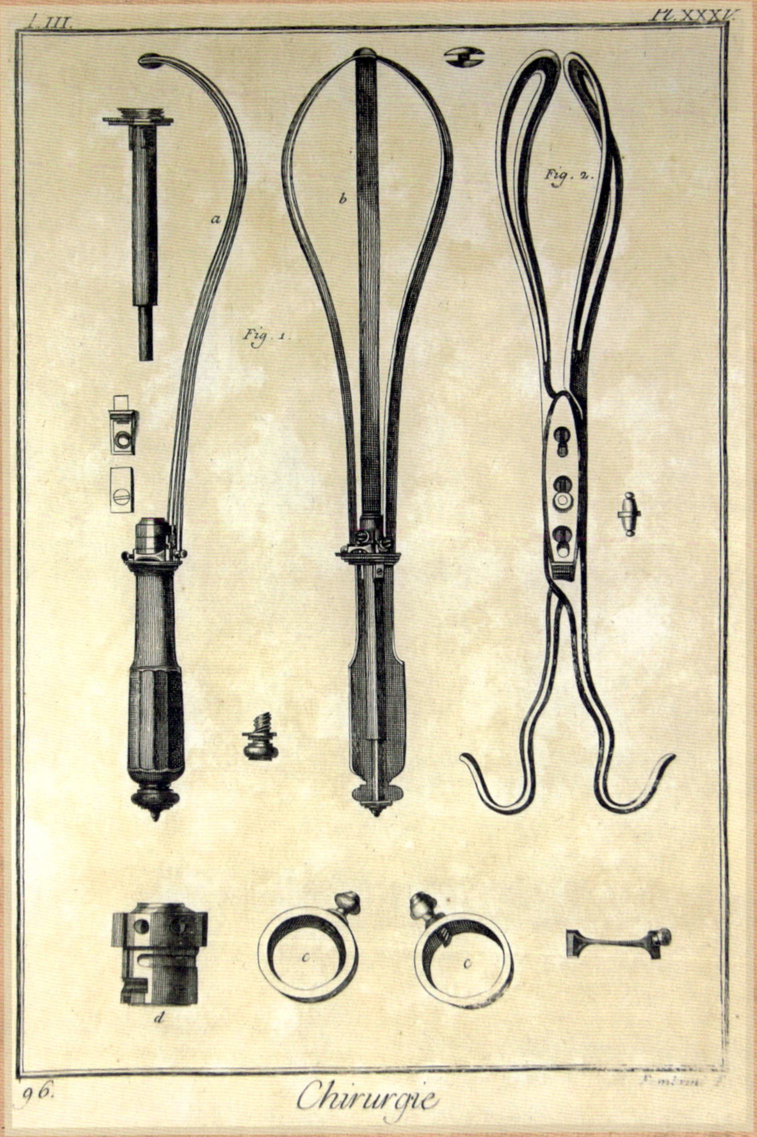

GEBURTSZANGEN

Geburtszangen in der „Encyclopédie" (Tafel XXXV). Kupferstich von Giovanni Canocchi, um 1760. Die Abbildung aus den Tafelbänden der von Diderot und d'Alembert herausgegebenen „Encyclopédie" veranschaulicht die zunehmende Technisierung der Geburtshilfe im 18. Jahrhundert und den Wandel von der Hebammenkunst zur wissenschaftlichen Chirurgie.

Geburtszange.[24] In der Praxis etablierte sich zunächst ein System der Arbeitsteilung: Während Hebammen weiterhin die Zuständigkeit für „normale" Geburten behielten, wurden Chirurgen und Ärzte bei Komplikationen hinzugezogen. Diese Position als Experten für schwierige Fälle stärkte das professionelle Ansehen der männlichen Mediziner und führte, besonders in wohlhabenden städtischen Familien, zu einer wachsenden Nachfrage nach männlichen Geburtshelfern auch bei regulären Geburten.[25]

Diese Entwicklung war dabei nicht nur von „oben" durch institutionelle Regelungen gesteuert, sondern wurde auch von sozialen Veränderungen getragen: Das steigende Prestige akademisch gebildeter Mediziner, neue technische Möglichkeiten wie die Geburtszange und ein wachsendes Interesse an anatomischer Forschung veränderten das Feld der Geburtshilfe grundlegend.[26] Dennoch wäre es vereinfachend, von einer reinen Verdrängung der Hebammen zu sprechen – vielmehr entstand ein komplexes Nebeneinander verschiedener Formen der Geburtshilfe, das regional und sozial stark differierte. Wie sich später in der außergewöhnlichen Zusammenarbeit zwischen Marie Colinet und Wilhelm Fabry zeigen sollte, war aber auch eine Partnerschaft auf Augenhöhe möglich, bei der sich hebammenkundliche und ärztliche Expertise fruchtbar ergänzten.

Nach erfolgreicher Prüfung mussten die Anwärterinnen anschließend einen Eid schwören. Den Inhalt des Eids regelt die Genfer Hebammenordnung nicht. Wir wissen aber aus den detaillierteren Hebammenordnungen anderer Städte der gleichen Zeit, dass der Eid die Hebamme typischerweise verpflichtete, ohne Unterschied zwischen Arm und Reich zu jeder gebärenden Frau zu gehen, die sie herbeiruft, und diese nicht zu verlassen, bis die Geburt zu Ende ist. Bei langwierigen und schwierigen Geburten verpflichtete sie sich, rechtzeitig weitere Hebammen herbeizuholen, die ihr behilflich sein oder an ihrer Stelle übernehmen können. Im Falle des Todes der Mutter waren die Hebammen in manchen Städten ausdrücklich auch zur Vornahme des Kaiserschnitts verpflichtet, und dazu, eine Nottaufe durchzuführen. Hinweise auf die Tätigkeit nicht zugelassener und nicht vereidigter Hebammen musste die Hebamme stets den Aufsichtsbehörden melden, um Missbräuche zu vermeiden. Auch zur Meldung in Fällen nicht gewissenhafter Arbeit, wenn sie solche bei anderen Hebammen wahrgenommen hat, war sie verpflichtet. Im Übrigen schwor sie, sich im Trinken zu mäßigen, insbesondere keinen Wein und Meth zu sich zu nehmen, bis es ihr gelungen war, die Frau zu entbinden.[27] Auch wenn also die Genfer Hebammenvorschrift den Wortlaut des Eids nicht wiedergibt, können wir davon ausgehen, dass der Schwur, den Marie leisten musste, bevor sie als Hebamme zugelassen wurde, dem traditionell hergebrachten Muster entsprach und zumindest einige, wenn nicht sogar alle der vorgenannten Elemente aufwies.

Eine inhaltliche Begrenzung der Kompetenzen der Hebamme im Rahmen der Geburt enthielt die Regelung von 1569 zunächst nicht, erst einige Jahre später, 1578, also etwa zu der Zeit, als Marie ihre Ausbildung mutmaßlich begann, wurde die Bestimmung durch Ratsbeschluss dahingehend ergänzt, dass die Hebammen bei schwierigen Geburten verpflichtet wurden, den Rat eines Arztes einzuholen.[28] Anlass für diese Verschärfung der Regelung war die Beschwerde eines Genfer Arztes, der die in der Stadt dokumentierte hohe Kindersterblichkeit bei Geburten auf die mangelnde Kompetenz der Hebammen zurückführte. Ob dieser von ihm hergestellte Zusammenhang der Realität entsprach oder ob sich darin vor allem die kritische Sichtweise männlicher Mediziner widerspiegelte, lässt sich aus den überlieferten Quellen nicht erschließen.[29] In den Sitzungsprotokollen vom 1. Juli 1578 heißt es: „Es wurde vorgebracht, dass Monsieur Charboneau als Arzt zu verstehen gegeben hat, dass aufgrund dessen, dass die Hebammen ihr Amt bei der Entbindung der Kinder nicht wohl verstehen, einige [Kinder] sterben und zuweilen verderben, wie es sich erst kürzlich ereignet hat... Es wurde beschlossen, dass sie [die Hebammen] angewiesen werden, den Rat der Ärzte einzuholen, wenn sich irgendeine Schwierigkeit ergibt".[30]

Mit dieser Verschärfung der Bestimmungen folgte Genf einem allgemeinen Trend der Zeit: Der Hebammenberuf unterlag in praktisch allen frühneuzeitlichen Städten zunehmend strenger Reglementierung – von der Ausbildung über die Prüfung bis hin zur Verpflichtung, in schwierigen Fällen ärztlichen Rat einzuholen. Diese Entwicklung spiegelt sowohl das wachsende öffentliche Interesse an einer qualifizierten Geburtshilfe als auch die sich verstärkende Präsenz männlicher Mediziner wider, die durch anatomisches Wissen, verbesserte Instrumente und ihre Position in den Aufsichtsgremien die traditionelle Arbeitsteilung in der Geburtshilfe neu definierten. Die Reglementierung des Hebammenberufs war dabei Teil einer umfassenderen Professionalisierung der städtischen Gesundheitsversorgung. Dass Marie Colinet später mit Wilhelm Fabry in einer für die Zeit ungewöhnlich gleichberechtigten beruflichen Beziehung zusammenarbeiten würde, war vor diesem Hintergrund keineswegs selbstverständlich.

Von der Hebamme zur Wundärztin

Die Heirat mit Wilhelm Fabry im Jahr 1587 – der Eintrag im Kirchenregister hat sich erhalten, ebenso der Hinweis auf einen wenige Tage zuvor geschlossenen Ehevertrag zwischen den beiden – eröffnete Marie Colinet dann einen für Frauen ihrer Zeit höchst ungewöhnlichen Bildungsweg.[31] Durch die enge Zusammenarbeit mit ihrem Mann eignete sie sich umfassende chirurgische Kenntnisse an. Diese informelle Aneignung chirurgischen Wissens war nur möglich durch die besondere Konstellation ihrer Ehe:

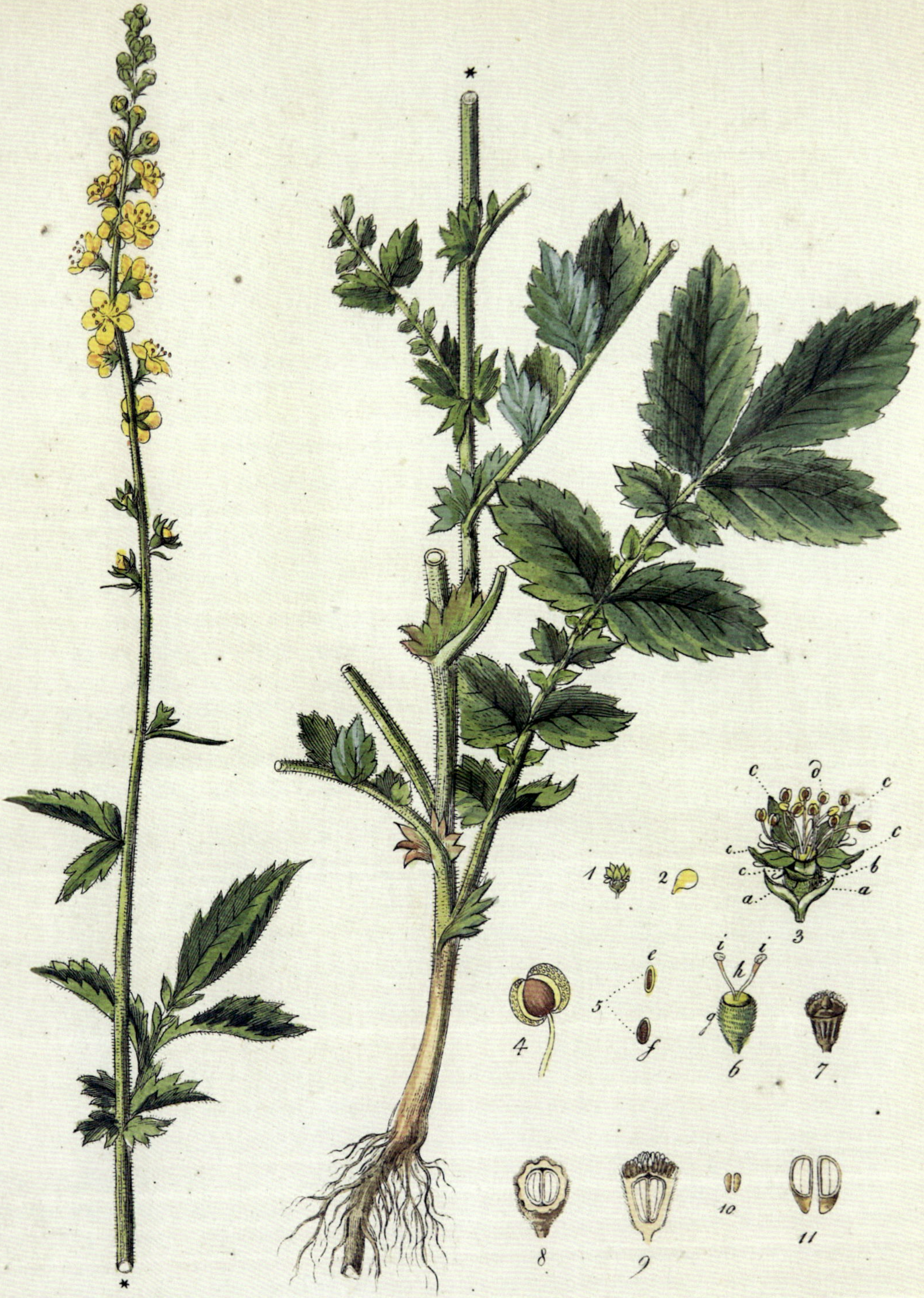

Agrimonia Eupatoria.

Capieux fc. 1799.

Wilhelm Fabry erkannte und förderte die medizinischen Fähigkeiten seiner Frau und dokumentierte ihre Erfolge in seinen Schriften.

Aus der Berner Zeit (1602 – 1634) sind uns mehrere bemerkenswerte Fälle überliefert, die die Verbindung ihrer beiden Kompetenzbereiche zeigen. Als Hebamme wurde sie zu besonders schwierigen Geburten gerufen, bei denen sie ihre anatomischen und geburtshilflichen Kenntnisse nutzbringend einsetzen konnte. Während der häufigen Reisen ihres Mannes vertrat sie ihn in seiner wundärztlichen Praxis. Die überlieferten Fallbeschreibungen zeigen, dass sie dabei nicht einfach die Methoden ihres Mannes kopierte, sondern in manchen Fällen auch neue Heilmethoden entwickelte.

Diese Doppelrolle als Hebamme und praktizierende Wundärztin spiegelt eine Übergangsphase in der Geschichte der Medizin wider: Während die Geburtshilfe traditionell eine Domäne der Hebammen war, begannen sich nun auch männliche Chirurgen und akademische Mediziner verstärkt für dieses Feld zu interessieren. Marie Colinet stand an der Schnittstelle dieser Entwicklung und verband das traditionelle Hebammenwissen mit dem „neuen" chirurgischen Wissen ihrer Zeit.

Innovative chirurgische Praxis

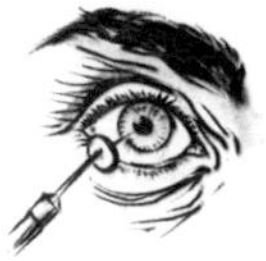

Marie Colinets chirurgische Tätigkeit zeigt besonders eindrucksvoll, wie sie traditionelle Grenzen überschritt und dabei auch neue Behandlungswege einschlug. Der Fall des Bauern Benedict Barquin aus dem Jahr 1624 dokumentiert exemplarisch ihre erfinderische Herangehensweise: Nachdem ihm bei der Prüfung von Eisenware ein Metallsplitter ins Auge gedrungen war, suchte Barquin die Praxis von Wilhelm Fabry auf. Dieser unternahm verschiedene Behandlungsversuche – Medikamente, einen Aderlass und auch operative Eingriffe. Alle blieben erfolglos. Marie Colinet entwickelte daraufhin eine völlig neue Methode: Sie setzte einen Magneten ein, den sie nahe an das von ihrem Mann offengehaltene Auge des Patienten führte. Nach mehrmaliger Anwendung sprang der Splitter vom Auge zum Magnetstein.

Eine abschließende Spülung des Auges führte zur vollständigen Heilung. Wie neu diese Methode war, wird aus dem letzten Absatz des Briefes von Wilhelm Fabry deutlich, denn er weist seinen Korrespondenten, Doktor Jacob Hagenbach, ausdrücklich darauf hin, dass „meistens in ein und dem selben Stück dieses Steins zwei Kräfte gefunden werden: nämlich, dass er selbst von der einen Seite das Eisen anzieht, von der anderen aber eben dieses abstößt". Der Arzt muss also vor der Operation „alle Winkel des Steins genau" untersuchen, um keinen Fehler zu begehen. Wilhelm Fabry würdigte diese Behandlung ausdrücklich als „weit geeigneteres Heilmittel" als die von ihm selbst ausprobierten – eine bemerkenswerte Anerkennung der Leistung seiner Frau als kreativer Problemlösung.[32]

Wie selbstständig und kompetent Marie Colinet in der chirurgischen Praxis agierte, zeigt besonders eindrucksvoll ein anderer Fall aus dem Jahr 1622. Während ihr Mann auf Reisen war, behandelte sie erfolgreich einen Patienten mit einem schweren offenen Rippenbruch. Michael Dilberger, ein etwa 40-jähriger Berner Bürger, war während der Nachtwache auf gefrorenem Boden ausgerutscht und so unglücklich auf den Griff seines Schwertes gefallen, dass er sich zwei Rippen nahe des Rückgrats brach und es zu einem offenen Bruch kam. In dieser lebensbedrohlichen Situation fand Marie Colinet den Mann in größten Schmerzen und mit akuter Atemnot vor. Mit chirurgischer Präzision brachte sie die gebrochenen Knochen in ihre natürliche Position zurück. Die anschließende Behandlung kombinierte verschiedene Heilmethoden: Sie rieb die verletzte Seite mit Rosenöl ein und legte einen Umschlag an, der aus einer komplexen Mischung aus Gerstenmehl, pulverisierten Rosen, Granatapfelblüten, Zypressennüssen, Galläpfeln und Blutwurz bestand, vermischt mit einem Essig-Wasser-Gemisch und einem Ei. Zur Stabilisierung brachte sie Schienen und kleine Kissen an. Als Fabry zehn Tage später von seiner Reise zurückkehrte und den Patienten untersuchte, war dieser bereits außer Gefahr. Die vollständige Heilung wurde nach vier Wochen gemeinsamer Weiterbehandlung erreicht.[33]

Einen weiteren Fall schildert Wilhelm Fabry in seinem Buch über die „Fürtrefflichkeit, Nutz und Nothwendikeit der Anatomy": Im Winter des Jahres 1613 will eine „erbare und tugentsame Frauw zu Lausanna, Madame Caviot" auf vereistem Weg den Berg hinabgehen und stürzt dabei so unglücklich, dass es zu einem offenen Unterschenkelbruch kommt: die Knochen liegen offen zutage – eine gefährliche Situation. Wilhelm Fabry selbst befand sich zur Behandlung eines seiner Patienten beruflich in Bern, deshalb wurde Marie gerufen. Fabry schreibt weiter, dass man auch vermeiden wollte, dass die Patientin „müste von einem groben und unerfahrnen Bauren, dessen man sich dazumahl in Lausanna hat behelffen müssen, gemarteret und dennoch endlich verderbet werde," wie es erst kürzlich bei einem Priester der Fall gewesen war. Marie nahm sich des Falles an, richtete den Bruch ein und übernahm auch die weitere Behandlung, die so erfolgreich war, „daß die Frauw in

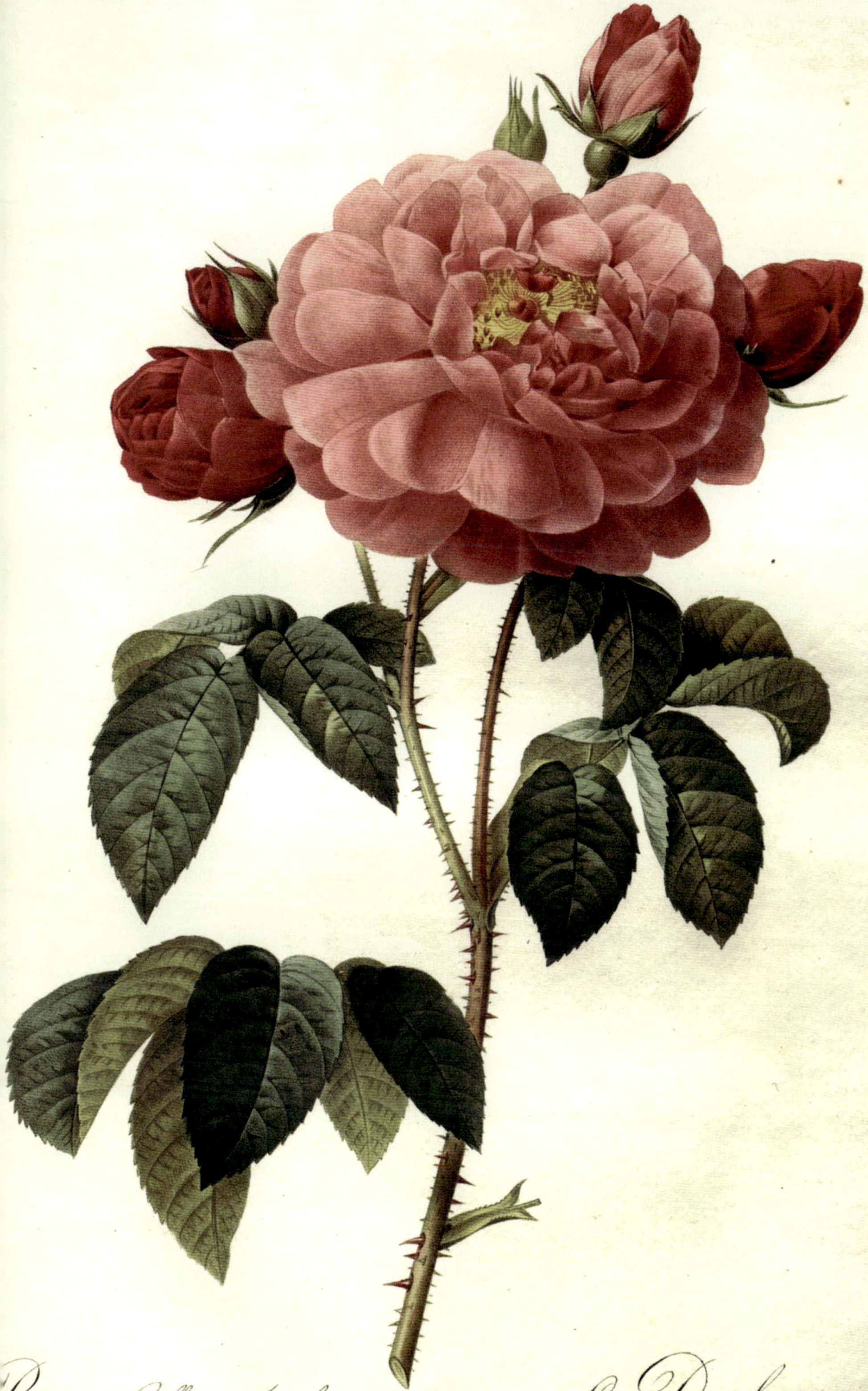

Rosa Gallica Aurelianensis   *La Duchesse d'Orléans.*

Redouté pinx.   Imprimerie de Rémond   Langlois sculp.

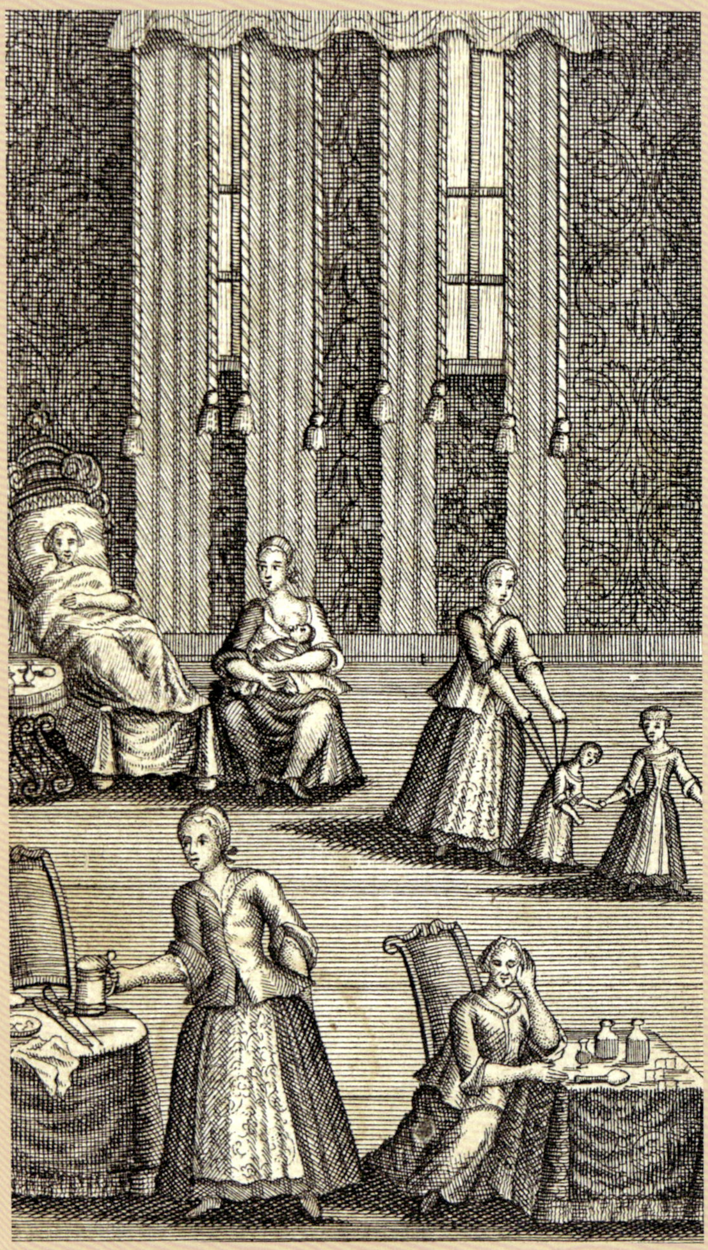

Abbildung aus Ludwig Wilhelm de Knoer, Hebammenbuch, Leipzig 1747. Das Frontispiz zeigt eine Wöchnerin in einem Fauteuil, neben ihr eine Amme und eine Kinderfrau mit zwei Mädchen, im Vordergrund zwei Frauen bei der Zubereitung verschiedener Tränke und Arzneien. Die Szene spielt sich in einem geräumigen Rokoko-Saal ab.

der neunten Wochen widrumb ihren Geschefften... ohne Krucken und Stecken hat können nachgehen". Voller Stolz schreibt er weiter: „Ich konte mehr Exempel beibringen, dass meine Haußfrauw in meinem Abwesen zu Petterlingen Bein- und Armbrüche glücklich und in der Zeit, so von Hippokrate und anderen Arzten dazu bestimmet sind, hat geheilet." Das gleiche, schreibt er, gilt für verrenkte Gelenke und ähnliche Verletzungen, wo sie ebenfalls große Erfahrung besitzt. Den Bericht über die medizinischen Leistungen seiner Frau verbindet er mit einer Ermahnung an die jungen Barbierergesellen: Die sollten, statt ihre Zeit mit Zither-, Geigen-, Brett- und Kartenspiel zu verschwenden, sich lieber auf das Studium der Anatomie konzentrieren, welches so wichtig sei für die wundärztliche Tätigkeit. Denn wenn schon seine Frau dies könne, die auch noch acht Kinder großziehe und den Haushalt führe, so doch erst recht die jungen Gesellen, die schon von Jugend auf Zeit haben, die notwendigen Kenntnisse zu erwerben.[34]

Diese Passage zeigt nicht nur Wilhelms uneingeschränkte Anerkennung der chirurgischen Kompetenz seiner Frau, sondern auch seine besondere Sichtweise auf die Ausbildung junger Wundärzte: Marie, die neben acht Kindern und einem Haushalt sich Kenntnisse in der Anatomie angeeignet hat und erfolgreich komplexe Frakturen behandelt, dient ihm als leuchtendes Beispiel für die Barbiergesellen. Anstatt Maries Leistungen als Ausnahme abzutun, nutzt er sie, um die jungen Männer anzuspornen, die ihre ganze Zeit dem Studium der Anatomie und Chirurgie widmen könnten – statt sie mit Spielen zu vergeuden. Damit erweist sich Wilhelm aus heutiger Perspektive als erstaunlich fortschrittlich, indem er Marie nicht als Ausnahme von der Regel, sondern als Vorbild für männliche Praktiker präsentiert.

Alle drei Fallbeispiele zeigen Marie Colinet als versierte Chirurgin, die bei Bedarf auch unkonventionell vorging und neuartige Ansätze entwickelte als auch komplexe Behandlungen selbstständig durchführte. Ihre Therapien verbanden dabei verschiedene medizinische Traditionen: Die präzise chirurgische Versorgung wurde ergänzt durch die Verwendung traditioneller Heilmittel wie Kräuter und Öle. Diese Kombination verschiedener Heilmethoden war charakteristisch für ihre Praxis und zeigt ihr umfassendes medizinisches Verständnis.

Bemerkenswert ist auch das Vertrauensverhältnis zwischen den Eheleuten: Wilhelm Fabry überließ seiner Frau während seiner häufigen Abwesenheit die volle Verantwortung für seine Praxis – ein deutlicher Beleg für ihre fachliche Kompetenz. In seinen Schriften dokumentierte er ihre Behandlungserfolge nicht nur, sondern würdigte auch ausdrücklich ihre ideenreichen Methoden. Diese Anerkennung weiblicher medizinischer Expertise war für die Zeit höchst ungewöhnlich und unterstreicht die besondere Beziehung des Ehepaares.

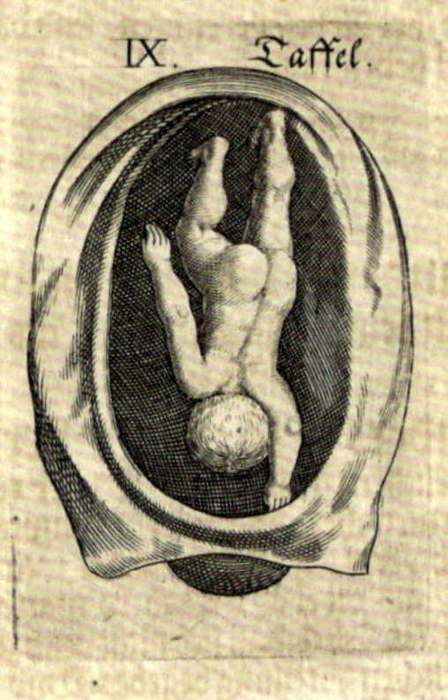

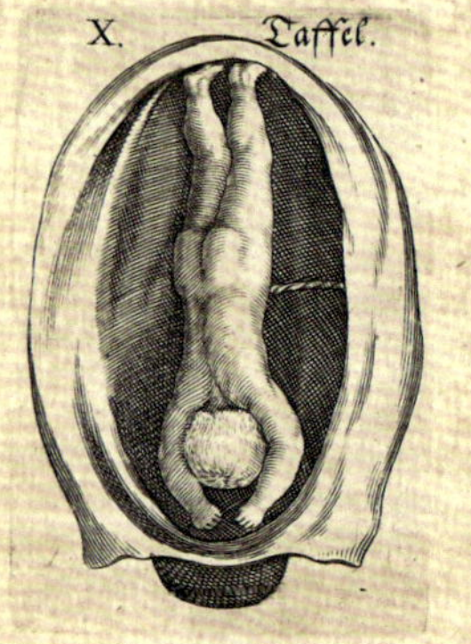

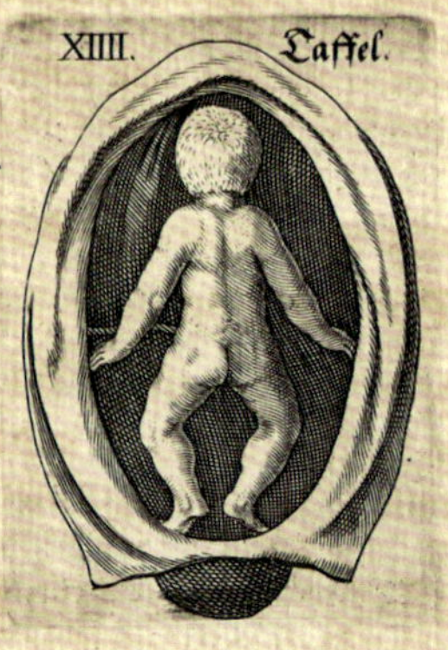

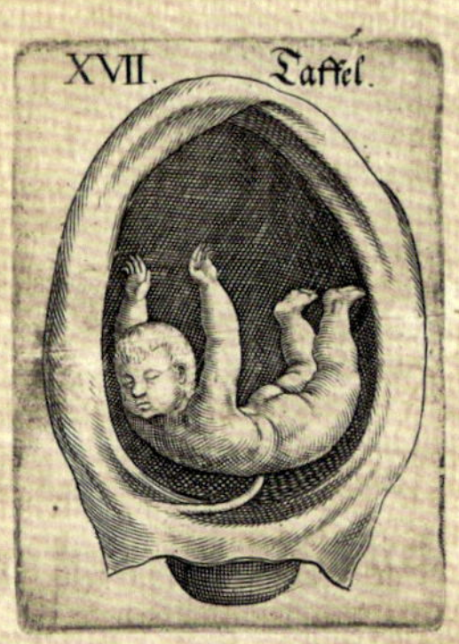

Darstellungen aus: Scipio Mercurio, Kindermutter- und Hebammen-Buch (La comare o ricoglitrice), Lutherstadt Wittenberg, 1671. Scipione Mercurio (1540 bis 1615) war ein italienischer Arzt und Ordensmann. Sein 1569 erschienenes Buch „La Cumare o ricolle trice" war bis 1721 die einzige Abhandlung in italienisch über Geburtshilfe. Es war bewusst in italienischer Umgangssprache verfasst, um eine möglichst breite Leserschaft anzusprechen. Der erste Band ist der normalen Geburt gewidmet; im zweiten werden Komplikationen, Abort und Kaiserschnitt behandelt; im dritten gynäkologische, postnatale und pädiatrische Erkrankungen.

Geburtshilfliche Expertise

Als erfahrene Hebamme wurde Marie Colinet oft zu besonders schwierigen Geburten gerufen, wenn andere Hebammen mit ihrem Können am Ende waren. Zwei dramatische Fälle aus Bern zeigen exemplarisch ihre besondere Kompetenz, aber auch die Grenzen der frühneuzeitlichen Geburtshilfe.

Der Fall der Elisabeth Wagner im Jahr 1626 dokumentiert eindrucksvoll Marie Colinets methodischen Ansatz bei komplizierten Geburten. Nach acht Tagen erfolgloser Wehen hatten die Dorfhebammen die erschöpfte Frau bereits aufgegeben. Marie Colinet fand die Gebärende mit hohem Fieber und völlig geschwächt vor, die Kindswehen waren zum Erliegen gekommen, das Kind lag falsch im Mutterleib. Maries Vorgehen verband verschiedene Heilmethoden: Sie setzte stärkende Medikamente ein, behandelte den Geburtskanal stundenlang mit entspannenden Salben und warmen Ölen. Durch geschickte Handgriffe gelang es ihr schließlich, das bereits verstorbene Kind im Mutterleib zu drehen und zu bergen. Nach der Geburt, so Fabry, habe man gesehen, in welch ungewöhnlich verdrehter Position sich das Kind befand: weder er selbst noch seine Frau hatten so etwas je gesehen. Glücklicherweise überlebte die Mutter und erholte sich vollständig. Wilhelm Fabry dokumentierte diesen Fall in einem Brief an Dr. Francisco Monhemio aus Wesel.[35]

Nicht immer konnte selbst ihre große Erfahrung Mutter und Kind retten, wie ein tragischer Fall aus dem Jahr 1617 zeigt. Eine junge Frau in Bern, zum dritten Mal schwanger, erlitt schwere Komplikationen: Nach plötzlich einsetzenden starken Wehen war ein Arm des Kindes zum Vorschein gekommen, dann kamen die Wehen zum Stillstand. Erst vier Tage später wurde Marie Colinet gerufen. Trotz ihrer Erfahrung mit schwierigen Geburten und dem Einsatz stärkender und schmerzlindernder Medikamente konnte sie weder Mutter noch Kind retten. Die Frau verstarb am folgenden Tag. In seinem Brief an Claude Dieu-donné, den Leibarzt des Basler Bischofs, beschrieb Fabry die Todesursache: Eine Ruptur der Gebärmutter, bei der das Kind während der heftigen Wehen mit einem Fuß durch die Gebärmutterwand gestoßen war.[36]

Obs. 57. pultricis, & parturientium conatus (si vires vitales integræ permanserint) certissima semper mihi fuerunt indicia, idque quotiescunque accidit, de vita parturientis actum est, nisi sectio Cæsarea (quæ tamen in hoc casu valde suspecta est) administrata fuerit. Disrupto enim instrumento, nimirum utero, cessat quoque actio, hoc est, virtus expultrix, & parturientium conatus, ut antea quoque dixi: quæ omnia cùm neque medicamentis neque manu excitari possint, putrescit tandem fœtus, simul & secundina: ex qua putredine vapores putridi ac maligni ad partes nobiles ascendunt, mortemque accelerant. Occurrit & alia caussa, propter quam dolores & conatus parturientium protinus cessant, Medicis, utplurimum incognita, nimirum cùm ex motu isto vehementissimo fœtus, vas aliquod internũ disrumpitur, quemadmodum vidi in matrona quadam honesta ac pia, de qua lege observationem 57. cent. 3. In his autem facultates omnes propter deperditionem sanguinis protinus prosternuntur. Delineationem hujus situs admirabilis libenter nunc ad te misissem, nisi procul abessem à bibliotheca mea, fiet id, DEO dante, cùm Bernam reversus fuero.

De milite, cujus in epistola tua mentionem facis, quid dicam? vereor ne subsit fucus: Solus enim DEUS miraculosè unico quin etiam verbo ex tempore gravissimos sanat languores, nos autem medicamentis, quæ tempus requirunt, antequam ex potentia in actum à calore nostro innato reduci possint. Verùm si anguis latet in herba, tempus ac veritas ipsa tandem patefacient. Superioribus annis hujusmodi agyrtas, pseudomedicos & circumforaneos hic quoque habuimus, sed cum suis miraculis & remediis veluti fumus brevi evanuerunt. Ante mensem literas ex Hassia, à Dn. Georgio Fabro, Medico & Chymico celebertimo accepi, scribit ille Dn. Libavium diem suum obiisse, uti quoque Dn. Jacobum Mosanum, Illustrissimi Principis Mauritii, Landgravii Hassiæ Doctorem Medicum & Chymicum eximium, qui & meus fuit amicus intimus: Promiserat ille mihi, se controversiam illam de usu aquæ chalybeatæ in dysenteria enucleaturum: utinam id præstitisset: præstitisset autem sine ullo dubio, nisi invida mors illum nobis eripuisset. Prædictam autem aquam alvum movendi vim habere, cùm superiori autumno cum junioribus Principibus Genevâ rediens, Bernam transiret, ac me inviseret, constanter mihi coràm affirmavit. Tu, si libuerit, hoc genus argumenti facilè tractare, nodumque illum Herculeum solvere posses: Idque ut propter commune bonum facere velis, te etiam atque etiam adhortor.

Libavii obitus.

Aqua chalybeata alvũ movet.

Scripsi ad Dn. D. Crafftium, & ut radices ellebori nigri ad te mittat, admonui. An autem radices illæ veri ellebori nigri tam copiosè in tractu isto reperiri possint, valdè dubito. Rarus enim nobis est elleborus ille verus, & nonnisi in hortis, & quidem in paucissimis reperitur. Consiligo verò, quam Matthiolus in Dioscor. libr. 4. cap. 146. pseudohelleborum vocat, & Hieronymus Tragus part. 1. cap. 135. legitimum elleborum (quamvis malè, ut idem Matthiolus ostendit) esse putat, copiosè in montibus n[...] scit: sed adeò malignus est, testante Trag[...] cap. 83. ut etiam lupos & vulpes enece[...] igitur in electione radicum ellebori n[...] dum est.

Hæc Lausannâ, ubi ante dies quin[...] ægros quosdam vocatus fui, ad te scri[...] Vir clarissime, & æternùm feliciter vive[...] ultimâ Februarii 1617.

Idem ad eundem Virum clarissimum [...] ctissimum Dn. D. CLAUDIUM DEODA[...]

Postscriptum.

Delineationem situs admirabilis [...] utero, quam in postremis meis ad te li[...] misi, Vir amplissime ac doctissime, nu[...] mitto, ut possis ea, quæ in descriptione[...] scura, ex delineatione plenius cognosce[...] sissem eam maturius, nisi Lausannæ & [...] quandiu detentus fuissem, & pictorem [...] tiorem habuissem. Nobilis ille (de quo [...] ri anno ad te scripsi) qui ex diuturna & [...] ta melancholia in maniam incidit, & [...] citer restitutus fuit, sexta die mensis [...] hujus anni, piè placidèque obdormivit [...] curatione in decimum ferè annum, & r[...] liæ suæ rectè ac prudenter administravi[...] etiam in gravissimis & inveteratis mor[...] mè desperandum esse. In vehementissim[...] istis corporis agitationibus materiam p[...] in corpore ita agitatam, excalefactam, [...] tamque fuisse arbitror, ut postmodùm p[...] sudores istos, veluti extraordinarios, pa[...] que per medicamenta melanagoga exp[...] dissipata sit. Vale Vir amplissime. Ra[...] næ 2. Martii 1617.

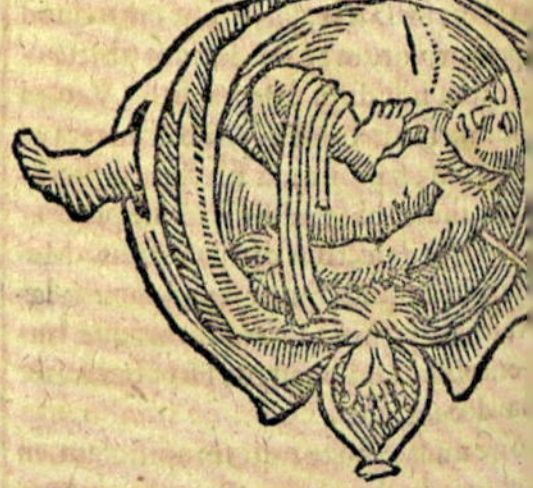

OBSERVATIO LVIII

De admirabili quodam affectu ut[...]

Clarissimo experientissimoq; Viro Dn. [...] HELMO FABRICIO HILDANO, *Chirurg[...] co Bernensi, Domino & amico longè cha[...]*

CLAUDIUS DEODATUS, *reverendis[...] ac illustrissimi Episcopi Basileensi[...] Medicus ordinarius*

S. P. D.

ADmirabilem tuam, clarissime Dn. [...] de situ mortui fœtus in utero, ips[...] teri ruptione historiam, non sine stupor[...] gna profectò, quæ cæteris observation[...] ratur. Doctè admodum caussas difficul[...]

sclusionis fœtus in medium adducis: E-
c angustiam, siccam corporis constituti-
us fœtus in utero contenti perversita-
cimi facio in hoc casu facultatis expultri-
ationem: non tam ob vitalis facultatis
, quàm uteri à periclitante fœtu factam
em,& dilacerationem excitatam: Siqui-
to instrumento seu utero, ut verè scri-
d injuria cessat ejusdem instrumenti a-
avia autem illa symptomata cardialgiæ,
tesque tum lypothymiæ, tum syncope,
m, & tandem mors ipsa, haud dubiè è
s, corruptis, & putrescentis tum fœtus,
i vaporibus, regiam vitæ sedem impeten-
itabantur, ut meritò ad cardiaca medi-
primis morbi insultibus accesseris.

andoquidem autem de uterinis affecti-
s sermo sit, admirabilem quoque cujus-
estissimæ matronæ Bruntrutanæ histo-
ensebo. Hæc postquam bis utero felici-
let, elapsis aliquot annis, menstrua, quæ
aut rarenter, aut diminutè satis fluere
, singulis postea mensibus & quantitate
tate peccantes apparuerunt: post immo-
nim sanguinis fluorem, magna viscosæ,
& albicantis pituitæ copia egerebatur.
uterus clam furtimq; in tumorem aspe-
tractabilemque elevari, & non ipsi dun-
tronæ, sed & adstantibus amicis de ter-
eptu spem facere cœpit, donec immodi-
sium fluor, singulis Lunis copiosè pro-
s, falsam de concepto fœtu opinionem
Venter siquidem indies in molem excre-
on amicis duntaxat, sed & mihi eundem
tentius palpanti, primùm non dubiam
ta quadam mola, sive ex crassis flatibus
sis & tartareis humoribus, sive carnea
e ex cruditate & corrupto semine in ute-
stis, spem fecerat: mox tamen mamma-
cescentia, falsæ molæ immobilitas, ma-
ennis mensium fluor, tanta copia, tanto-
etu prorumpens, omnem de concepta in
ola metum ademit. Vix enim hactenus
subsistere potuisset, quin tandem aliquâ-
is uteri vinculis, reseratisque ejusdem
orificio, unà cum tanto profluentis san-
mpetu excuteretur. Rejecta igitur de
a mola opinione, crevit de imminente
e suspicio, crescente utpote indies ventris
cum fœdo faciei colore, cachexia, pedum
ve inflatione, & notabili virium prostra-
o nimiam scilicet sanguinis profusionem.
nectaris vivifici fons hepar, tum propter
em facultatis hepaticæ progressum, tum
facultatis sanguificę firmitatem, nec dum
mittat, cachecticusque ille corporis habi-
ratione non accidat, nisi quatenus fons
s ob nimiam mensium profusionem sen-
auritur, fit, ut de vera aliqua hydropis
certam facere significationem nondum
Nec enim præcessit liberalior aquæ pri-
ppressæ haustus: nec perennis fit humoris
ci in partibus abdomini subjectis genera-
æ facultati hepaticæ impedimento esse
(Iecur enim adhuc omnis vitii expers)

Nec item proprium hepatis officium, ipsa scilicet sanguificatio, à partium propinquarum lienis, mesenteriiq; interceptione, infarctu, aut sympathia prohibetur: tum quod tales infarctus nō adsint, tum quod jecur probè suo fungatur officio; ut ex imodico laudabilis sanguinis singulis Lunis prorumpente fluore, nullam tamen hepatis Atoniam excitante, constat. Hæc igitur nobis de aliqua hydropis propriè dicti specie omnem metum ademerunt: Anasarcæ quidem seu hyposarcæ, cum jam nulli crudi ac pituitosi humores in totum corporis habitum effundantur: Tympanitidos quoque, cum nec flatulenti spiritus intestinorum capacitati includantur: Ascitidos demum, cum nec aquosi nec serosi fluores flatibus permixti, internam abdominis cavitatem distendant. Nec etiam de hydrope uteri suspicio esse potest, in eo siquidem, si vel crudi crassique fluores flatusve includerentur, vix fieri posset, quin pridem unà cum copiosissimo mensium fluore excluderentur. *Obs. 51.*

Existimo igitur, massam illam duram ac globosam, quæ tactu facilè percipitur in abdomine, esse variorum crassorum, glutinosorumque humorum, fortè & sanguinis concreti, flatuumque crassorum cōgeriem, propriâ quâdam membranâ inclusam, atque intra peritonæum & intestina in inferiori abdominis parte propè uterum, non in interna ejus cavitate sitam firmiterq; affixam. Et sanè ante paucos annos præsente chirurgo, in defuncta quadam muliere, quæ multis annis hydropica credebatur, similem massam proprio involucro, facci instar investitam observavi, aperto quippe corpore nihil in abdomine reperi, quàm durissimam massam, propriâ membranâ involutam: quâ apertâ, aliquot nigricantis & fœdissimæ aquæ amphoras, magnam item crassorum humorum, & concreti sanguinis copiam inveni, salvis cæteris abdominis partibus, jecore, utero. Hinc fit, ut opinor, quod honestissima, & sat juvencula matrona, nullis hactenus medicamentis curari, massaque ista sensim crescens, nullis thermis emolliri, nullis medicamentis, nulloque artis ingenio excuti possit. Hæc ad te scribo, ut si aliqua industria hanc matronam curare possis, me moneas, nec enim grande deerit tuorum laborum præmium. Vale Vir doctissime, & me amare perge. *Observat.*

Clarissimo Viro Dn. D. Claudio Deodato, *&c. Guilhelmus Fabricius Hildanus S.P.D.*

De casu isto inferioris ventris matronæ cujusdam Bruntrutanæ, clarissime atque amantissime mi Dn. Deodate, doctè & accuratè scribis, ac meo quidem judicio affectum illum nondum propriè esse hydropem, sed congeriem potius variorum, crassorum, glutinosorumque humorum, in ipso ventre affixam, rectè concludis. In hydrope enim abdomen ad diaphragma & costas veras usque, nunc seroso humore, ut in ascite & anasarca, nunc flatu, ut in tympanite, æqualiter extenditur, & ita quidem, ut scirrhi, si qui sint in hepate & liene, vix percipi possint. At in ve- *Responsio ad præcedentem observationem.*

Marie Colinets geburtshilfliche Praxis zeichnete sich durch die Verbindung von traditionellem Hebammenwissen mit anatomischer Kenntnis und chirurgischer Präzision aus. Ihre Expertise bei schwierigen Kindslagen beruhte auf genauer Beobachtung und praktischer Erfahrung. Wilhelm Fabry hütete das Wissen um diese speziellen Handgriffe sehr bewusst. Obwohl andere Ärzte ihn mehrfach baten, die Methoden bei komplizierten Kindslagen schriftlich festzuhalten, lehnte er dies ab. Er warnte eindringlich vor der Gefahr, dass unerfahrene Wundärzte und Hebammen durch bloßes Nachlesen der Handgriffe und Nachahmung mehr schaden als nutzen könnten.[37] Die Techniken wurden unter der Bettdecke ausgeführt und blieben selbst den anwesenden Frauen verborgen. Jeder Fall, so seine Erfahrung, war einzigartig und erforderte individuelles Vorgehen.

Diese Zusammenarbeit zwischen Marie Colinet und Wilhelm Fabry zeigt ein bemerkenswertes Gegenmodell zu der sich allmählich herausbildenden Hierarchie in der frühneuzeitlichen Geburtshilfe. Während sich andernorts zunehmend eine Arbeitsteilung zwischen männlichen Geburtshelfern als Spezialisten für komplizierte Fälle und Hebammen für normale Geburten entwickelte, praktizierte das Ehepaar auf Augenhöhe. Obwohl Wilhelm Fabry selbst umfangreich geburtshilflich tätig war, zeigen seine Aufzeichnungen, dass Marie Colinet gerade bei schwierigen Geburten eine herausragende Expertise besaß. In seinem Brief an Dr. Monhemio aus Wesel vom 25. Dezember 1626 schreibt Fabry: zu „dem Handgrif und Art die Todte Frucht oder abgestandene Kinder aus Mutterleib zu ziehen“, dass er selbst „solche Verrichtung mit eigner Hand über vierzig mahl glücklich ins werck gesetzt“ habe, und „dass auch meine Fraw gar oft / auch diesen Winter zweymahl / bey schon von andern verlassenen Schwangern / die man für verlohren gehalten, mit sehr großsen Nutzen und fortgang Hand angelegt“ habe.[38] Die überlieferten Fallbeschreibungen dokumentieren Maries besondere Kompetenz bei komplizierten Kindslagen und lebensbedrohlichen Situationen – also genau in jenem Bereich, den männliche Geburtshelfer zunehmend für sich beanspruchten.

Bemerkenswert ist dabei nicht nur Marie Colinets medizinische Fachkompetenz, sondern auch die Art, wie Wilhelm Fabry diese würdigt. Anders als viele seiner Zeitgenossen, die das Wissen der Hebammen oft als minderwertig oder abergläubisch darstellten, beschreibt er die Behandlungsmethoden seiner Frau mit größtem Respekt, allerdings gibt es auch in seinen Fallbeobachtungen und der Korrespondenz mit Kollegen ab und zu Passagen, in denen er die „Unwissenheit und bäurische Grobheit“ anderer „Hebammen und Wehe-Mütter“ beschreibt.[39] Seine detaillierten Aufzeichnungen der erfolgreichen Eingriffe seiner Frau bei schwierigen Geburten zeigen eine Anerkennung weiblicher Heilkunst, die für die Zeit höchst ungewöhnlich war. Statt einer Konkurrenz der Geschlechter um das Feld der Geburtshilfe findet sich hier ein Modell der gegenseitigen Ergänzung, bei dem praktische Erfahrung und anatomisches Wissen sich fruchtbar verbanden.

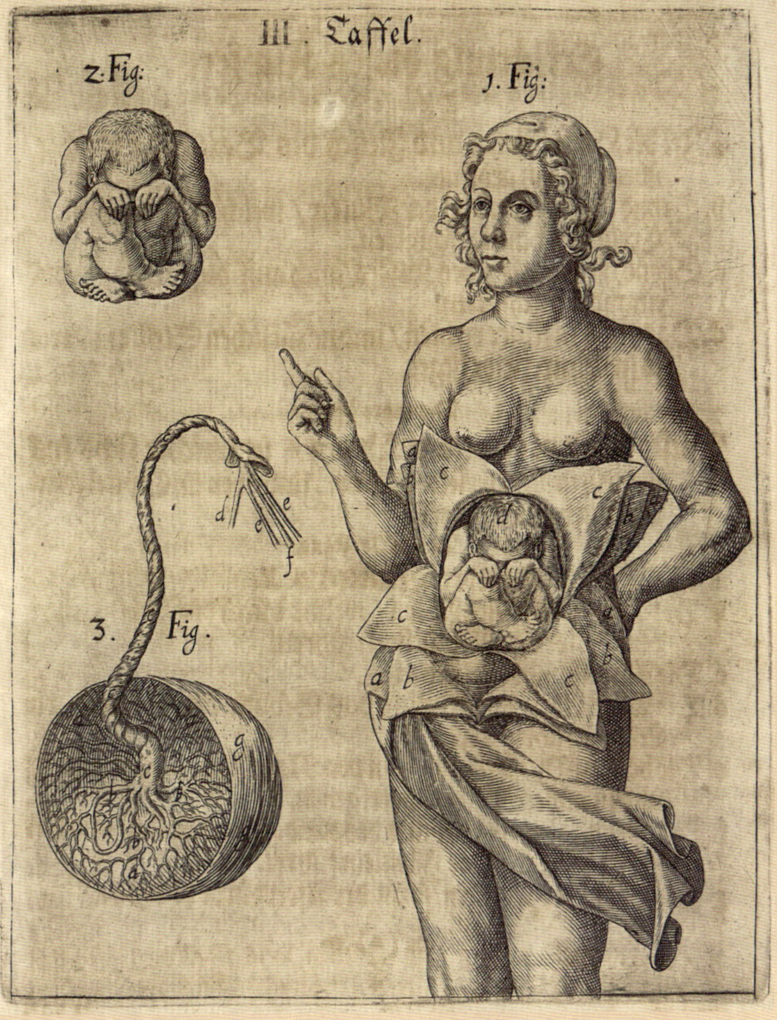
III. Taffel.
2. Fig:
1. Fig:
3. Fig.

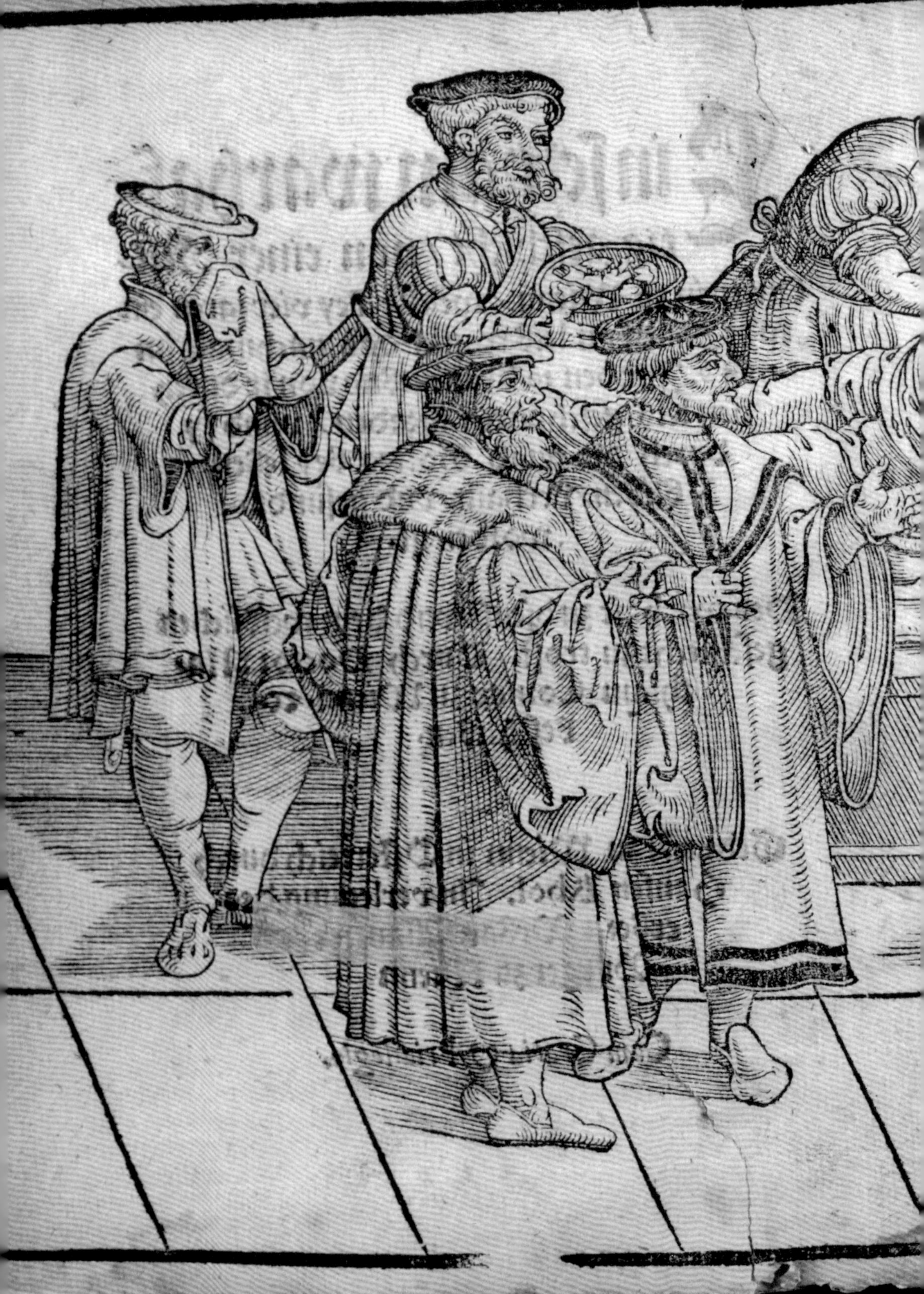

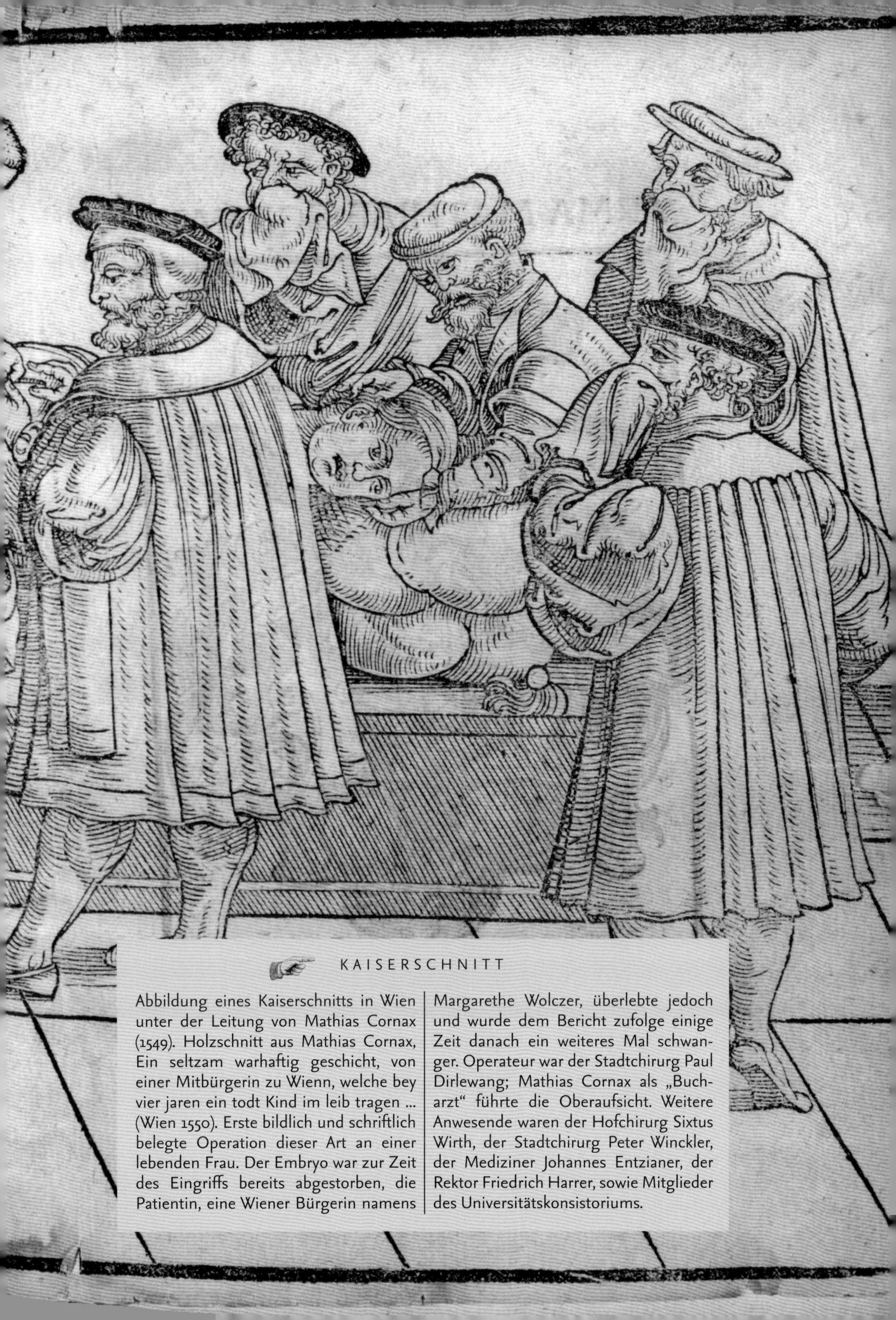

KAISERSCHNITT

Abbildung eines Kaiserschnitts in Wien unter der Leitung von Mathias Cornax (1549). Holzschnitt aus Mathias Cornax, Ein seltzam warhaftig geschicht, von einer Mitbürgerin zu Wienn, welche bey vier jaren ein todt Kind im leib tragen … (Wien 1550). Erste bildlich und schriftlich belegte Operation dieser Art an einer lebenden Frau. Der Embryo war zur Zeit des Eingriffs bereits abgestorben, die Patientin, eine Wiener Bürgerin namens Margarethe Wolczer, überlebte jedoch und wurde dem Bericht zufolge einige Zeit danach ein weiteres Mal schwanger. Operateur war der Stadtchirurg Paul Dirlewang; Mathias Cornax als „Bucharzt" führte die Oberaufsicht. Weitere Anwesende waren der Hofchirurg Sixtus Wirth, der Stadtchirurg Peter Winckler, der Mediziner Johannes Entzianer, der Rektor Friedrich Harrer, sowie Mitglieder des Universitätskonsistoriums.

Die Geburtshilfe im Umbruch: Die Kaiserschnitt-Debatte

Marie Colinets Tätigkeit in der Geburtshilfe fiel in eine Zeit tiefgreifender Veränderungen. Besonders deutlich zeigt sich dieser Umbruch an der Entwicklung des Kaiserschnitts, der von einer reinen Notmaßnahme an verstorbenen Schwangeren zu einer – wenn auch höchst umstrittenen – chirurgischen Option an lebenden Frauen wurde. Die Geschichte des Kaiserschnitts lässt sich dabei in zwei große Epochen gliedern: von der Antike bis etwa 1580 und die Folgezeit bis etwa 1880. Wilhelm Fabry – und mit ihm Marie Colinet – standen genau an diesem historischen Wendepunkt.

In der ersten Phase, von der Antike bis ins 16. Jahrhundert, wurde die Operation, wenn überhaupt, praktisch ausschließlich an verstorbenen oder sterbenden Schwangeren diskutiert und wenn überhaupt, nur höchst selten durchgeführt.[40] Es war vor allem eine theologisch-juristische Tradition, die diese Praxis bestimmte: Seit Thomas von Aquin im 13. Jahrhundert gelehrt hatte, dass ungetaufte Kinder mit ihrem Tod in die ewige Verdammnis eingingen, wurde der Kaiserschnitt an der toten Mutter zu einem wichtigen Thema in kirchlichen Schriften. Viele spätmittelalterliche und frühneuzeitliche Hebammenordnungen forderten die Hebammen ausdrücklich auf, „der Seele mit dem Schnitt zu Hilfe zu eilen". Die rechtliche Grundlage dafür bot die aus der Spätantike stammende Lex Regia, die die Bestattung einer verstorbenen Schwangeren verbot, bevor der Fetus herausgeschnitten worden war, sowie kirchenrechtliche Bestimmungen.[41]

Allerdings schreibt die Historikerin Sybilla Flüge zu Recht, dass die Notwendigkeit in der Praxis fast nie zwingend gegeben war, weil jedes Mal, wenn eine Schwangere gestorben war, anzunehmen war, dass auch das Kind nicht mehr lebt. Es ist schwer vorstellbar, dass ein Wundarzt oder gar eine Hebamme (die in einigen Hebammenordnungen dazu verpflichtet wurden), ohne Not die Verantwortung für eine Operation übernommen hätten, deren wahrscheinliche Konsequenz es gewesen wäre, dass man die Mutter in verstümmeltem Zustand hätte begraben und das Kind als ungetauften Heiden hätte in ungeweihtem Boden verscharren müssen.[42] Trotz der lebhaften Diskussion in den kirchlichen Schriften und den entsprechenden Vorschriften in den Hebammenordnungen werden die Kaiserschnitte an sterbenden oder verstorbenen Gebärenden in der Praxis daher sehr selten gewesen sein.

Ein fundamentaler Wandel bahnte sich an, als 1581 in Paris die erste Monographie zur Schnittentbindung erschien. Ihr Autor, François Rousset, propagierte erstmals vehement den Kaiserschnitt auch an lebenden Frauen.[43] Diese theoretische Forderung löste eine heftige Debatte aus: Während der führende französische Chirurg Ambroise Paré die Operation als zu gefährlich ablehnte, unterstützte sie Caspar Bauhin, ein Freund Wilhelm Fabrys.

In diesem Kontext gewinnt Marie Colinets geburtshilfliche Praxis besondere Bedeutung. Ihr Mann Wilhelm Fabry, in dessen Werk zum ersten Mal der deutsche Begriff „Keysers Schnitt" auftaucht, allerdings zunächst verwendet von einem seiner Korrespondenzpartner,[44] nahm in der Debatte eine differenzierte Position ein, wie aus seinem Briefwechsel mit seinem Freund Michael Döring, Arzt und vormals Professor in Gießen, deutlich wird. Dieser berichtete ihm im Jahre 1612 über einen Kaiserschnitt aus dem Jahr 1610 in Wittenberg. Die betroffene Frau, Ursula Opiz mit Namen, Frau eines Küfers, hatte sich in der Werkstatt ihres Mannes, als sie ihm half, einen Metallreif um ein Fass herum zu biegen und der Reif plötzlich zurückschnellte, sehr schwer im Schambereich verletzt.[45] Dadurch war es zu einer Bauchwandverletzung gekommen, mit der Folge, dass im Verlaufe der Schwangerschaft die Gebärmutter mit dem wachsenden Kind durch die Bauchwand hervorragte. Die Eheleute suchten deshalb Rat bei einem Ärztekollegium, dem auch der berühmte Dr. Daniel Sennert, Schwager von Michael Döring, angehörte.[46] Die Ärzte kamen zu dem Ergebnis, dass eine natürliche Geburt nicht möglich sei und rieten deshalb zum Kaiserschnitt, der dann auch am 21. April 1610 erfolgreich durchgeführt wurde. Döring wollte nun von Fabry wissen, wie dieser zum Kaiserschnitt stehe. In seiner Antwort schreibt Fabry, dass die Ärzte hier „ohne Widerred recht und weißlich gethan" hätten.[47] Er vermeidet eine grundsätzliche Diskussion über die ethische Einordnung des Kaiserschnitts an Lebenden, es wird aber deutlich, dass er den Kaiserschnitt nur in extremen Ausnahmefällen, wenn eine natürliche Geburt ausgeschlossen ist, für gerechtfertigt hielt.[48] Das ist sicher auch darauf zurückzuführen, dass ihm als erfahrenem Chirurgen die Gefährlichkeit der Schnittentbindung und die extrem niedrigen Überlebenschancen von Mutter und Kind deutlich bewusst waren.[49] Denn fehlende Schmerzausschaltung, mangelhafte Blutstillung und das Fehlen aseptischer Techniken machten ein Überleben der Mutter nahezu unmöglich.

Die ethischen Dimensionen dieser Entwicklung waren komplex: Während die Theologen die Rettung der Seele des ungeborenen Kindes in den Vordergrund stellten, ging es den Medizinern zunehmend um die Rettung des physischen Lebens von Mutter und Kind. Wilhelm Fabry vertrat dabei wie die übrigen Mediziner die Position, dass keinesfalls das Kind getötet werden dürfe, um die Gebärende zu retten.

Bei schweren Geburten, bei denen das Kind noch lebte und die Schwangere nicht auf natürlichem Weg entbunden werden konnte, bedeutete dies oft qualvolles Abwarten, bis das Kind sicher tot war, um es dann instrumental zu entwickeln. Ein ähnlich tragisches Dilemma ergab sich bei der Sektion an Verstorbenen: Hier musste man ebenfalls abwarten, bis man sicher sein konnte, dass die Mutter tatsächlich tot war – in der oft vergeblichen Hoffnung, das Kind noch lebend durch den Kaiserschnitt entwickeln zu können. In beiden Fällen führte das Zögern – ethisch geboten, aber medizinisch fatal – oft zum Tod beider.

Marie Colinets dokumentierte Fälle zeigen einen anderen, praktisch erfolgreichen Weg: Durch ihre Kombination von traditionellem Hebammenwissen mit präziser manueller Technik konnte sie in vielen Fällen eine chirurgische Intervention vermeiden. In einem Fall aus dem Jahre 1629 gelang es ihr beispielsweise, das bereits verstorbene Kind noch mit großem Geschick manuell zu entwickeln, obwohl zuvor die Gebärende und die Umstehenden ihren Mann Wilhelm Fabry, der angesichts der Notsituation ebenfalls zu der Geburt hinzugerufen worden war, angefleht hatten, einen Kaiserschnitt durchzuführen. Diesen hatte er als zu gefährlich und auch nicht notwendig abgelehnt, um dann auf die Möglichkeit der manuellen Entwicklung des Kindes hinzuweisen. Es ist bezeichnend für das Vertrauen, welches er in seine Ehefrau setzte, dass er anschließend seine Frau die eigentliche Entbindung durchführen ließ und nicht selbst Hand anlegte. Marie und er konnten somit der in Lebensgefahr schwebenden Mutter das Leben retten.[50] Ihre Praxis stand damit exemplarisch für eine hochentwickelte Geburtshilfe, die auf genauer Kenntnis der Anatomie und großer praktischer Erfahrung beruhte, ohne zum äußersten Mittel des Schnitts greifen zu müssen.

Frauen in der frühneuzeitlichen Medizin

Das Schicksal Marie Colinets spiegelt exemplarisch die Situation von Frauen in der frühneuzeitlichen Medizin wider: Wie die meisten ihrer Zeitgenossinnen sah sie sich durch gesellschaftliche Konventionen und rechtliche Einschränkungen in ihrer beruflichen Entfaltung gehemmt. Dass sie dennoch die Grenzen zwischen „weiblicher“ und „männlicher“ Heilkunst durch ihre praktische chirurgische Tätigkeit überschreiten konnte, war eher die Ausnahme als die Regel. Ähnlich außergewöhnlich war der Lebensweg ihrer Zeitgenossin Louise Bourgeois (1563 – 1638) in Paris, die einen anderen, nicht minder bemerkenswerten Weg der Grenzüberschreitung ging: den in die gelehrte Medizin. Beide Frauen zeigen beispielhaft, dass es durchaus Möglichkeiten gab, die vorgegebenen Beschränkungen zu überwinden – auch wenn die Mehrheit der medizinisch begabten und interessierten Frauen dieser Zeit dazu keine Gelegenheit erhielt.

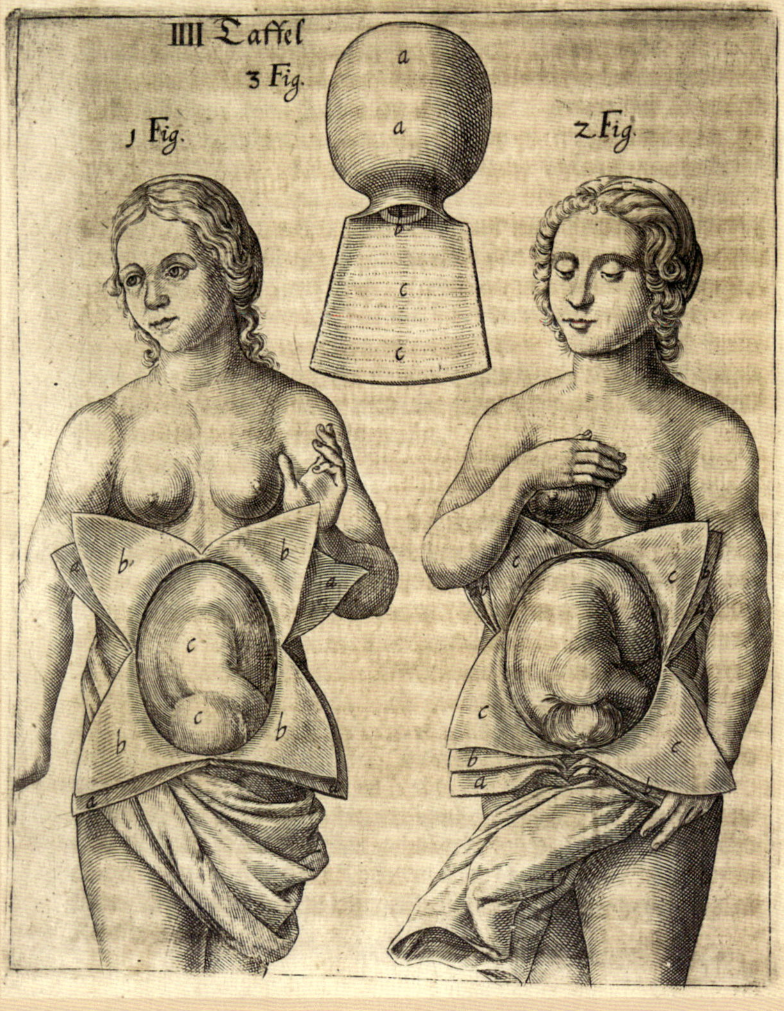
IIII Taffel
3 Fig.
1 Fig.
2 Fig.

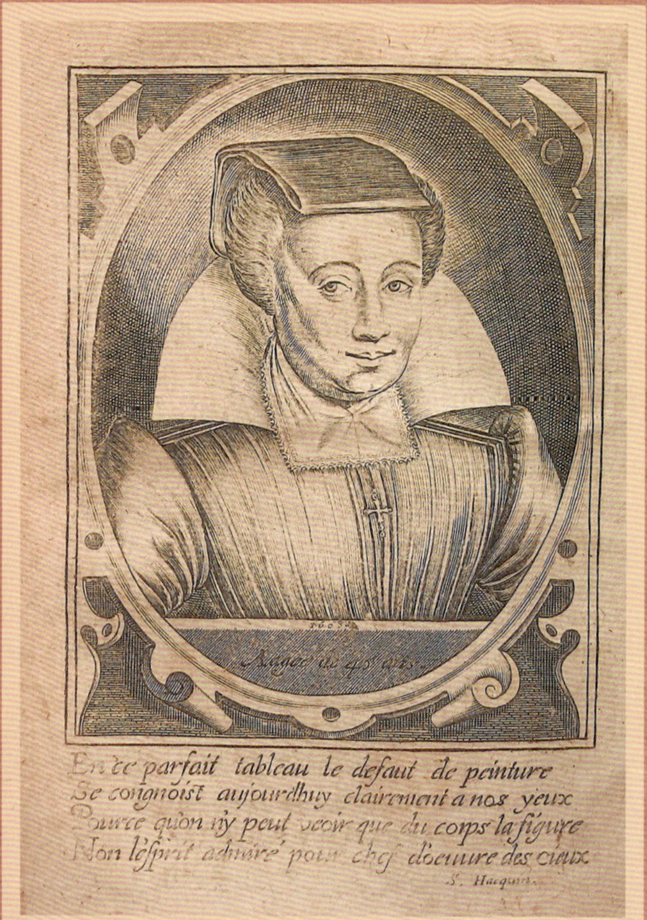

Louise Bourgeois (1563 – 1638)

Bourgeois' Karriere begann aus einer Notlage heraus. Sie kam aus einem gebildeten Elternhaus. Mit 21 Jahren hatte sie einen Chirurgen geheiratet, der allerdings als Militärchirurg während der Hugenottenkriege häufig abwesend war und wenig zum Familieneinkommen beitragen konnte. Als alleinerziehende Mutter versuchte sie sich zunächst als Näherin, bevor sie mit 24 Jahren den mutigen Entschluss fasste, Hebamme zu werden. Ihr Zugang zu medizinischem Wissen war ungewöhnlich: Sie bildete sich autodidaktisch durch medizinische Bücher – möglicherweise hatte sie Zugang zur Bibliothek des berühmten Chirurgen Ambroise Paré, bei dem ihr Mann zwanzig Jahre als Assistent gearbeitet hatte. Nach einigen Jahren praktischer Erfahrung legte sie 1598 mit etwa 35 Jahren die offizielle Hebammenprüfung vor einem Gremium aus einem Arzt, zwei Wundärzten und zwei approbierten Hebammen ab. In den folgenden Jahren gelang es ihr, sich einen guten Ruf als Hebamme aufzubauen.[51]

Ihr weiterer Aufstieg war bemerkenswert: Sie wurde an den französischen Königshof berufen und betreute Maria von Medici (1575 –1642), die Königin von Frankreich, bei allen sechs Geburten. Für jede erfolgreiche Entbindung erhielt sie großzügige Sonderzahlungen – für einen Prinzen mehr als für eine Prinzessin – sowie eine königliche Leibrente. Doch Bourgeois ging noch weiter: Sie wagte es, ein Fachbuch zur Geburtshilfe – ihre „Observations diverses" zu publizieren, das für die nächsten hundert Jahre zum Standardwerk wurde und in viele Sprachen übersetzt wurde, u.a. auch auf deutsch.[52] Sie war stolz darauf, die erste Frau und Hebamme gewesen zu sein, die ein medizinisches Fachbuch geschrieben und unter eigenem Namen veröffentlicht hatte, denn dies war ein bis dahin männlich dominiertes Terrain.[53] In ihrer Einleitung weist sie selbstbewusst darauf hin, dass sie als Frau und Mutter und praktisch tätige, aber gleichwohl gebildete Hebamme ein ganz besonderes Erfahrungswissen besitzt, welches dem der männlichen Geburtshelfer überlegen ist.[54]

Dieser Übertritt in die Welt der gelehrten Medizin sollte sich als gefährlich erweisen. Als 1627 Marie de Bourbon-Montpensier, die Schwägerin des Königs, eine Woche nach der Geburt ihres ersten Kindes starb, nutzten Louises Gegner – sowohl eifersüchtige Konkurrentinnen bei Hofe als auch Ärzte und Chirurgen – die Gelegenheit zum Angriff. Sie warfen Bourgeois vor, durch schwere Behandlungsfehler, insbesondere das Zurücklassen von Plazentaresten, den Tod verursacht zu haben. Die etwa 60-jährige Hebamme reagierte mit bemerkenswertem Selbstbewusstsein: Sie forderte Einsicht in den Obduktionsbericht und verfasste eine detaillierte Verteidigungsschrift.[55] Darin verwies sie auf ihr publiziertes Fachbuch, ihre anatomischen Kenntnisse und ihr reiches Erfahrungswissen aus 34 Jahren Hebammentätigkeit. Dennoch schadete die Affäre ihrem Ruf nachhaltig, und das Königshaus ließ sie fallen. In der Folge widmete sie sich verstärkt der medizinischen Schriftstellerei.[56]

Eine ähnliche, wenn auch erfolgreicher verlaufende Gratwanderung zwischen praktischer Expertise und gelehrtem Wissen unternahm einige Jahrzehnte später Justina Siegemund (1636 – 1705). Wie Louise Bourgeois und Marie Colinet kam sie aus einem gebildeten Elternhaus und hatte als Kind Lesen und Schreiben gelernt – Fähigkeiten, die im Deutschland des 17. Jahrhunderts bei einer Frau immer noch höchst ungewöhnlich waren und die für ihren späteren Werdegang entscheidend werden sollten.[57] Ihr Weg zur Hebammenkunst wurde durch eine traumatische persönliche Erfahrung geprägt: Als junge Ehefrau wurde bei ihr fälschlicherweise eine Schwangerschaft diagnostiziert, und mehrere Hebammen versuchten tagelang mit drastischen Mitteln, eine nicht vorhandene Geburt einzuleiten. Später stellte sich heraus, dass sie an einer Gebärmuttererkrankung litt. Diese Erfahrung führte sie zur intensiven Beschäftigung mit medizinischer Literatur über Frauenkrankheiten, weibliche Anatomie und Geburtshilfe.[58]

Ihr autodidaktisch erworbenes Fachwissen sprach sich herum, und bald wurde sie bei schwierigen Geburten hinzugezogen. Ein besonderer Erfolg gelang ihr 1673 bei der Herzogin Luise von Anhalt-Dessau: Siegemund diagnostizierte einen Gebärmuttertumor und entfernte ihn erfolgreich mit einer von ihr selbst entwickelten Technik unter Verwendung von Bandschlingen. Diese Innovation rettete der Herzogin das Leben und begründete Siegemunds Ruf. Sie wurde zunächst zur Stadthebamme von Liegnitz ernannt und später als „Hof-Wehe-Mutter" an den Berliner Hof des Großen Kurfürsten Friedrich Wilhelm von Brandenburg berufen.[59]

Trotz ihrer geschützten Stellung bei Hofe blieb auch sie nicht von Anfeindungen verschont. Als der Liegnitzer Stadtarzt Dr. Martin Kerger sie 1680 beschuldigte, Geburten aus Eigennutz zu beschleunigen, zeigte sich der zunehmende Verdrängungsprozess zum Nachteil der Hebammen: Das lukrative Feld der Geburtshilfe geriet immer stärker in den Fokus männlicher Ärzte.[60] Doch anders als Bourgeois konnte Siegemund ihre Position behaupten, vermutlich durch ihren starken Rückhalt bei Hofe.

Nach dreißigjähriger Praxis wagte auch sie den Schritt in die gelehrte Medizin und veröffentlichte 1689 ihr Lehrbuch zur Geburtshilfe. Das reich illustrierte Werk dokumentierte unter anderem den nach ihr benannten „doppelten Handgriff" bei Querlagen des Kindes, bei dem mittels eingeführter Bandschlingen eine Wendung auf die Füße erfolgte. Das Buch wurde zu einem der bedeutendsten deutschsprachigen Geburtshilfebücher des 17. Jahrhunderts.[61]

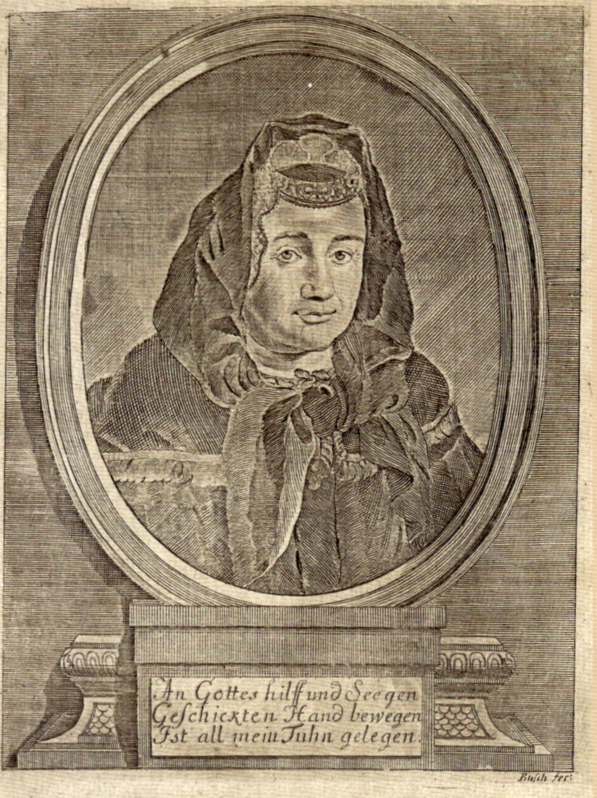

Justina Siegemund (1636 – 1705)

No: 10

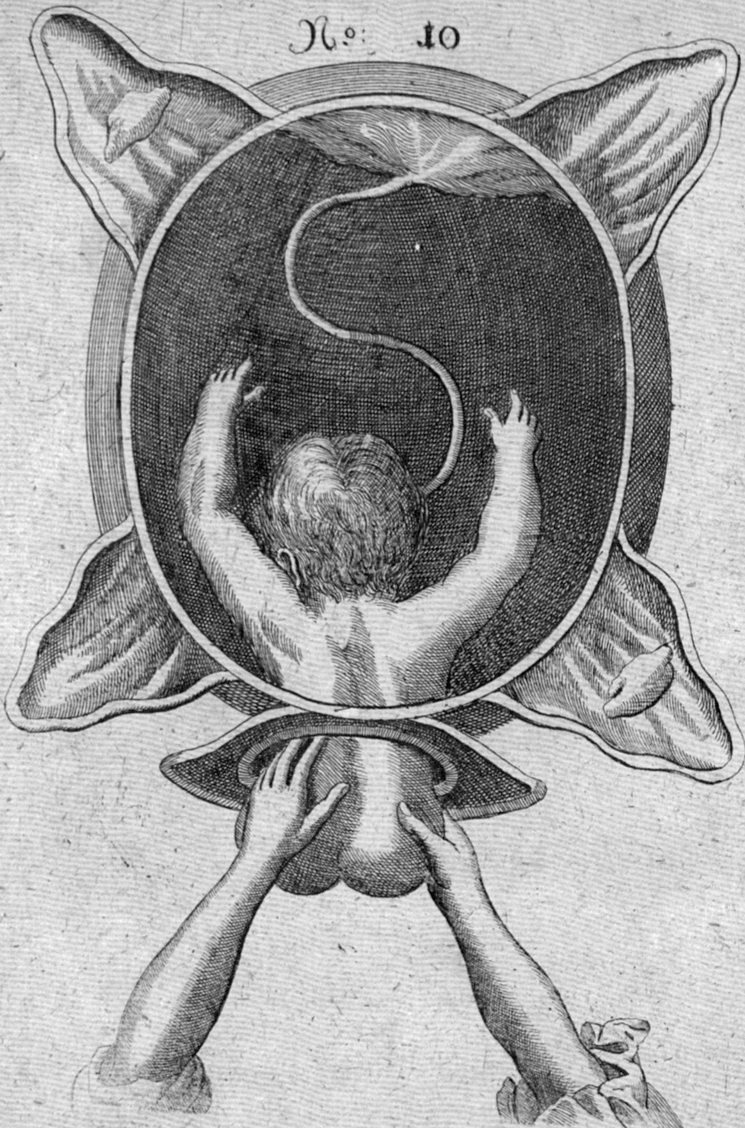

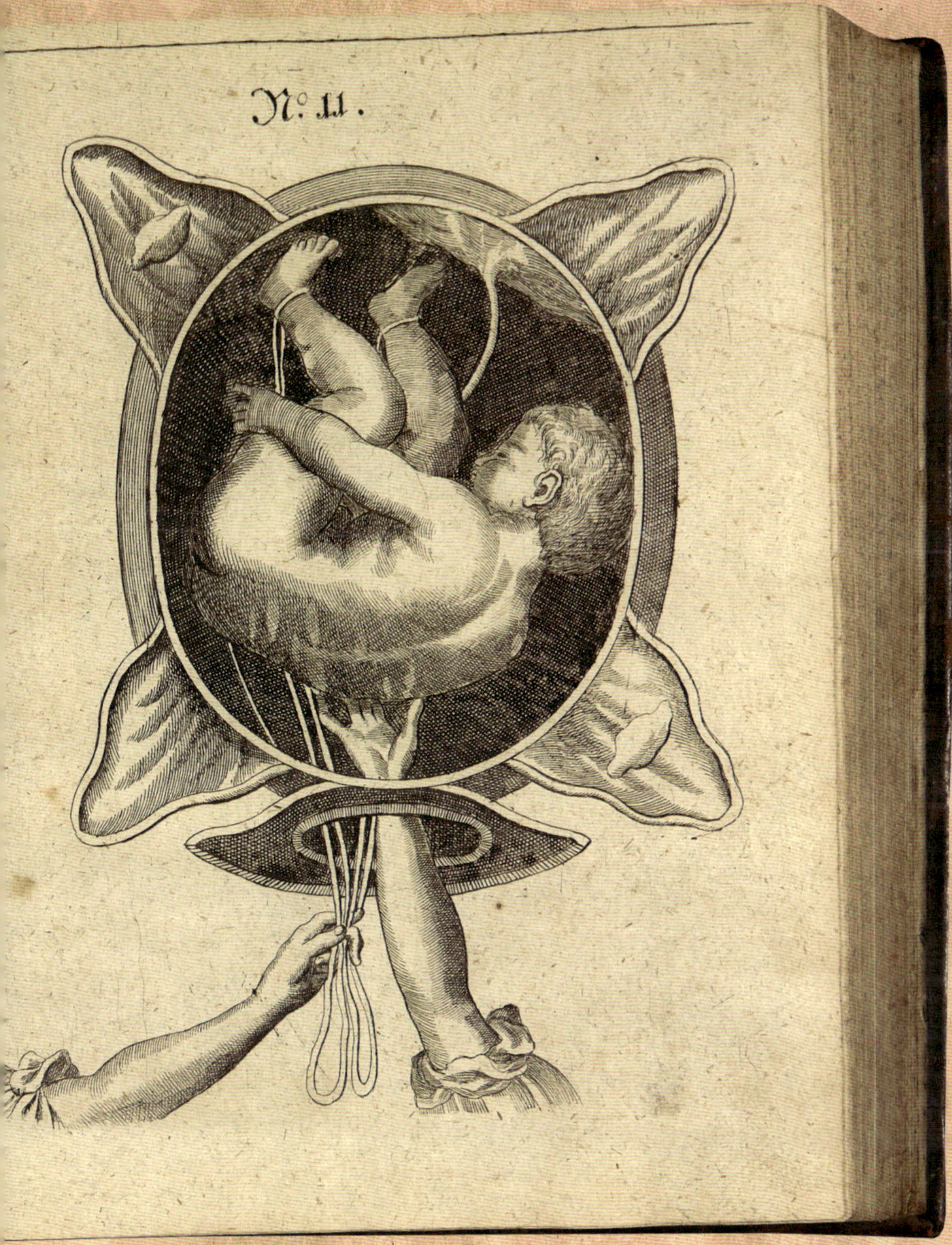

Abbildung aus: Siegemund: Die Königl. Preußische und Chur-Brandenb. Hof-Wehe-Mutter. Berlin: 1756. Darin beschreibt Justina Siegemund das Drehen des ungeborenen Kindes in der Gebärmutter. Sie gilt als Erfinderin dieses Wendehandgriffs – der „gedoppelte Handgriff der Siegemundin“ ist bis heute eine nach ihr benannte Wendetechnik. Siegemunds Werk war ein großer Erfolg beschert. Es zählt zu den bedeutendsten im 17. Jahrhundert auf Deutsch abgefassten geburtshilflichen Werken.

Die Lebensläufe dieser drei Frauen – Marie Colinet, Louise Bourgeois und Justina Siegemund – zeigen verschiedene Strategien, mit denen begabte Heilerinnen die Grenzen ihrer Zeit zu überwinden suchten. Während Colinet durch die enge Zusammenarbeit mit ihrem Mann Wilhelm Fabry den Weg in die Chirurgie fand, wagten Bourgeois und Siegemund den Schritt in die gelehrte Medizin durch eigene Publikationen. Alle drei vereinte dabei die Verbindung von praktischer Expertise mit anatomischem Wissen – sei es durch die Zusammenarbeit mit einem Chirurgen wie bei Colinet oder durch autodidaktisches Studium wie bei Bourgeois und Siegemund. Ihre Geschichten verdeutlichen die Möglichkeiten, aber auch die Risiken solcher Grenzüberschreitungen in der frühneuzeitlichen Medizin.

Marie Colinet selbst hinterließ keine medizinischen Schriften. Im fortgeschrittenen Alter veröffentlichte sie jedoch drei religiöse Erbauungsbücher. Besonders bezeichnend für ihren pragmatischen Charakter ist ein kurzer religiöser Erbauungstext im Taschenbuchformat mit dem Titel „Petit Extraict de la Saincte Escripture, pour ceux qui ne lisent pas volontiers beaucoup" (Kleiner Extrakt aus der Heiligen Schrift für diejenigen, die nicht gerne viel lesen) von 1623. Ihre medizinischen Leistungen sind uns nur durch die Aufzeichnungen ihres Mannes überliefert – ein typisches Schicksal heilkundiger Frauen ihrer Zeit.

Die Geschichte dieser Pionierinnen zeigt die verschiedenen Strategien, mit denen Frauen versuchten, sich in der männlich dominierten Medizin zu behaupten: durch praktische Expertise wie Marie Colinet, durch schriftstellerische Tätigkeit wie Louise Bourgeois oder durch die Verbindung beider Bereiche wie später Justina Siegemund. Sie alle trugen dazu bei, die Grenzen dessen zu erweitern, was Frauen in der Medizin möglich war, auch wenn sie dabei oft auf erhebliche Widerstände stießen.

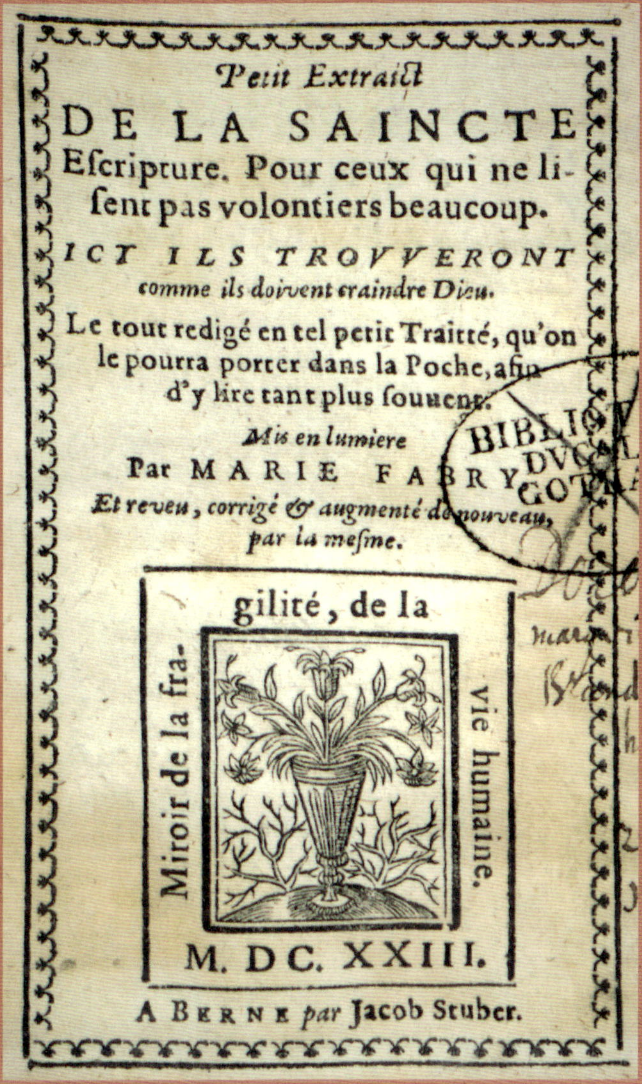

Petit Extraict

DE LA SAINCTE

Escripture. Pour ceux qui ne lisent pas volontiers beaucoup.

ICY ILS TROUVERONT comme ils doivent craindre Dieu.

Le tout redigé en tel petit Traitté, qu'on le pourra porter dans la Poche, afin d'y lire tant plus souvent.

Mis en lumiere

Par MARIE FABRY

Et reveu, corrigé & augmenté de nouveau, par la mesme.

Miroir de la fragilité, de la vie humaine.

M. DC. XXIII.

A BERNE *par* Jacob Stuber.

Übersetzung des Titelblatts der Schrift von Marie Colinet: Kleiner Auszug aus der Heiligen Schrift für diejenigen, die nicht gerne viel lesen. Hier werden sie finden, wie sie Gott fürchten sollen. Das Ganze verfasst in einer so kleinen Abhandlung, dass man sie in der Tasche tragen kann, um desto öfter darin zu lesen. Ans Licht gebracht von Marie Fabry und erneut durchgesehen, verbessert und erweitert von derselben. Inschrift um den Rahmen: Spiegel der Zerbrechlichkeit des menschlichen Lebens. 1623.

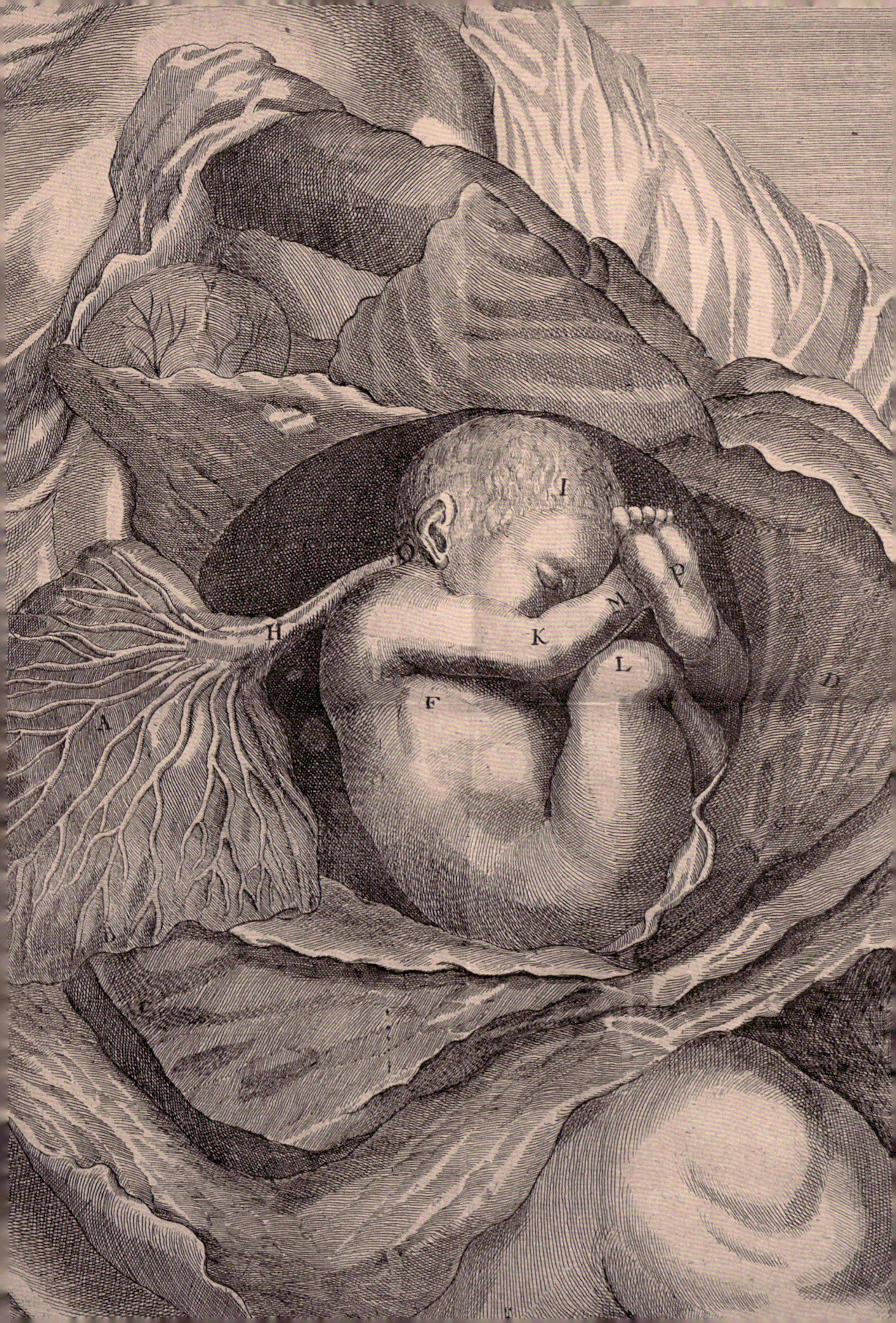

I
O
P
M
H
K
L
D
F
A

EINE PIONIERIN IHRER ZEIT

Marie Colinets Lebensweg zeigt exemplarisch die Möglichkeiten, aber auch die Grenzen weiblicher Heilkunst in der Frühen Neuzeit. Ihre erfolgreiche Verbindung von Hebammenkunst und chirurgischem Wissen, ihre innovativen Behandlungsmethoden und ihr mutiges Überschreiten traditioneller Grenzen wiesen bereits auf ein moderneres Verständnis der Medizin voraus.

Was sie besonders auszeichnete, war ihre Fähigkeit, verschiedene medizinische Traditionen zu verbinden: In ihrer geburtshilflichen Praxis nutzte sie sowohl das überlieferte Hebammenwissen als auch präzise manuelle Techniken, die auf anatomischem Verständnis basierten. Als praktizierende Wundärztin entwickelte sie eigenständige Behandlungsmethoden, wie der originelle Einsatz des Magneten zur Entfernung eines Metallsplitters zeigt. Ihre erfolgreiche Behandlung komplexer Fälle – vom offenen Rippenbruch bis zu komplizierten Geburten – belegt ihre außergewöhnliche medizinische Kompetenz.

Bemerkenswert ist auch die Art ihrer Überlieferung: Während andere heilkundige Frauen wie Louise Bourgeois durch eigene Schriften in die männlich dominierte Welt der gelehrten Medizin einzudringen versuchten, sind Marie Colinets Leistungen nur durch die anerkennenden Aufzeichnungen ihres Mannes dokumentiert. Diese Anerkennung ihrer Expertise durch einen etablierten männlichen Mediziner war für die Zeit höchst ungewöhnlich und zeugt von einer besonderen Beziehung zwischen den Eheleuten, die weit über die übliche Arbeitsteilung hinausging.

Ihre Tätigkeit fiel in eine Zeit des Umbruchs in der Geburtshilfe, als die traditionelle Domäne der Hebammen zunehmend von männlichen Chirurgen und akademischen Medizinern beansprucht wurde. Die Debatte um den Kaiserschnitt zeigt exemplarisch die Spannungen dieser Übergangszeit: Während theoretische Abhandlungen die Operation an Lebenden propagierten, demonstrierte Marie Colinets Praxis einen anderen Weg. Ihre erfolgreichen Behandlungen schwieriger Geburten durch geschickte Handgriffe und wohlüberlegte Interventionen bewiesen, dass fundiertes praktisches Können oft chirurgische Eingriffe überflüssig machen konnte.

Marie Colinet verkörperte als hochrespektierte Hebamme und Wundärztin eine einzigartige Verbindung von traditioneller Frauenheilkunde und chirurgischer Innovation. Ihr Beispiel zeigt, dass die oft starren Grenzen zwischen „weiblicher" und „männlicher" Medizin in der Praxis durchlässiger waren als die offiziellen Strukturen vermuten lassen. Zugleich macht ihr Werdegang deutlich, dass solche Grenzüberschreitungen zumeist nur unter besonderen Umständen – hier die Förderung und der Schutz durch einen angesehenen Chirurgen – möglich waren.

Ihr Erbe liegt nicht nur in den dokumentierten medizinischen Erfolgen, sondern auch in der Demonstration, dass praktische Expertise und innovative Problemlösung nicht an Geschlechtergrenzen gebunden sind. In einer Zeit, in der die Medizin sich zunehmend akademisierte und männlich dominiert wurde, steht sie für eine alternative Tradition: Die der erfahrenen Praktikerin, die durch genaue Beobachtung, mutiges Handeln und kreative Neuerungen neue Wege in der Heilkunst beschritt.

1 Wilhelm Fabry, Deß Weitberühmten Guilhelmi Fabricii Hildani ... Wund-Artzney (im Folgenden zitiert als: Wund-Artzney), Frankfurt, 1652, S. 530 f; V. Hundert, 71. Wahrnehmung.

2 Ellis Jones, The Life and Works of Guilhelmus Fabricius Hildanus (1560 – 1634), in: Medical History 4 (1960), S. 112-134, 114.

3 Archives d'Etat de Geneve, E.C. Temple de Saint Gervais, vol. 3, Eintrag v. 30. Juli 1587.

4 Schriftliche Auskunft Staatsarchiv Genf v. 11.8.1960 (Briefwechsel mit dem Stadtarchiv Hilden). Siehe ferner Christoph de Chazalon, Les Imprimeurs Jean de Laon actifs à Genève dans la seconde moitié du XVIe siècle. Thèse de Doctorat ès Lettres, Genf, 2008, S. 68.

5 Schriftliche Auskunft Staatsarchiv Genf v. 11.8.1960.

6 Schriftliche Auskunft Staatsarchiv Genf v. 25.4.2025 mit Verweis auf den Briefwechsel von 1960 mit dem Stadtarchiv Hilden.

7 Eine nützliche, wenn auch nicht immer mit korrekter Datierung versehene Übersicht gibt Georg Burckhard, Die deutschen Hebammenordnungen von ihren ersten Anfängen bis auf die Neuzeit, T. 1, Leipzig, 1912. Eine fundierte Übersicht und Analyse deutschsprachiger Hebammenordnungen bei Sybilla Flügge, Hebammen und heilkundige Frauen, Recht und Rechtswirklichkeit im 15. und 16. Jahrhundert, Basel, Frankfurt, 1998; Waltraud Pulz, „Nicht alles nach der Gelahrten Sinn geschrieben" – Das Hebammenanleitungsbuch von Justina Siegemund, München 1994, S. 15, Fn. 17; Felix Neumann, Zwei seltene deutsche Hebammenbücher des 16. Jahrhunderts, in: Archiv für Geschichte der Medizin 5, No. 1/2 (1911), S.132–41.

8 Ordonnances sur l'estat de la Medécine, Pharmacie et Chirurgie, Text der Verordnung wiedergegeben bei Léon Gautier, La médecine à Genève jusqu'à la fin du dix-huitième siècle: avec onze portraits, 1906, S. 610-618, Gautier, der für seine Veröffentlichung zwanzig Jahre in Genfer Archiven geforscht hat, schreibt, dass seines Wissens das Original der Verordnung aus dem Jahr 1569 nicht mehr existiert. Er zitiert aus einer Abschrift aus dem Jahr 1697, vgl. Gautier S. 611. Die für Marie Colinets Zeit relevante Verordnung ist die aus dem Jahr 1569, die erst 1658 durch eine umfangreichere und detaillierte Regelung ersetzt wurde (Gautier, S. 621).

9 Die Bestimmung über die Hebammen findet sich in Art. 7 des Abschnittes über Chirurgen, vgl. Gautier, S. 617 : „Que nulles femmes ne se meslent de recevoir les enfans qu'elles ne soyent admises et jurées après cognoissance de leur prudhommie et suffisance par le rapport des Commis qui seront tenus leur advertir soigneusement des choses dont elles pourront utiliser en cas de nécessité urgente." (Übersetzungen aus den französischen Originaltexten von der Autorin).

10 Katharina Meyer, Zur Geschichte des Hebammenwesens im Kanton Bern, Bern 1985, S. 15 ff.

11 Hans Niedermeier, Die Regensburger Hebammenordnung von 1452, Verhandlungen des Historischen Vereins für Regensburg und Oberpfalz, August 2016, S. 253-266. Die gedruckte Fassung von 1550 findet sich in der Bayerischen Staatsbibliothek (Rar. 1530), dort auch online. Zu Nürnberg: Sybilla Flügge, S. 383 ff.

12 Sybilla Flügge, S. 17.

13 In Genf gab es ab 1746 formale Demonstrationskurse für Hebammen, aber keine Hebammenschule, siehe dazu Hans Jenzer, Die Gründung der Hebammenschulen in der Schweiz im 18. Jahrhundert (mit besonderer Berücksichtigung der bernischen Verhältnisse), in: Gesnerus, Swiss Journal of the History of Medicine and Sciences, 23 (1966), S. 67-77, 77.

14 Zur Ausbildung Silvia de Renzi, "Women and Medicine", in: The Healing Arts, Health, Disease and Society in Europe 1500 – 1800, Edited by Peter Elmer, Manchester 2004, S. 217.

15 Katharina Meyer, S. 17.

16 Sybilla Flügge, S. 395.

17 Schriftliche Auskunft Staatsarchiv Genf v. 11.8.1960; sowie schriftliche Auskunft Staatsarchiv Genf v. 25. 4.2025.

18 Gautier, S. 210.

19 Gautier, S. 176.

20 Sybilla Flüge, S. 269 mit Hinweis auf die Hebammenordnungen in Frankfurt und Ulm.

21 In der Regensburger Hebammenordnung 1550 heißt es: den „oberisten Erbarn frawen/ so uber die Hebammen gesetzt sind", S. 6; Sybilla Flüge, S. 258, 391; Niedermeier, S. 257; Nina Kölsch-Bunzen, Die Macht der Bilder vom Ungeborenen. Von der Nutzung bildlicher Darstellungen vom Ungeborenen als Erweis der Überlegenheit akademischen ärztlichen Sehwissens gegenüber erfahrungsbasiertem Tastwissen von Schwangeren und Hebammen in der Frühen Neuzeit; in: Bulletin des Zentrums für interdisziplinäre Frauenforschung der HU Berlin, 2002, Heft 25, S. 74 – 101, 78.

22 Kölsch-Bunzen, S. 77-78.

23 Sybilla Flügge, S. 241, 258.

24 Eine anschauliche Darstellung dieser komplexen Entwicklung findet sich beispielsweise bei Gernot Böhme, Wissenschaftliches und lebensweltliches Wissen, in: Wissenssoziologie, hrsg. von Nico Stehr und Volker Meja, Kölner Zeitschrift für Soziologie und Sozialpsychologie, Opladen, 1981, S. 445-463, 455-6; s.a. Flügge, S. 119.

25 Zu dieser Entwicklung Mary Lindemann, Medicine and Society in Early Modern Europe, Cambridge 2010, S. 268; Sybilla Flügge, S. 119-121; vgl. auch die Analyse bei Monica H. Green: „Making Women's Medicine Masculine: The Rise of Male Authority in Pre-Modern Gynaecology", Oxford University Press, 2008.

26 De Renzi, „Women and Medicine ", in: The Healing Arts, S. 218.

27 Zu diesem gemeinsamen Kern aller Hebammeneide, die häufig älter als die jeweilige Kodifizierung waren, s. Sybilla Flüge, S. 184; zum Eid in der Berner Hebammenordnung Katharina Meyer, S. 15. Außerdem die Regensburger Hebammenordnung von 1452/1550: Hans Niedermeier, S. 254f.

28 Gautier, S. 183 m.w.N.

29 Die Sterberegister der Stadt Genf aus der fraglichen Zeit lassen keine Aussage darüber zu, ob die hohe Mütter- und Kindersterblichkeit bei oder kurz nach der Geburt irgendetwas mit der Kompetenz der Hebammen zu tun hat. Die Register unterschieden auch nicht zwischen tot geborenen Kindern und solchen, die während oder kurz nach der Geburt ungetauft verstarben, vgl. dazu Gautier, S. 182.

30 Text zitiert bei Gautier, S. 183, Fn. 1.

31 Archives d'Etat de Geneve, E.C. Temple de Saint Gervais, vol. 3, Eintrag v. 30. Juli 1587, und Aufzeichnungen des Notars Etienne de Monthoux, in den Archives d'Etat, vol. 4, fol. 459 r-v.

32 Guilhelmus Fabricius Hildanus/ Fabri de Hilden, Guillaume, Opera observationum et curationum medico-chirurgarum, quae extant omnia, Frankfurt: J.L. Dufour, 1682, Centuria V, Observatio XXI (S. 401).

33 Guilhelmus Fabricius Hildanus, Opera omnia, Centuria V, Observatio LXXXV (S. 474f)

34 Wilhelm Fabry von Hilden, Von der Fürtrefflichkeit und Nutz der Anatomy, Zweite erweiterte Auflage nach dem in der Stadtbibliothek von Bern befindlichen Manuskript, hrsg. v. F. de Quervain und Hans Bloesch, (Veröffentlichungen der Schweizerischen Gesellschaft für Geschichte der Medizin und der Naturwissenschaften), Leipzig 1936, S. 153-155.

35 Fabricius, Opera Omnia, Centuria VI, Observatio LXIV, S. 528-529.

36 Fabricius, Opera Omnia, Centuria IV, Observatio LVII, S. 328-330, mit Abbildung der Uterusruptur.

37 Fabry, Brief v. 25. Dezember 1626 an Dr. Francisco Monhemio, in: Fabricius, Opera Omnia, Centuria VI, Observatio LXIV, S. 528-529.

38 Wund-Artzney, VI. Hundert, 64. Wahrnehmung, S. 767-768.

39 Wund-Artzney, VI. Hundert, 63. Wahrnehmung, S. 766.

40 Die wenigen mit hinreichender Sicherheit in den Quellen dokumentierten Ausnahmen aus dem 16. und frühen 17. Jahrhundert, in denen ein Kaiserschnitt an der lebenden Gebärenden zur Rettung von Mutter und Kind durchgeführt wurde: Fall Nufer in der Schweiz im Jahre 1500, 1549 in Wien, 1610 in Wittenberg, sind bei Flügge, S. 118, aufgelistet. Der Wittenberger Fall war auch Gegenstand eines Briefwechsels zwischen Wilhelm Fabry und dem Arzt Michael Döring aus dem Jahr 1612, Wund-Artzney, S. 1157 ff.

41 Dazu und zu der weiteren Entwicklung Daniel Schäfer, Wilhelm Fabry und der Keyserschnitt. Ein Schlaglicht auf die medizinische Diskussion in der Frühen Neuzeit, in: Medizingeschichte in Schlaglichtern. Beiträge des „Rheinischen Kreises der Medizinhistoriker", Schriften des Rheinischen Kreises der Medizinhistoriker, Band 2, hrsg. von Axel Karenberg, S. 55-71, zum Kaiserschnitt bis in die Neuzeit: S. 55, zur Lex Regia: S. 60; zum Kirchenrecht Flügge, S. 115.

42 Flügge, S. 115.

43 Schäfer, Wilhelm Fabry und der Keyserschnitt, S. 60.

44 Schäfer, S. 55, schreibt, dass die deutsche Benennung erstmals bei Fabry nachgewiesen wurde. Allerdings findet sich der Begriff „Keysers Schnitt" zunächst in dem „Sendschreiben Von einem newen seltsamen und wunderbarlichen Mutterbruch und dem darauß zu seiner Zeit erfolgten Keysers Schnitt oder Öffnung der Mutter" von Michael Döring (Doktor der Medizin und Philosophie in Breslau) an Wilhelm Fabry aus dem Jahr 1612, vgl. Fabry, Wund-Artzney, S. 1157 ff.

45 Ob Ursula Opiz zum Zeitpunkt des Unfalls bereits schwanger war oder erst danach schwanger wurde, wird in der Korrespondenz zwar erörtert, bleibt aber letztendlich offen, Wund-Artzney, S. 1167.

46 Auf dessen Aufzeichnungen (Sennert war bei der Operation dabei) stützt sich Michael Döring, Wund-Artzney, S. 1159.

47 Wund-Artzney, S. 1168.

48 Schäfer, aaO.

49 Seine Zurückhaltung wird auch deutlich in dem bereits erwähnten Fall der Uterusruptur aus dem Jahre 1617, wo er den „Keyser Schnitt" zwar als letzte Möglichkeit zur Rettung erörtert, aber doch als „verdächtig" bezeichnet, weil in derartigen Fällen oft durch das „Nachlassen der austreibenden Kräfte" bereits Mutter und Kind nicht mehr zu retten sind. Wund-Artzney, S. 434 (IV. Hundert, 57. Wahrnehmung).

50 Wund-Arztney, VI. Hundert, 63. Wahrnehmung, S. 766 ff.

51 Silvia de Renzi, Women and Medicine, in: The Healing Arts, S. 219.

52 Flügge, S. 109.

53 Louise Bourgeois, Observations diverses sur la stérilité, perte de fruits, fécondité, accouchements et maladies des femmes et enfants nouveau-nés, in ihrer Widmung an die Königin : A la Royne, ohne Paginierung.

54 Alison Klairmont Lingo, Connaître le secret des femmes : Louise Bourgeois (1563 – 1636), sage-femme de la Reine, et Jaques Guillemeau (1549 – 1613), chirurgien du Roi, in: Enfanter dans la France d'Ancien Régime, édité par Laetitia Dion et al., Artois Presses Université, 2017, S. 113-126, 113.

55 Louise Bourgeois, Apologie de Louyse Bourgeois dite Bourcier sage femme de la Roine mere du Roy, & de feue Madame. Contre le Rapport des medecins, Paris 1627.

56 Silvia de Renzi, Women and Medicine, S. 220.

57 Waltraud Pulz, „Nicht alles nach der Gelahrten Sinn geschrieben" – Das Hebammenanleitungsbuch von Justina Siegemund, München 1994. S. 31.

58 Waltraud Pulz, S. 36-41; s.a. Annette Kerckhoff, Heilende Frauen, Ärztinnen, Apothekerinnen, Krankenschwestern, Hebammen und Pionierrinnen der Naturheilkunde, Berlin 2018, S. 130-133, 131.

59 Pulz, S. 43-44.

60 Pulz, S. 48.

61 Justina Siegemund, Die Königlich Preußische und Chur-Brandenburgische Hof-Wehe-Mutter, 1689. Eine umfassende, genaue Analyse und historische Einordnung des Werkes hat Waltraud Pulz (s.o) unternommen.

„..damit sie (die jungen Mediziner) sehen, .daß die Erkandtnus der Kranckheit der vornehmste Theil der Heylung seye. Dann ein vorsichtiger Medicus wann er die Kranckheit erkant hat, wird hernach leicht wissen, was damit zuthun, oder ob sie zu heylen sey, oder nicht.

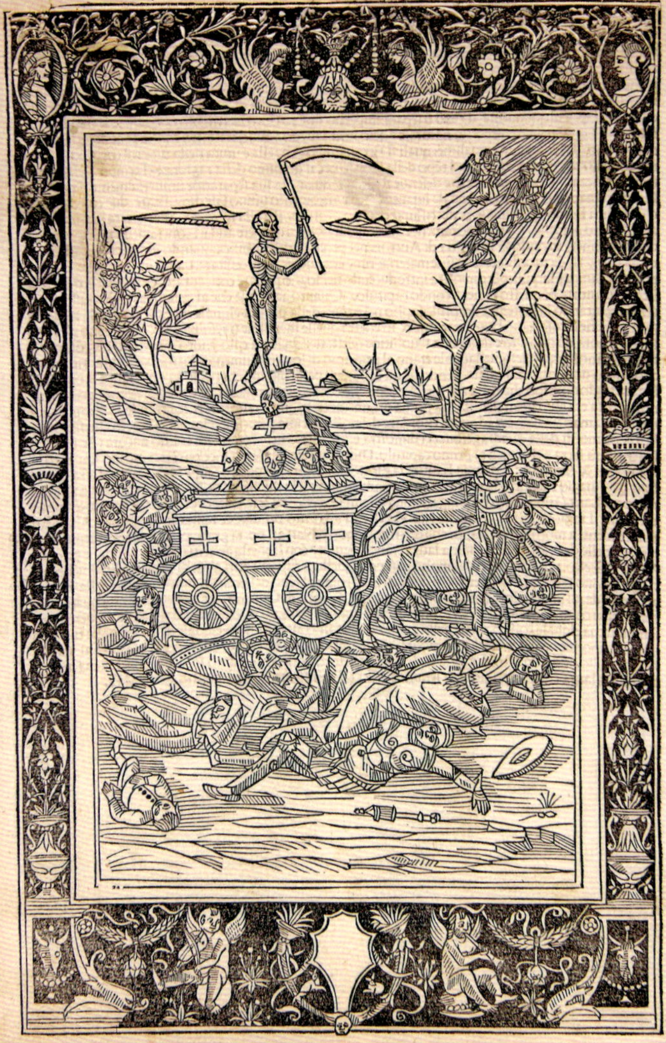

DAS UNSICHTBARE SICHTBAR MACHEN

Auf den Spuren der Ansteckung im 17. Jahrhundert

„Sehen wir nicht, dass auch zu unsren Zeiten dergleichen geschieht und newe Kranckheiten entstehen?" – mit diesen Worten kommentierte Wilhelm Fabry in einem Brief an seinen Kollegen Janus de Bourgo aus Bourg-en-Bresse im Januar 1610 das beunruhigende Auftreten neuer, bisher unbekannter Leiden, deren Entstehungsursache und Weiterverbreitungsmechanismen nicht immer erkennbar waren.[1] Als praktizierender Arzt und Chirurg sah Fabry sich immer wieder mit Ausbrüchen von epidemischen Krankheiten konfrontiert, seien es altbekannte Krankheiten wie die Pest, die „WW" (Dysenterie), die Franzosen Krankheit (Syphilis) oder ganz neue, bisher unbekannte Krankheiten.

Im Vordergrund stand dabei für Fabry stets die Frage, wie er seine Patienten, die an diesen Erkrankungen litten, am besten behandeln könnte. Doch um die Patienten optimal behandeln zu können, muss man, davon war Fabry fest überzeugt, zunächst einmal wissen, an welcher Krankheit sie genau leiden, wo die Krankheit ihren Sitz hat und was ihre Ursache ist: „..damit sie (die jungen Mediziner) sehen, ...daß die Erkandtnus der Kranckheit der vornehmste Theil der Heylung seye. Dann ein vorsichtiger Medicus wann er die Kranckheit erkant hat, wird hernach leicht wissen, was damit zuthun, oder ob sie zu heylen sey, oder nicht. Derowegen .... daß sie den größten Fleiß in Erkandtnus der Kranckheit, wie auch derselben Stell und Orth anwenden."[2] Und an anderer Stelle: „Sollen also die Wundärzte hier lernen, wie viel daran lige, daß man die Ursach der Kranckheit erkenne".[3]

Von dem Sal Solis.

Vnter naß/ trocken/ heiß vnd kalt/
Wie fix vnd flüchtig hab ein gstalt/
Vermerck bey Man vnd Weibs figur/
Weiß ist der/ der erkennt dNatur.

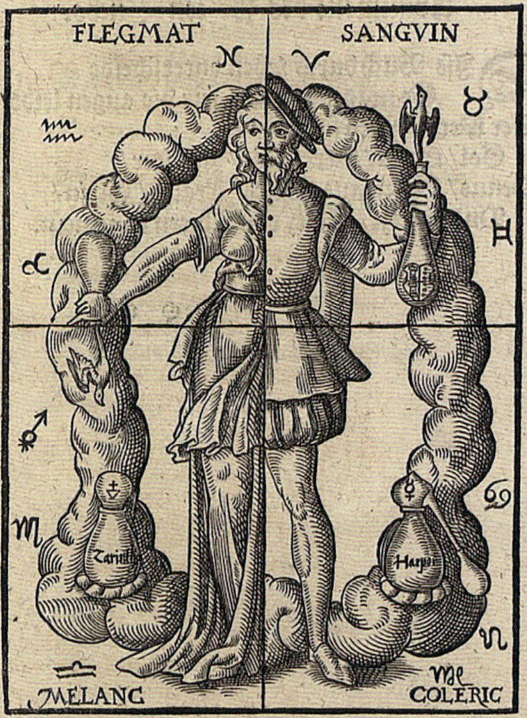

Alchimistische geprägte Darstellung der vier Körpersäfte und der vier Temperamente, aus der Schrift ‚Quinta Essentia' von Leonhard Thurneysser, Leipzig 1574.

Damit war die Frage der richtigen Identifizierung und der Entstehungsursachen der verschiedenen Krankheiten für Fabry von zentraler Bedeutung, denn nur so bestand Hoffnung, dass er seinen Patienten helfen konnte. Seine detaillierten Fallbeschreibungen, seine Korrespondenz mit führenden Medizinern seiner Zeit und nicht zuletzt seine eigenen theoretischen Überlegungen zeigen einen Arzt, der systematisch versuchte, die Ursache, die Natur und die Verbreitung der Krankheiten zu verstehen.

Galenische Krankheitslehre: Ein ganzheitlicher und individualisierter Ansatz

Fabry lebte in einer Zeit des medizinischen Umbruchs, nicht nur was die neuen Erkenntnisse in der Anatomie anbelangt, die für ihn von großer Bedeutung waren und die wir in einem anderen Kapitel besprochen haben, sondern auch, was das grundsätzliche Verständnis von Krankheiten und ihren Ursachen angeht. Die traditionelle galenische Medizin beruhte auf den Schriften des griechischen Arztes Galen aus dem 2. Jahrhundert nach Chr., der ursprünglich aus Pergamon stammte und es in Rom im Rahmen einer glänzenden Karriere bis zum Leibarzt des Kaisers gebracht hatte. Er hatte die deutlich älteren Lehren der hippokratischen Schule zusammen mit seinen eigenen Erkenntnissen systematisiert und in einer Reihe von Lehrbüchern veröffentlicht.[4] Seine umfassende Lehre über Anatomie und Physiologie des menschlichen Körpers beherrschte die gesamte Heilkunde in Europa bis mindestens ins 17. Jahrhundert, in Teilen bis in das 18. Jahrhundert.[5] Für Fabry und die große Mehrheit seiner ärztlichen Kollegen war sie daher der Bezugsrahmen für ihr Verständnis von Krankheit und Gesundheit des Menschen und für ihre medizinischen Behandlungen.

In der galenischen Krankheitslehre stand die Behandlung des Individuums, nicht die Behandlung einer spezifischen Krankheit, im Vordergrund.[6] Sie beruhte auf der Lehre von den vier Körpersäften (Blut, Schleim, gelbe Galle und schwarze Galle), deren ausgewogenes Gleichgewicht im menschlichen Körper mit Gesundheit assoziiert wurde, während jede Störung des Gleichgewichts gleichbedeutend mit Krankheit war.[7] Die Behandlung des Arztes war ganzheitlich und hoch individualisiert. Sie richtete sich darauf, das Gleichgewicht der Säfte aufrechtzuerhalten oder wiederherzustellen – mehr dazu im Kapitel „Das Mass der Dinge – Präventionsmedizin vor der Moderne". Das richtige Mischungsverhältnis der vier Säfte war nach den Vorstellungen frühneuzeitlicher Ärzte bei jedem Menschen individuell verschieden, weshalb auch die Therapie einer Krankheit – jedenfalls vom Anspruch her – darauf abzielte, den Patienten gemäß seiner individuellen Konstitution zu behandeln.[8] So ist auch erklärlich, dass Fabry als Galeniker in vielen seiner Fallbeobachtungen, die er mit ärztlichen Kollegen austauschte, zu Beginn des Briefs oft einen kurzen Hinweis auf die Konstitution des jeweiligen Patienten gab, so z. B. „ein vierzig Jähriger starcker Mensch hitziger, gallsüchtiger Natur und zorniges Gemüths", „ein Herr von sehr guter Leibsbeschaffenheit, starck und... warmer und truckner (trockener) Natur" oder „ein Jüngling von 14 Jahren, der feuchten, phlegmatischen Natur....".[9] Dies diente dazu, dem Kollegen die Grundkonstitution des Patienten zu beschreiben, auf der die Behandlung fußte.

Theorien der Ansteckung von der Antike bis zur Frühen Neuzeit

Dieses ganzheitlich-individuelle Konzept der Krankheiten in der Tradition der galenischen Medizin stand in einem gewissen Spannungsverhältnis zu der Vorstellung, dass es Krankheiten geben könne, bei denen Krankheitserreger bzw. körperfremde Substanzen in den Körper eindringen und aufgrund ihrer spezifischen Eigenschaften bei allen Betroffenen weitgehend identische Symptome auslösen. Wenn Krankheiten als eine Störung der bei jedem Menschen besonderen, individuellen Mischung der Körpersäfte gedacht wurden, passte dazu die Idee einer Spezifizität von Krankheiten als von außen kommender schädlicher Substanzen nur schwer. Doch weil bereits in der Antike ebenso wie im Mittelalter immer wieder große Krankheitswellen, wie z. B. die Pest oder die Pocken, Teil der Lebenswirklichkeit der Menschen waren, musste schon die klassische hippokratisch-galenische Medizin Erklärungsmodelle entwickeln, die es erlaubten, die Entstehungsursachen dieser Krankheiten zu verstehen und darauf aufbauend Therapien und Präventivmaßnahmen zu finden.[10]

Die klassische Medizin von Hippokrates und Galen konzentrierte sich bei der Erklärung epidemischer Krankheiten jedoch nicht primär auf das Prinzip der Ansteckung von Mensch zu Mensch, wie wir den Begriff heute gemeinhin verstehen. Vielmehr wurde der Begriff Ansteckung eher mit Umweltfaktoren in Verbindung gebracht: epidemieartige Krankheiten wurden als das Resultat von Miasma (übler Dunst, Verunreinigung) angesehen, also einer krankheitsverursachenden giftigen Materie, die durch faulige Prozesse in Luft oder Wasser entsteht oder auch durch giftige Dämpfe aus der Erde selbst.[11] Diese Theorie bestimmte den grundsätzlichen Umgang mit epidemieartig auftretenden Krankheiten bis in Fabrys Zeit.

Die Vorstellung von krankmachenden Ausdünstungen war für die Menschen unmittelbar sinnlich erfahrbar: Üble Gerüche von verwesenden Stoffen, Ausdünstungen von

Sümpfen oder stehenden Gewässern und die schwüle Luft bestimmter Wetterlagen galten als Anzeichen für krankmachende Miasmen und Ansteckung. Die Theorie erklärte schlüssig, warum bestimmte Orte und Jahreszeiten besonders gefährlich waren: Sumpfige Niederungen, enge Gassen und die schwüle Sommerhitze begünstigten die Entstehung und Ausbreitung verdorbener Luft. Auch die jahreszeitlichen Schwankungen von Krankheiten – etwa das gehäufte Auftreten von Seuchen in den heißen Sommermonaten – ließen sich so erklären.[12]

Diese theoretischen Vorstellungen führten zu konkreten Präventionsmaßnahmen: Man versuchte, die schlechte Luft durch Räucherungen mit aromatischen Hölzern und Kräutern zu vertreiben. Wohlhabende Bürger trugen Duftkräuter bei sich oder parfümierte Tücher vor dem Gesicht, um sich vor den krankmachenden Ausdünstungen und der Fäulnis zu schützen. Die Drainage von Sümpfen und die regelmäßige Reinigung der Straßen sollten die Entstehung krankmachender Ausdünstungen verhindern. Auch die Anlage von Friedhöfen außerhalb der Stadtmauern folgte dieser Logik.[13]

Die Miasma-Theorie harmonierte perfekt mit dem grundlegenden Prinzip der galenischen Medizin, wonach Krankheit durch eine Störung des individuellen Säftegleichgewichts entstand. Giftige, faulige Luft und Ausdünstungen konnten dieses negativ beeinflussen. Frühneuzeitliche Ärzte in der Tradition der galenischen Medizin betrachteten daher selbst epidemieartig auftretende Krankheiten in erster Linie unter dem Gesichtspunkt der individuellen Konstitution: Entscheidend war nicht, dass viele Menschen dieselben Symptome zeigten, sondern wie sich die krankmachenden Umwelteinflüsse bei jedem Einzelnen je nach seiner spezifischen Säftemischung, seiner Disposition, auswirkten.[14]

Bereits seit der Antike und verstärkt im christlichen Mittelalter hatte sich so ein vielschichtiges hierarchisches System von Krankheitsursachen entwickelt. An der Spitze standen die göttlichen Erstursachen – Gott als oberster Lenker aller Geschehnisse. Auf der mittleren Ebene wirkten die unmittelbaren Ursachen: hierzu gehörten sowohl die bereits erwähnten Umweltfaktoren wie Miasmen – also die krankmachenden Ausdünstungen aus fauligen Prozessen – als auch die Faktoren der individuellen Lebensführung wie z.B. Ernährung und Bewegung. Die unterste Ebene bildeten schließlich die körpernahen Ursachen, welche die eigentlichen Krankheitsprozesse im Organismus selbst beschrieben – etwa die Störung des Säftegleichgewichts oder die Entstehung krankhafter Substanzen im Körper.

Für Wilhelm Fabry und seine Zeitgenossen blieb Gott also stets die oberste und entscheidende Ursache allen Geschehens: „Aber die Erste und vornembste Ursach ist in

Wahrheits grund, daß die verderbte Art deß Menschen täglich zu legt: Darumb vermehret unser Herr und Gott billich die Plagen, und das Übel und erwecket allerley Kranckheiten, wegen der Sünden deß Volcks."[15] Fabrys praktische medizinische Arbeit jedoch konzentrierte sich naturgemäß auf die beiden unteren Ebenen.

Erste Ansätze eines veränderten Krankheitsverständnisses: Paracelsus

Das humoralpathologische Konzept, also die Lehre von den Körpersäften, war zu Zeiten von Wilhelm Fabry immer noch das vorherrschende System, auch wenn es seit etwa 1575 zunehmend in der Kritik stand vonseiten der Paracelsianer, den Anhängern des Paracelsus (1493 – 1542). Dieser hatte einen radikalen Frontalangriff auf das gesamte traditionelle medizinische System geführt, indem er die gelehrte Medizin und ihre Heilmethoden grundlegend in Frage stellte und stattdessen die Alchemie, die Chemie seiner Zeit, in den Vordergrund seiner Krankheitslehre und auch seiner Heilmethoden rückte.[16] Er lehnte die Idee eines Gleichgewichts der Körpersäfte grundsätzlich ab und propagierte stattdessen ein Konzept spezifischer, von außen in den Körper eindringender schädlicher Substanzen, die sich dort einnisteten und krank machten.[17] Dies war jedoch keineswegs eine frühe Form der Keimtheorie, auch wenn wir mit unserem modernen Verständnis von Krankheitserregern und Mikrobiologie in Versuchung geraten könnten, dies so zu interpretieren, sondern nahm eher chemische oder giftige Substanzen in den Blick.[18]

Paracelsus' Ideen konnten sich zu seinen Lebzeiten nicht durchsetzen, zum einen wegen ihrer kompromisslosen Radikalität, zum anderen wegen der mystisch-religiösen, schwer verständlichen Sprache, derer er sich bediente, und nicht zuletzt auch wegen der gesellschaftspolitisch brisanten Inhalte, welche in seinen Schriften lagen und ihn suspekt machten.[19] Doch seine gemäßigteren Nachfolger verhalfen seinen chemischen Therapien nach und nach zu einer breiteren Anerkennung, und zu Wilhelm Fabrys Zeit gab es viele orthodoxe Galenisten, die, ohne das galenische System der Körpersäfte und ihr ganzheitlich-individuelles Krankheitsverständnis jemals in Frage zu stellen, gleichwohl dazu übergingen, chemische Arzneimittel in ihre Behandlungen zu integrieren. Dies spiegelte sich auch zunehmend in den offiziellen Arzneibüchern der Zeit wider, die ab ca. 1600 eine zunehmende Anzahl chemischer Medikamente auflisteten.[20]

Auch Fabry selbst setzte, wenn auch eher selten und überaus vorsichtig, bestimmte chemische Arzneimittel ein, so vor allem die von Paracelsus propagierte Quecksilber-

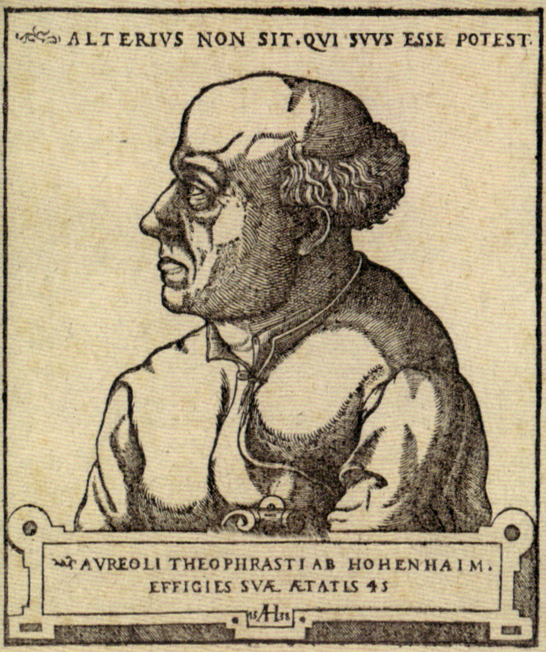

Paracelsus (1493 – 1542)

salbenkur bei der gefürchteten Franzosen-Krankheit (Syphilis), allerdings in einer deutlich abgemilderten Variante, wie wir in den Fällen aus seiner Zeit in Hilden gesehen haben. Insgesamt jedoch stand er den Lehren des Paracelsus sehr ablehnend gegenüber, schon deshalb, weil Paracelsus die von Fabry hochgeschätzten klassischen Autoritäten der Medizin wie Hippokrates und Galen kritisierte und ihre Lehren radikal bekämpfte.[21] So schreibt Fabry: „Sind also Paracelsus und andere seines gleichen zu schelten, welche bisweilen die alte Schreibenten, Hippocratem, Galenum, Avicennam...und andere ...., als wann sie die Sach nicht recht verstanden hetten, schelten, schmähen und lästeren; vermeinent, sie wollen sich damit desto höher erheben und in Ansehen bringen. Wann solche etwas Besseres würden auf die Ban bringen, als uns die Alten haben nachgelassen, wer viel auff sie zu halten; aber in dem sie der alten Schreibenten Schriften verachten, schmähen, lästeren und under die Füße zu tretten sich unterstehen, verachten sie sich selbst bey allen ehrlichen und verstündigen Leuten, und bringens endlich dahin, daß Gelehrte und die, welche die Sach recht verstehen, desto weniger auff solche Schreyer halten, weil sie sehen, dass sie die, von denen sie gelernt haben, verachten...“[22] Mit anderen Worten, solange Paracelsus und seine radikalen Anhänger nicht selbst mit besseren Therapien aufwarten können – und das konnten sie in Fabrys Augen nicht – brachten sie sich nur selbst in Misskredit und Fabry blieb bei den bewährten Heilmethoden der galenischen Medizin. Dies belegt auch Fabrys harsche Kritik an den Rezepturen für Salben und Heilmittel des Paracelsus, die er als von Aberglauben und magischem Denken geprägt beurteilte – beispielsweise in seinem Buch über die Glid-Wassersucht, wo Fabry die Rezepte aus den Schriften von Paracelsus, die er offenbar gut kannte, wörtlich zitiert.[23]

Einer der bekanntesten und erfolgreichsten Ärzte in der Gruppe der gemäßigten Paracelsianer war einer von Fabrys Briefpartnern: Theodorus de Mayerne (1573 – 1655). Die gemäßigten Paracelsianer waren im galenischen System ausgebildete Ärzte, die chemische Arzneimittel in ihre Behandlungen integrierten, ohne aber die grundlegenden Lehren der Humoralpathologie Galens anzuzweifeln. Fabry schätzte ihn sehr und tauschte sich mit ihm zwischen 1615 und 1622 regelmäßig über verschiedene Fälle aus.[24] Mayerne war im Laufe seiner beeindruckenden Laufbahn zum Leibarzt erst Heinrichs IV. von Frankreich aufgestiegen und danach als Hofarzt an das englische Königshaus berufen worden.[25] Er vertrat die Auffassung, dass chemische Arzneimittel sich sehr gut mit den Lehren von Hippokrates und Galen vertrügen – ein weiteres Beispiel dafür, wie flexibel die galenische Medizin war und wie sehr auch neue Ideen und Behandlungsansätze, obwohl sie streng genommen nicht mit der Lehre von den Körpersäften kompatibel waren, gleichwohl in die therapeutische Praxis aufgenommen wurden.[26]

Mayernes Beispiel verdeutlicht eine wichtige Entwicklung: Selbst theoretische Elemente aus Paracelsus‘ Lehre fanden, wenn auch in gemäßigter Form, ihren Weg in die

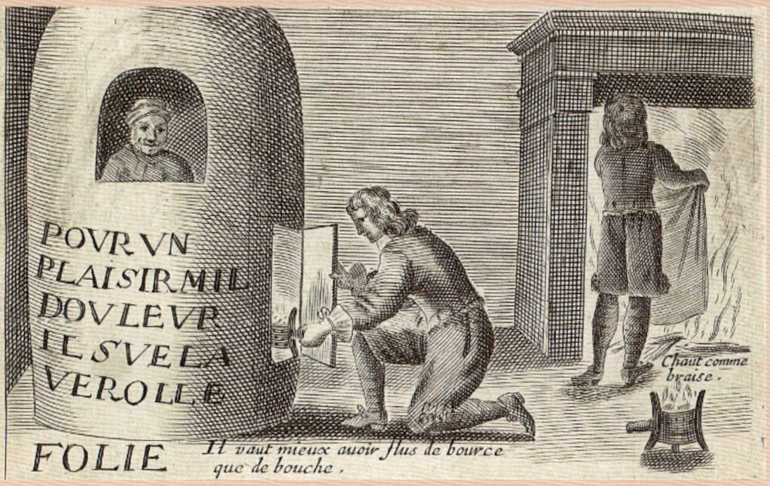

QUECKSILBERTHERAPIE

Behandlung eines Syphiliskranken mit Quecksilberdampf, Stich von Jaques Lagnier, ca. 1659 Auf dem Fass steht: POVR VN PLAISIR MIL DOVLEVR IL SVE LA VEROLLE. Auf deutsch etwa: „Für ein Vergnügen tausend Schmerzen. Er schwitzt wegen der Pocken." Diese in der Renaissance sehr verbreiteten Schwitzkuren wurden durch die Verbrennung eines Quecksilberminerals, zumeist Zinnober, in einer kleinen Kammer erzeugt, die aus einem hölzernen Fass bestand, in dem der syphilitische Patient hermetisch eingeschlossen wurde, wobei nur sein Kopf herausragte. Diese quecksilberbasierten Therapien führten zu einer raschen Abheilung der Hautläsionen und schienen sehr gute Ergebnisse zu erzielen. Die Renaissance-Ärzte wandten die Quecksilbertherapie auf der Grundlage der galenischen „Humoralpathologie" an, nach der Krankheit durch ein Ungleichgewicht zwischen den vier Körpersäften verursacht wird, und sie waren überzeugt, dass der Nutzen der Kur aus der Aussonderung verdorbener Körpersäfte in Form sehr reichlichen Speichelflusses und Darmbeschwerden wie Durchfall herrührte. Heute wissen wir, dass es sich dabei um Symptome einer schweren Quecksilbervergiftung handelte. Die Behandlung war sehr qualvoll für die Patienten und konnte auch tödlich enden.

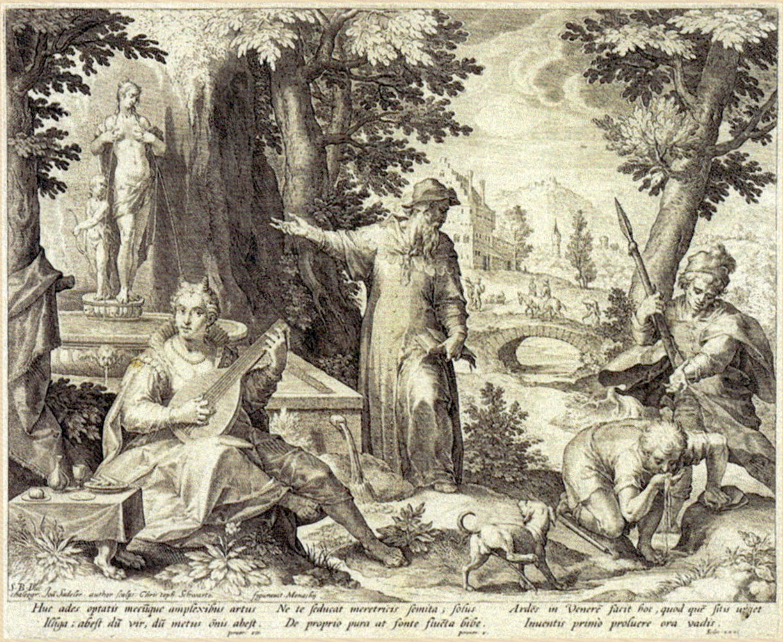

Girolamo Fracastoro zeigt dem Hirten Syphilis und dem Jäger Ilceus eine Statue von Venus, um sie zu warnen vor den Gefahren einer Infektion mit Syphilis. Stich von Jan Sadeler I, (1550 – 1600) nach Christoph Schwartz (ca. 1548 – 1592). Die lateinische Inschrift besagt: Komm hierher zu den ersehnten Umarmungen und verschlinge deine Glieder mit mir; solange der Mann abwesend ist, ist auch jede Furcht abwesend. Lass dich nicht vom Pfad der Hure verführen; trinke allein die reinen Fluten aus deiner eigenen Quelle. Du brennst in Begierde, dies bewirkt, dass du, wenn der Durst dich treibt, zuerst gehst, um deinen Mund an vorgefundenen [unreinen Quellen] zu spülen.

medizinische Praxis – allerdings weniger durch die Übernahme seiner Krankheitstheorien als vielmehr durch die praktische Integration seiner chemischen Arzneimittel in das bewährte galenische System. Obwohl Paracelsus' Ansatz also nicht speziell darauf ausgelegt war, ansteckende Krankheiten zu erklären, legte sein Konzept spezifischer, von außen eindringender Krankheitsverursacher dennoch einen ersten Grundstein für ein verändertes Krankheitsverständnis – wobei das flexible galenische System stark genug blieb, um selbst diese scheinbar widersprüchlichen Neuerungen zu integrieren.

Die Herausforderung durch neue Krankheiten

Das Auftreten neuer Krankheiten seit dem späten 15. Jahrhundert stellte die etablierten medizinischen Erklärungsmodelle vor besondere Herausforderungen. Fabry lebte in einer Zeit, in der solche neuartigen Leiden den alten theoretischen Rahmen infrage zu stellen schienen.

In seinem aufschlussreichen Brief an Janus de Bourgo aus Bourg-en-Bresse vom Januar 1610 führt Fabry eine ganze Reihe solcher beunruhigender Krankheiten auf: die Syphilis (die „Franzosen-Krankheit"), den Englischen Schweiß, eine seltsame ungarische Krankheit, die rätselhafte „Krebel-Krankheit" aus Hessen, eine „verborgene Krankheit" aus Mähren, und schließlich auch den Fall eines einzelnen Mannes mit mysteriösen Symptomen. Diese Aufzählung macht deutlich, wie vielfältig die Herausforderungen waren, mit denen sich die Medizin in Fabrys Zeit konfrontiert sah – und wie dringend neue oder erweiterte Erklärungsmodelle benötigt wurden, um das „Unsichtbare sichtbar zu machen" und die verborgenen Wege der Krankheitsübertragung zu verstehen.

Die Syphilis – Eine neue Krankheit verändert die Medizin

Unter allen neuen Krankheiten war die Syphilis zweifellos die folgenreichste für das medizinische Denken. Seit ihrem ersten dokumentierten Auftreten in Europa in den 1490er Jahren – Fabry datiert es in seinem Brief korrekt auf 1493 oder 1494 – verbreitete sie sich mit erschreckender Geschwindigkeit über den gesamten Kontinent. Die Krankheit trat zunächst in besonders schwerer Form auf: Sie begann mit Geschwüren im Genitalbereich, entwickelte sich zu einem allgemeinen Hautausschlag und führte in fortgeschrittenen Stadien zu schweren Geschwüren, die Knochen angreifen und im

Spätstadium Nasen und Lippen zerstören konnten – oft mit tödlichem Ausgang. Ihre offensichtliche Übertragbarkeit von Mensch zu Mensch, ihre charakteristischen Symptome und vor allem ihre eindeutige Verbindung mit sexuellem Kontakt machten sie zu einem medizinischen Rätsel ersten Ranges.[27]

Die Herausforderung für das traditionelle galenische System lag nicht nur in der Neuartigkeit der Krankheit, sondern vor allem in ihrer spezifischen Art der Übertragung. Während die Humoralpathologie Krankheiten als Folge individueller Ungleichgewichte der Körpersäfte verstand, ließ sich bei der Syphilis eine klare Übertragung von einer Person zur anderen beobachten. Die Krankheit schien eine eigene, konstante Identität zu besitzen, die unabhängig von der jeweiligen Konstitution des Erkrankten immer wieder die gleichen charakteristischen Symptome hervorrief.[28]

In diesem Kontext entwickelte der italienische Arzt und Gelehrte Girolamo Fracastoro (1478 – 1553) seine Theorie der Krankheitsübertragung. Zunächst verfasste er 1530 ein Lehrgedicht über die Franzosenkrankheit („Syphilis sive morbus gallicus"), in dem er erstmals den Namen „Syphilis" prägte. 1546 folgte sein theoretischer Traktat „De contagione et contagiosis morbis", in dem er die These aufstellte, Krankheiten würden durch winzige „Samen" (seminaria) übertragen. Diese Idee knüpfte an die Vorstellungen des römischen Dichters und Philosophen Lucretius und indirekt auch an Paracelsus' Konzept von externen Krankheitsverursachern an und erweiterte das Verständnis von Krankheit als etwas, das als spezifische, konstante Form existierte.[29]

Fracastoro beschrieb drei Wege der Übertragung: direkten Kontakt von Person zu Person, die Übertragung durch kontaminierte Gegenstände (fomes) und die Übertragung durch die Luft.[30] Diese Theorie ergänzte die traditionellen Vorstellungen von verdorbener Luft und himmlischen Einflüssen, ohne sie zu ersetzen. Wichtig ist jedoch zu verstehen, dass seine Ideen von seinen Zeitgenossen keineswegs als revolutionärer Bruch mit der Vergangenheit verstanden wurden. Im Gegenteil, sie sahen ihn als einen der ihren an: ein gelehrter Galeniker, der sich mit den klassischen Theorien der alten Autoritäten auseinandersetzte, um Lösungen für die dringenden Fragen der Gegenwart zu finden.[31] Die meisten Ärzte des 16. und 17. Jahrhunderts arbeiteten mit verschiedenen Erklärungsmodellen nebeneinander: Die Idee des Miasmas bot ihnen eine Erklärung für epidemische Ausbrüche, während Fracastoros Krankheitssamen und Fomes die spezifische Übertragung von Mensch zu Mensch oder durch kontaminierte Gegenstände erklärten. Diese Verbindung verschiedener Theorien ermöglichte ein differenzierteres Verständnis von Krankheitsausbreitung und führte zu praktischen Präventionsmaßnahmen – von der Isolation Erkrankter bis zum vorsichtigen Umgang mit kontaminierten Gegenständen.

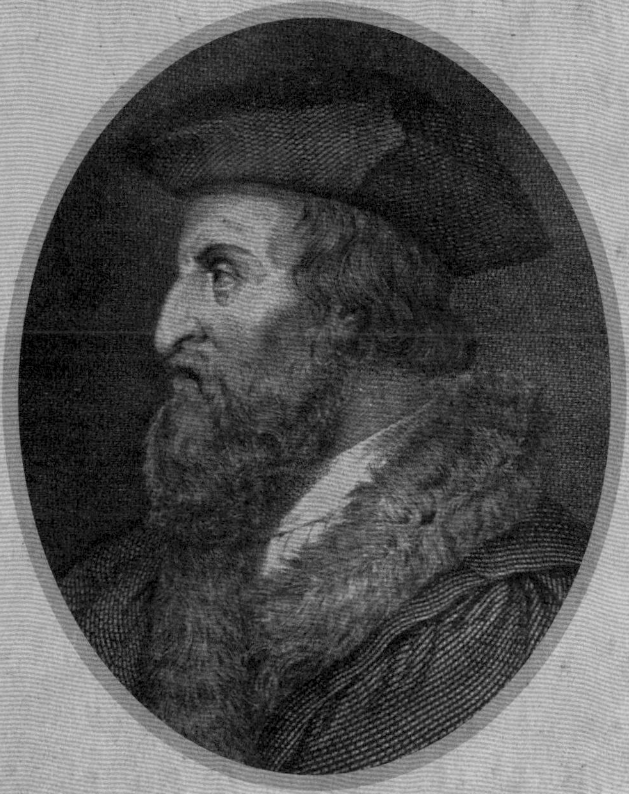

Fracastoro (ca.1477 – 1553)

Auch Wilhelm Fabry arbeitete ganz selbstverständlich mit diesem erweiterten Verständnis. Seine Fallbeschreibungen zeigen deutlich, dass er an eine physische Substanz glaubte, die Krankheiten übertragen konnte – auch wenn er diese nicht immer explizit als „Samen“ bezeichnete. Dies zeigt sich exemplarisch in dem Fall einer 15-jährigen jungen Frau aus Düsseldorf, die an Syphilis erkrankt war.[32]

Das Mädchen hatte sich während der Fastnacht zum Verkleiden die Hosen eines Freundes ausgeliehen und angezogen. In der Folge erkrankte sie an der Franzosen-Krankheit, welche sich mit heftigsten Geschwüren im Genitalbereich äußerte. Lange traute sie sich nicht, ihren Eltern etwas davon zu erzählen. Fabry beschreibt die furchtbaren Symptome der fortgeschrittenen Syphilis mit einer Deutlichkeit, die für den heutigen Leser schwer zu ertragen ist. Die Eltern und Fabry, der inzwischen hinzugezogen worden war, befragten sie, ob sie „mit einem Mann zu thun gehabt“ habe, welches sie auf das heftigste verneinte. Sie berichtete jedoch davon, dass sie – „wider alle Billigkeit und Jungfrawliche Zier“, wie Fabry missbilligend schreibt – die Hose eines Freundes zur Fastnacht angezogen habe. Dieser war selbst an der Syphilis erkrankt, so dass sich für Fabry die junge Frau eindeutig über die Hose angesteckt habe, die mit „den Franzosen behafftet und sehr angesteckt gewesen“ sei. Fabry konnte die junge Frau nicht retten, sie starb an der Krankheit.

Krankheitssamen in der Praxis: Der wissenschaftliche Austausch mit Daniel Sennert

Dass Fabry die Vorstellung von übertragbaren Krankheitssamen nicht nur praktisch anwendete, sondern auch theoretisch durchdacht hatte, zeigt sich besonders deutlich in seinem wissenschaftlichen Austausch mit Daniel Sennert (1572 – 1637), einem der bedeutendsten Mediziner seiner Zeit und Professor in Wittenberg. Als Sennert 1608 Fabry das Manuskript seiner neuen Pestschrift ‚Quaestionum medicarum controversarum liber: Cui accessit Tractatum de Pestilentia‘ vor der Drucklegung zusandte und um seine Einschätzung bat, antwortete Fabry mit eigenen Beobachtungen, die Sennerts theoretische Überlegungen eindrücklich bestätigten.

Fabry berichtete ihm von dem aufschlussreichen Fall des Theologiestudenten Johann Merula, der ihn im Juli 1596 in Lausanne aufgesucht hatte. Merula hatte Fabry eine bemerkenswerte Selbstbeobachtung mitgeteilt: Er sei sich sicher, bereits seit zwei Tagen den „pestilenzischen Saam“ in sich zu tragen. Was heute als Inkubationszeit bekannt ist, beschrieb der Patient als spürbare, aber noch weitgehend symptomlose Anfangsphase der gefürchteten Krankheit.[33]

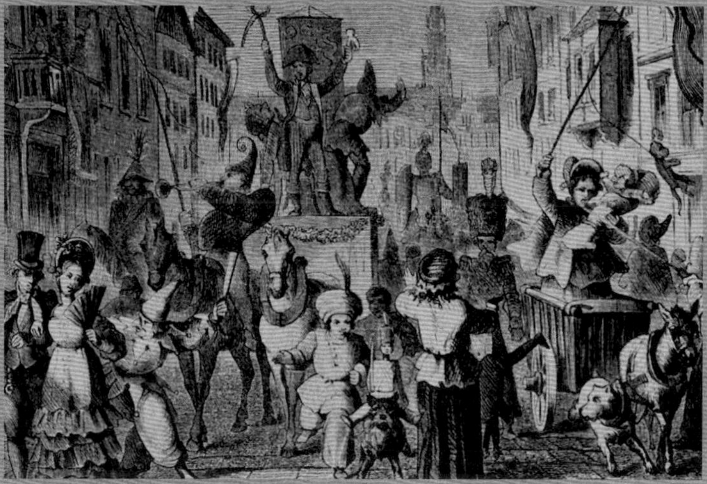

Karneval in Antwerpen, 19. Jh.

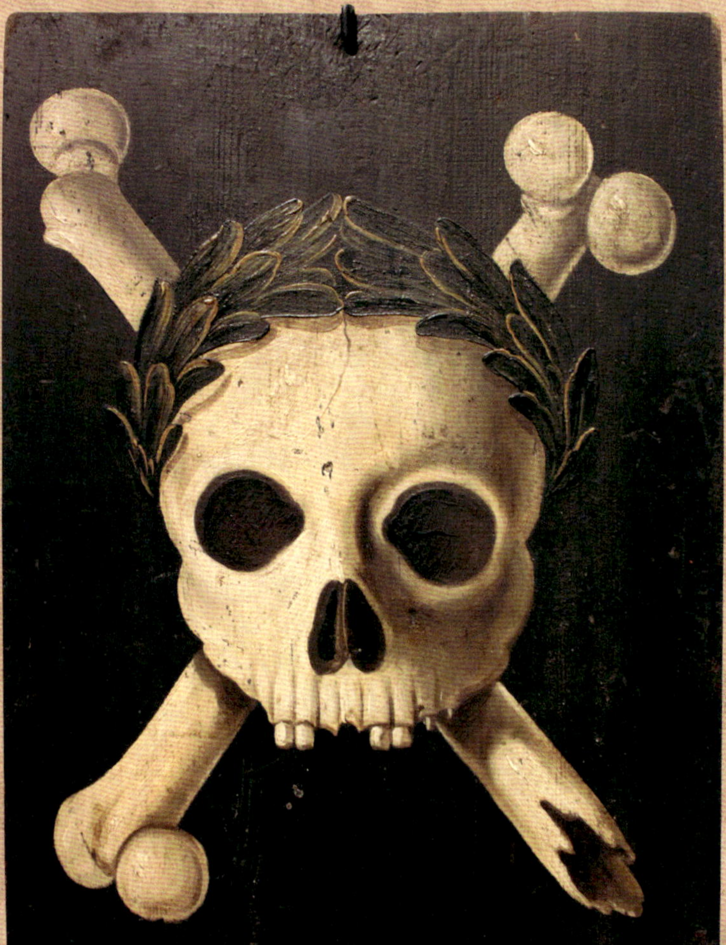

Fabry nahm diese Beobachtung sehr ernst – sie passte zu seinem Verständnis davon, wie sich Krankheiten im Körper entwickeln. Er stattete Merula, der noch zu Fuß in sein eine Tagesreise entferntes Elternhaus reisen wollte, mit „wider Gift dienenden Mitteln oder Alexipharmaca und anderen Arzneyen" aus. Bei den Eltern angekommen, brach die Krankheit tatsächlich aus, doch der junge Mann überlebte – dank der verschriebenen Medikamente und seiner starken körperlichen Konstitution, da war sich Fabry sicher.

Dieser Fall zeigt exemplarisch, wie Fabry das Konzept der Krankheitssamen nicht als abstrakte Theorie betrachtete, sondern als praktisches Erklärungsmodell für konkrete medizinische Phänomene nutzte.

Die Pest – Verbindung verschiedener Erklärungsmodelle

Bei der Pest zeigt sich besonders deutlich Fabrys Verbindung verschiedener Erklärungsmodelle. In einem Brief an Daniel Naborovio vom 20. März 1614 berichtet er, wie sich die Pest über die gesamte Umgebung von Lausanne auch in entlegenste Dörfer ausgebreitet hat. Er beobachte, dass Menschen erkrankten, die mit den bereits Erkrankten, die man abgesondert hatte, nicht in Kontakt gekommen waren. Daraus schließt Fabry, dass die Ursache der Pest nicht nur eine Ansteckung (contagium) gewesen sein könne, sondern in der verdorbenen Luft (corruptionem aeris) liege.[34]

Er berichtete auch, dass in den Jahren vor dem Pestausbruch eine ungewöhnliche Menge an Raupen, Mücken und anderem Ungeziefer über Bäume und Nutzpflanzen hergefallen sei. Dieses Ungeziefer sei nicht nur ein Vorbote der kommenden Pest gewesen, sondern Teil der Ursache, weil die Insekten nach ihrem Tod die ohnehin bestehende Fäulnis in der Luft noch verstärkt hätten.

Gleichzeitig arbeitete Fabry aber für die Pest auch mit dem Konzept der Krankheitssamen, wie der Fall des Theologiestudenten Merula zeigt, den er mit Sennert diskutiert hatte. Für ihn schlossen sich diese verschiedenen Erklärungsmodelle nicht aus, sondern ergänzten einander: Die verdorbene Luft schuf die allgemeinen Bedingungen für eine Pestepidemie, während die Krankheitssamen die spezifische Übertragung von Mensch zu Mensch erklärten.

Diese differenzierte Sichtweise zeigt sich auch in Fabrys praktischen Empfehlungen. Er betont sowohl die Bedeutung von Quarantänemaßnahmen und der Isolation

Erkrankter als auch die Notwendigkeit, die Luft zu reinigen und schädliche Umwelteinflüsse zu meiden. Darüber hinaus empfahl er aber auch präventive Maßnahmen wie sein spezielles Pestamulett, welches aus verschiedenen Substanzen, u.a. Pulver aus getrockneten Kröten, Arsen und diversen Heilpflanzen hergestellt war und auf der Brust getragen sicher vor der Ansteckung schützen sollte.[35] Hier zeigt sich, wie sehr Fabrys medizinische Praxis noch in den traditionellen Vorstellungen seiner Zeit verwurzelt war – ein Aspekt, der seine durchaus fortschrittlichen theoretischen Überlegungen zur Krankheitsübertragung ergänzt, aber auch relativiert. Seine medizinische Praxis beruhte damit auf der traditionellen Miasma-Theorie, neueren Vorstellungen spezifischer Krankheitserreger und bewährten, wenn auch heute fragwürdig erscheinenden Heilmitteln wie dem Theriak und Präventionsmaßnahmen wie dem Pestamulett – dazu mehr im Kapitel ‚Von der Magie der Dinge'.

Die Krebel-Krankheit – Eine rätselhafte Seuche aus Hessen

Unter den von Fabry beschriebenen neuen Krankheiten war die „Krebel-Krankheit" aus Hessen besonders rätselhaft. Ihr widmet er eine lange Passage in dem Brief an Bourgo. Er beschreibt eine wenige Jahre zuvor in Hessen neu aufgetretene Epidemie, „welche zuvor unerhöret und daselbst erblich war", also zuvor unbekannt war und übertragbar schien. Die Symptome seien starke Muskelschmerzen und dazu ein Gefühl, als ob überall Ameisen auf dem Körper seien oder vergleichbar dem Schmerz, den man empfinde, wenn man im Winter mit „erfrornen Gliedern schnell zu dem Ofen oder Feuer hinlauffe." Deshalb heiße die Krankheit, so Fabry, in Hessen „Krebel-Kranckheit". Sie verlaufe mit schweren „Zufällen", gemeint sind Komplikationen: Lähmungserscheinungen, Gliederkrämpfe, Fieber, Durchfall, „Aberwitz oder Verruckung der Sinnen" und führe auch oftmals zum Tod der Betroffenen.

Die Symptome, die Fabry hier so präzise beschreibt, entsprechen denen des Ergotismus, der häufig tödlichen Vergiftung durch Verzehr von Brot aus ungereinigtem Getreide, welches mit dem Mutterkornpilz kontaminiert ist. Und in der Tat ist „Kriebel-Krankheit" eine der vielen historischen Bezeichnungen der Krankheit – eine bekanntere Bezeichnung war das „Antonius-Feuer".[36] Durch das im Mutterkornpilz enthaltene LSD-25 wurden bei den Betroffenen starke Halluzinationen hervorgerufen – die von Fabry beschriebene „Verruckung der Sinnen".[37]

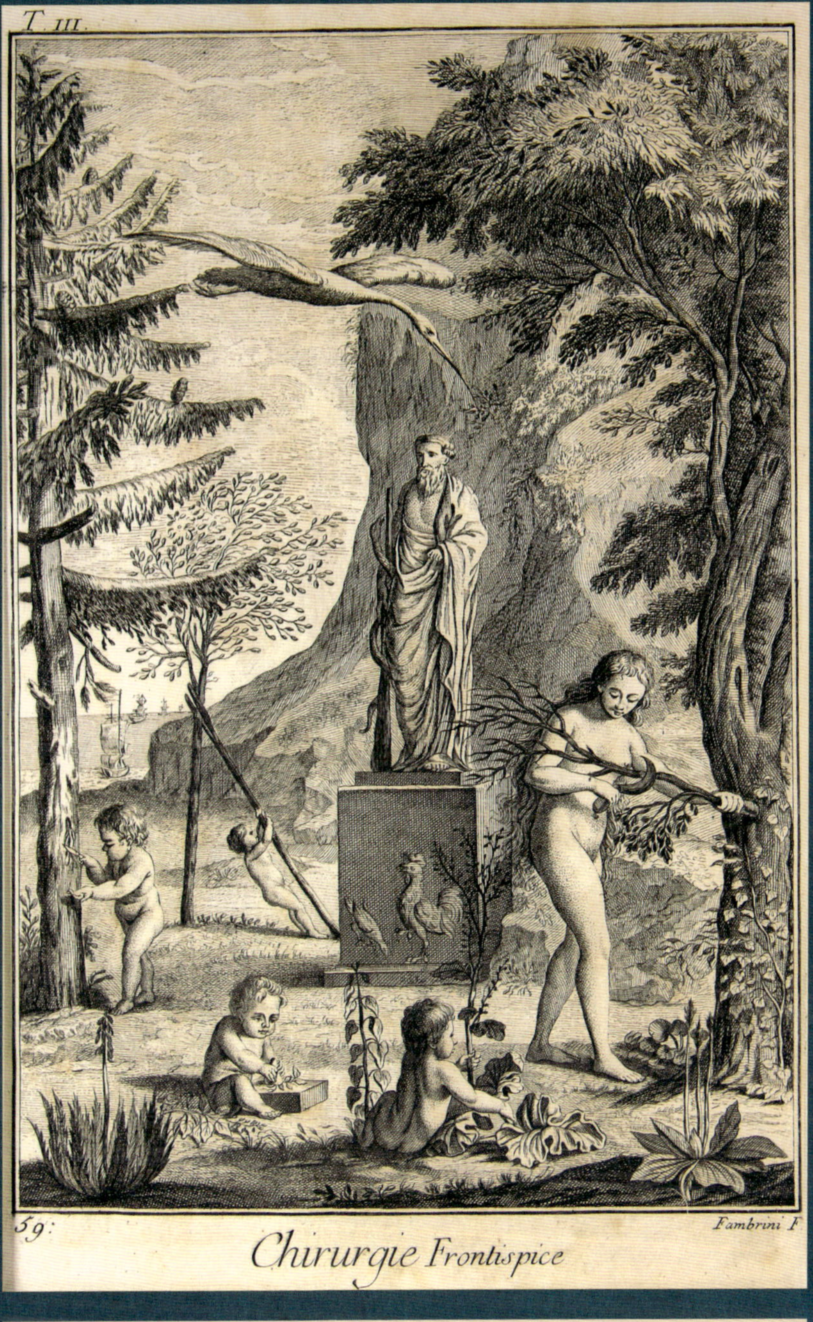

Frontispiz des Kapitels Chirurgie in Diderots Enzyklopädie. Die Chirurgie wird allegorisch als Frau dargestellt, welche die kranken und abgestorbenen Äste eines Baumes wegschneidet. In der Bildmitte steht auf einem Podest die Statue des Äskulap mit dem berühmten Stab, den sich eine Schlange emporwindet.

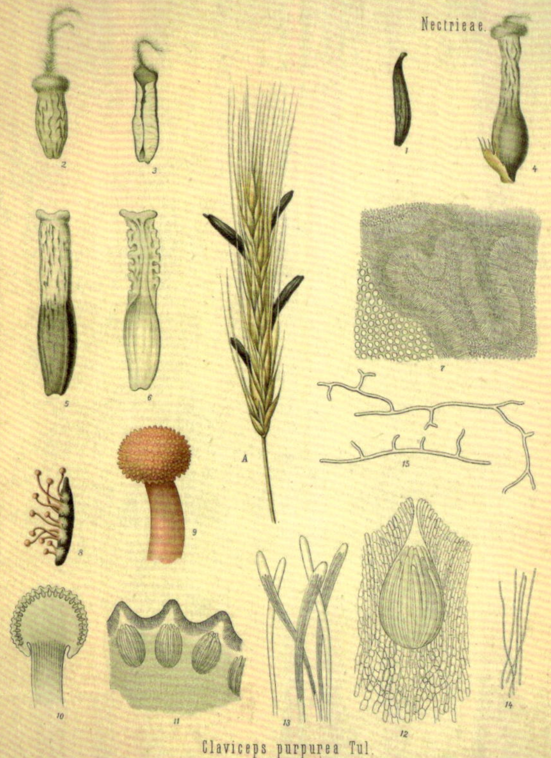

MUTTERKORN

Hier eine Beschreibung der furchtbaren Symptome der Krankheit bereits aus dem Jahr 1089, also Jahrhunderte vor Fabry: „Es war ein Seuchenjahr, besonders im westlichen Teil Lothringens, wo viele, deren Inneres das Heilige Feuer verzehrte, an ihren zerfressenen Gliedern verfaulten, die schwarz wie Kohle wurden. Sie starben entweder elendig, oder sie setzten ein noch elenderes Leben fort, nachdem die verfaulten Hände und Füße abgetrennt waren. Viele aber wurden von nervösen Krämpfen gequält."[38]

Für Fabry und seine Zeitgenossen war diese Krankheit besonders erschreckend – nicht nur wegen ihrer grausamen Symptome und hohen Sterblichkeit, sondern vor allem, weil sie als etwas völlig Neuartiges empfunden wurde. Fabry sah aber die Gründe für neu auftretende Krankheiten auch in den schlechten Gewohnheiten der Menschen. Er schreibt: „....auch wegen des Huren-Lebens und verenderten Gebrauchs im Essen und Trincken. Denn nichts ist, dass so leicht newe Kranckheiten gebührt und die alten erneuert, als ein unordentliches Wesen in Essen und Trinken..., dann darvon werden wir krank, darvon wir leben." Diese naturalistische Erklärung – ein ungesunder Lebensstil führt dazu, dass Menschen krank werden – kombiniert Fabry unmittelbar mit einer religiösen Erklärung. Er sah in solchen ‚neuen' Seuchen ein Zeichen göttlicher Intervention: Gott „vermehrt zu Recht die Zahl der Plagen" als Antwort auf die immer schlimmer werdende „verderbte Natur der Menschen". Seine Ratlosigkeit gegenüber diesem unbekannten Leiden wird deutlich, wenn er schreibt: „So sehen wir täglich in der practic, dass newe ja solche Sachen, die über unsern Verstand sind, geschehen."[39]

Interessant ist, dass Krankheiten durch verfaultes oder schimmeliges Getreide bereits in der Antike bekannt waren. Mit bemerkenswerter wissenschaftlicher Klarheit unterschied schon der griechisch-römische Arzt Galen Ende des 2. Jahrhunderts nach Christus zwischen solchen Nahrungsmitteln, die von vornherein für den menschlichen Verzehr nicht geeignet waren, und grundsätzlich genießbaren Nahrungsmitteln wie Getreide, die jedoch ungenießbar bzw. giftig werden, weil sie entweder falsch gelagert worden sind oder weil sie schon während der Wachstumsphase durch Pilze (erysibe) kontaminiert wurden.[40]

Da der Mutterkornpilz fast nur Roggen angreift, kaum aber je auf Weizen zu finden ist, war Ergotismus in der klassischen Welt selten, da im Mittelmeerraum überwiegend Weizen angebaut wurde. Zu größeren Ausbrüchen kam es erst im Mittelalter, vor allem dort, wo man Roggen anbaute – in Zentral- und Nordeuropa. Massenvergiftungen mit dem Mutterkorn traten vor allem als Begleiterscheinungen von Hungersnöten auf, wenn die ärmeren Teile der Bevölkerung das ungereinigte Getreide direkt vom Feld auflasen oder das billigste, aus ungereinigtem Korn hergestellte Brot verzehrten.[41]

Diese Art von Krankheit verdeutlichte die Grenzen der damaligen Erklärungsmodelle: Hier war der Krankheitsverursacher weder ein Miasma noch ein übertragbarer Krankheitssamen, sondern eine toxische Substanz in der Nahrung selbst – etwas, was das „Unsichtbare" auf völlig neue Weise sichtbar werden ließ.

Zugleich zeigt Fabrys Beschreibung der ‚Krebel-Krankheit' ein grundsätzliches Problem der damaligen Medizin: Was für die Zeitgenossen wie eine bisher unbekannte, von Gott gesandte Plage aussah, war in Wirklichkeit eine alte, bereits dokumentierte Krankheit. Die eigentliche Tragik lag nicht in mangelnder Beobachtungsgabe – Fabrys Symptombeschreibung war präzise – sondern in den langen Zeiträumen zwischen den Ausbrüchen und der unvollständigen Überlieferung medizinischen Wissens. Ohne kontinuierliche Dokumentation und bei regionalen Unterschieden in der Terminologie konnte selbst ein gelehrter Arzt wie Fabry nicht erkennen, dass die ‚Krebel-Krankheit' bereits jahrhundertelang als ‚Antonius-Feuer' bekannt war. So blieb das ‚Unsichtbare' – der wahre Krankheitsverursacher – letztendlich verborgen, obwohl sowohl medizinische als auch religiöse Erklärungsmodelle bemüht wurden.

Der Englische Schweiß – Eine Krankheit, die spurlos verschwand

Fabry erwähnt in seinem Brief an Bourgo auch eine weitere neue Krankheit, den Englischen Schweiß. Er datiert ihr erstes Auftreten in Europa recht akkurat auf das Jahr 1486. Er bezeichnet die Krankheit auch als ein Fieber, sagt aber sonst nichts dazu. Für ihn ist sie jedoch ein weiterer Beleg für die Tatsache, dass in den letzten hundert Jahren immer mehr neue Krankheiten auftauchten.

Der Englische Schweiß war eine ansteckende Krankheit unbekannter Ursache, die zunächst in England und dann später im kontinentalen Europa in fünf verschiedenen Ausbrüchen zwischen 1485 und 1551 auftrat. Danach ist sie offenbar verschwunden, zumindest sind keine weiteren Ausbrüche dokumentiert. Die Krankheit war besonders furchteinflößend, weil sie schnell und ohne Vorwarnung auftrat und sich in wenigen Stunden entschied, ob der Kranke überlebte oder nicht. Es ist nicht möglich, diese Ausbrüche einer heute bekannten Krankheit zuzuordnen.[42]

Der Bericht eines englischen Arztes, John Caius, aus dem Jahr 1552 beschreibt die Symptome: Die Krankheit begann sehr plötzlich mit einem Gefühl der Beklemmung, gefolgt von Kälteschauern, Schwindel, Kopfschmerzen und starken Schmerzen in

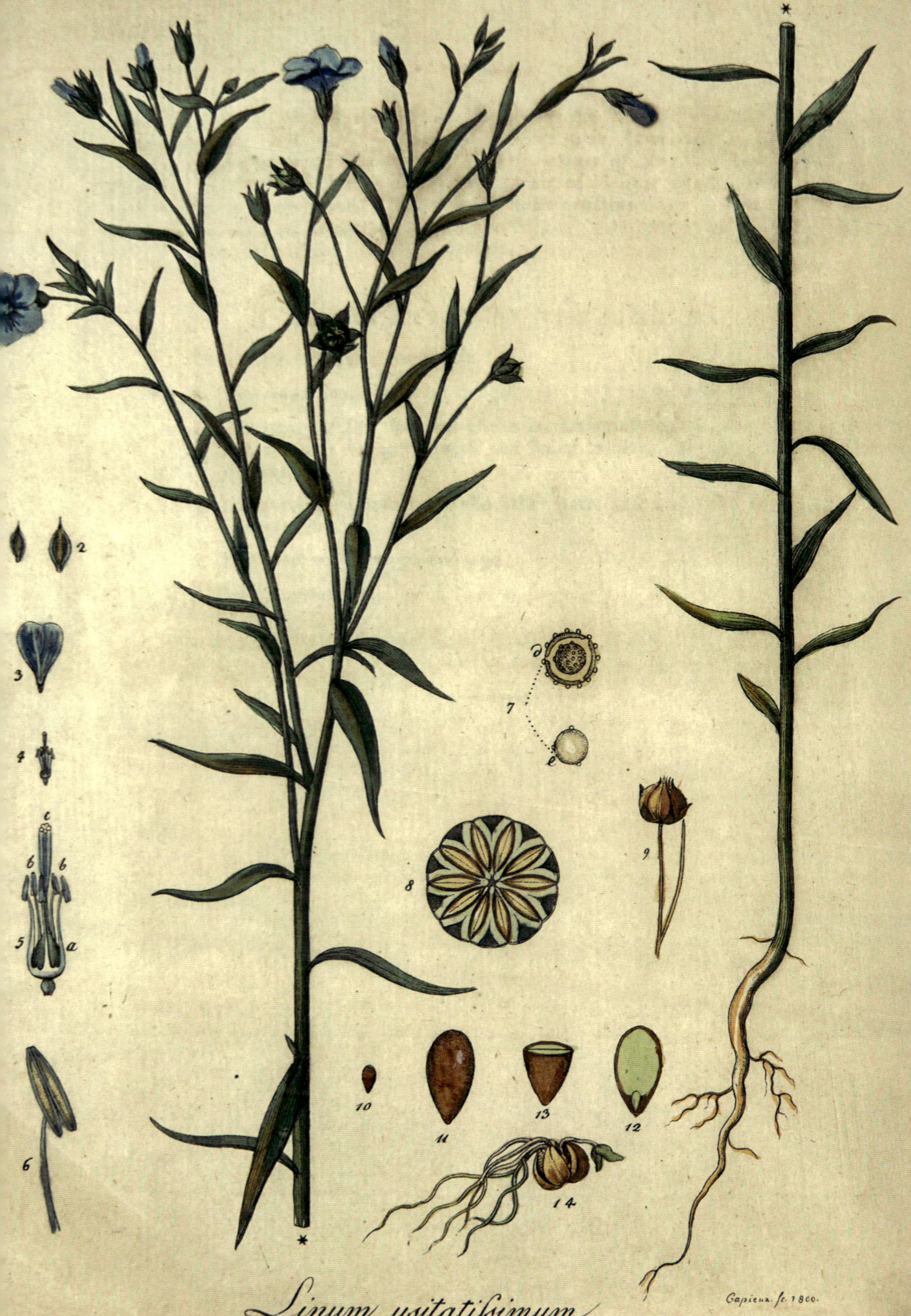

Linum usitatissimum.

GUILHELMI FABRICII HILDANI

Inclytæ Reipub. BERNENSIS *Helvet. Medico-Cheirurgi ordinarii*

DE DYSENTERIA

Liber unus:

In quo hujus morbi causæ, signa, prognostica, & præservatio continentur: Item, quomodo symptomata, quæ huic morbo supervenire solent, sint removenda.

OPPENHEIMII
Ex Typographia HIERONYMI GALLERI,
Sumptibus JOHAN-THEODORI de BRY,

CIↃ IↃC XVI.

Nacken, Schultern und Gliedmaßen, verbunden mit großer Erschöpfung. Das Kältestadium dauerte von einer halben Stunde bis zu drei Stunden, danach begann das heiße Schwitzstadium. Der charakteristische Schweiß brach plötzlich ohne ersichtlichen Grund aus. Ein Hitzegefühl, Kopfschmerzen, Delirium, schneller Puls und intensiver Durst begleiteten das Schwitzen. Herzklopfen und Herzschmerzen waren häufige Symptome. Die Beobachter stellten keine Hautausschläge fest. In den Endstadien kam es entweder zu allgemeiner Erschöpfung und Kollaps oder zu einem unwiderstehlichen Drang zu schlafen, was Caius für tödlich hielt, wenn man dem Patienten nachgab. Ein Krankheitsanfall führte nicht zu Immunität gegen weitere Ausbrüche, und manche Menschen litten an mehreren Anfällen, bevor sie starben. Die Krankheit dauerte etwa einen Tag, bevor Genesung oder Tod eintrat.[43]

Der Englische Schweiß verkörperte für Fabry und seine Zeitgenossen das Phänomen einer völlig rätselhaften Krankheit in besonders dramatischer Form: Eine Seuche, die so plötzlich kam wie sie wieder verschwand, deren Ursachen sich jeder bekannten Theorie entzogen und die mit ihrer extremen Geschwindigkeit – Leben oder Tod innerhalb von 24 Stunden – alle herkömmlichen therapeutischen Ansätze obsolet machte. John Caius führte die Krankheit auf eine Kombination klimatischer Einflüsse und individueller Dispositionen zurück und betonte – ganz ähnlich wie Fabry in anderen Zusammenhängen – die Bedeutung einer mäßigen Lebensführung und das Vermeiden von Exzessen. Seine Behandlungsempfehlungen beschränkten sich auf Ruhe, mäßige Wärme und vor allem das Wachhalten der Patienten, da er den Schlaf in der akuten Phase für tödlich hielt. Gleichzeitig illustrierte der Englische Schweiß das wachsende Bewusstsein der Ärzte für die Grenzen ihres Wissens: Selbst präzise Beobachtung und detaillierte Symptombeschreibung führten nicht zu wirksamen Heilmitteln oder auch nur zu einem Verständnis der Krankheitsursachen.

Die Rote Ruhr – Miasma, Erdbeben und Ansteckung

Auch die Rote Ruhr, eine lebensgefährliche Durchfallerkrankung, führt Fabry in erster Linie auf die „Verderbung der Luft" zurück. In seiner Schrift ‚De Dysenteria' (Von der Rothen Ruhr) aus dem Jahr 1616 beschreibt er den schweren Ausbruch der Jahre 1601 – 1603.[44] Die Luft sei während des gesamten Jahres 1601 mit aufsteigenden Dämpfen erfüllt gewesen, so dass man die Sonne nur bleich und verdunkelt habe sehen können. Die Dämpfe hätten in der Luft Fäulnis hervorgerufen und die Menschen, die sie einatmeten, angesteckt. Zwei Erdbeben in jenem Jahr, am 8. März und am 7. September 1601, hätten die Fäulnis in der Luft noch verstärkt, weil verdorbene Luft aus dem Erdinneren durch aufgebrochene Erdspalten aufsteigen konnte.

Die Ansteckung von Mensch zu Mensch bleibt Fabry aber nicht verborgen: Er schreibt, dass, wenn einmal eine erhebliche Anzahl von Menschen auf diese Weise angesteckt worden sei, sich die Krankheit immer weiter ausbreite, „weil sie einander stets besuchen und umb einander sind.“ [45] Fabry rät dazu, die Exkremente der Kranken so zu entsorgen, dass sie möglichst an einem Ort vergraben werden, zu dem andere Menschen nicht leicht Zugang haben, denn deren übler, giftiger Gestank sei schädlich und ansteckend.

Die Rote Ruhr zeigt exemplarisch, wie Fabry verschiedene Übertragungswege innerhalb eines theoretischen Rahmens zu vereinen suchte: Miasma als Erstursache für den Ausbruch der Epidemie, direkte Ansteckung für ihre weitere Ausbreitung und praktische Hygienemaßnahmen als logische Konsequenz seiner Beobachtungen.

Das Unsichtbare sichtbar machen – Fabrys Beitrag zur Krankheitslehre

Wilhelm Fabrys Auseinandersetzung mit den Theorien der Ansteckung zeigt exemplarisch die Herausforderungen der frühneuzeitlichen Medizin bei dem Versuch, das „Unsichtbare sichtbar zu machen“. Gerade weil Fabry kein revolutionärer Theoretiker, sondern ein in vieler Hinsicht typischer Vertreter der gelehrten Ärzteschaft seiner Zeit war, gewährt sein Werk wertvollen Einblick in das medizinische Denken der Epoche. In einer Zeit des Übergangs zwischen alter und neuer Medizin entwickelte er einen pragmatischen Ansatz, der verschiedene Erklärungsmodelle miteinander verband: Die traditionelle Miasma-Theorie mit ihren Umweltfaktoren, Fracastoros wegweisende Theorie der Krankheitssamen und die bewährten religiösen Deutungen als göttliche Erstursachen.

Diese Synthese verschiedener Theorien war nicht Zeichen mangelnder wissenschaftlicher Klarheit, sondern vielmehr Ausdruck einer differenzierten medizinischen Praxis, die der Komplexität der beobachteten Phänomene gerecht zu werden suchte. An Fabrys Beobachtungen zur Pest, zur Syphilis oder zur rätselhaften Krebel-Krankheit lässt sich ablesen, wie er und die Mehrheit seiner Kollegen verschiedene Deutungsmodelle nutzten, um das breite Spektrum von Krankheitserscheinungen zu erklären und zu behandeln – auch wenn das eigentlich „Unsichtbare“ letztendlich verborgen blieb und erst die bakteriologischen Arbeiten Pasteurs und Kochs im 19. Jahrhundert die mikrobiellen Ursachen von Ansteckung aufdecken sollten.

So leistete Fabry einen wichtigen Beitrag zur Entwicklung der modernen Medizin – nicht durch revolutionäre Theorien, sondern durch die sorgfältige Beobachtung und Dokumentation von Krankheitsverläufen, die spätere Generationen von Ärzten dabei unterstützten, das wahre Gesicht der unsichtbaren Krankheitsverursacher zu erkennen.

1 Wund-Artzney, II. Hundert, 69. Wahrnehmung. Identifikation des Korrespondenzpartners: Verena Schneider-Hiltbrunner, Wilhelm Fabry von Hilden (1560 – 1634). Verzeichnis der Werke und des Briefwechsels, Berner Beiträge zur Geschichte der Medizin und der Naturwissenschaften, Bd. 8, Bern, 1976, S. 84.

2 Fabry, in einer „Anmerkung für die Angehende“ (d.h. Mediziner in Ausbildung), in Wund-Artzney, V. Hundert, 15. Wahrnehmung, am Schluß der Fallbeschreibung.

3 Wund-Artzney, V. Hundert, 81. Wahrnehmung.

4 Vgl. z. B. Sachiko Kusukawa: Medicine in Western Europe in 1500, in: The Healing Arts, hrsg. von Peter Elmer, Manchester 2004, S. 4 f.; Erwin Ackerknecht und Axel Murken, Geschichte der Medizin, Stuttgart 1992, S. 39 ff. und S. 59 ff.

5 Mary Lindemann, Medicine and Society in Early Modern Europe, Cambridge 2010, S. 84 ff.

6 Ackerknecht/Murken, S. 44.

7 Mehr dazu bei Sachiko Kusukawa, Medicine in Western Europe in 1500, S. 7 ff. Auch Vivian Nutton, Humoralism, in: Companion Encyclopedia of the History of Medicine, Band 1, London 1993, S. 281 ff. bietet einen guten Überblick.

8 Näher dazu Margaret Pelling, Contagion / Germ Theory / Specificity, in: Companion Encyclopedia of the History of Medicine, Band 1, S. 317 f.

9 Wund-Artzney, I. Hundert, dort in der 18. und der 26. Wahrnehmung, und 99. Sendschreiben (an Theodor de Mayerne), Wund-Artzney, S. 1323.

10 Roy Porter, The Greatest Benefit to Mankind: A Medical History of Humanity, New York, 1998, S. 78 f.

11 Hier spielte vor allem die Hippokratische Tradition eine große Rolle. Aus dem sog. Hippokratischen Corpus (die Schriften der Hippokratischen Schule) sind zwei Bücher überliefert, die in diesem Kontext relevant sind: ‚Über Luft, Wasser und Orte' und ‚Epidemische Krankheiten'. Galen selbst hat zum Thema Ansteckung nicht viel geschrieben. Roy Porter, aaO.; Ackerknecht/Murken, S. 40 f.

12 Mary Lindemann, S. 216 – 218.

13 Mary Lindemann, aaO.

14 Margaret Pelling, S. 317.

15 Wund-Artzney, II. Hundert, 69. Wahrnehmung.

16 Ackerknecht, S. 74.

17 W. F. Bynum, Nosology, in: Companion Encyclopedia of the History of Medicine, Band 1, S. 338 f.; Roy Porter, The Greatest Benefit to Mankind. A Medical History of Humanity, New York, 1998, S. 203-205; ebenso Ackerknecht/Murken, S. 74 f., und Mary Lindemann, Medicine and Society in Early Modern Europe, Cambridge 2010, S. 99 -103.

18 Bynum, S. 338; Lindemann, S. 100.

19 Lindemann, S. 101.

20 Lindemann, S. 102.

21 Georg Becker, Wilhelm Fabricius von Hilden. Ein Lebensbildnis unter Berücksichtigung seiner Beziehungen zum Bergischen Land, in: Wilhelm Fabry von Hilden. Leben-Gestalt-Wirken, hrsg. von Heinrich Strangmeier, Wuppertal 1957, S. 9-55, 38 f.

22 Von der Fürtrefflichkeit und Nutz der Anatomy, von Wilhelm Fabry von Hilden, genannt Fabricius Hildanus, zweite, erweiterte Auflage nach dem in der Stadtbibliothek von Bern befindlichen Manuskript, hrsg. v. F. de Quervain und Hans Bloesch, Leipzig 1936, S. 173.

23 Vgl. z. B. die Passagen auf S. 1098, 1108 und 1111 in der Wund-Artzney.

24 Details zu dem Briefwechsel bei Verena Schneider-Hiltbrunner, Wilhelm Fabry von Hilden 1560 – 1634. Verzeichnis der Werke und des Briefwechsels, Bern 1976, S. 124 f.

25 Roy Porter, S. 205 f.

26 Mary Lindemann, S. 102.

27 Zur Syphilis und ihrem ersten Aufkommen in Europa, ihrer medizin-historischen Einordnung, und der kontrovers diskutierten Theorie, sie sei mit den zurückkehrenden Seeleuten auf Kolumbus' Schiffen aus der Neuen Welt nach Europa gekommen, s. Mary Lindemann, S. 66 ff.

28 Roy Porter, S. 173.

29 Zu Fracastoro s. Roy Porter, S. 174 f.; Vivian Nutton, The Reception of Fracastoro's Theory of Contagion: The Seed That Fell among Thorns? In: Osiris, Vol. 6, Renaissance Medical Learning: Evolution of a Tradition (1990), S. 196-234.

30 Nutton, aaO., S. 200.

31 Nutton, aaO., S.

32 Wund-Artzney, I. Hundert, 100. Wahrnehmung.

33 Wund-Artzney, II. Hundert, 34. Wahrnehmung.

34 Wund-Artzney, IV. Hundert, 23. Wahrnehmung.

35 Wund-Artzney, 96. Sendschreiben an Simon Aubert vom 15. Oktober 1607.

36 Meyers Großes Konversationslexikon, 6. Aufl., Band 11, Kimpolung-Kyzikos, Leipzig 1907, S. 659-660, Eintrag „Kriebelkrankheit".

37 Elisabeth Clementz, Die Isenheimer Antoniter: Kontinuität vom Spätmittelalter bis in die Frühneuzeit?, in: Geschichtliche Landeskunde, Band 56, Mainz 2005, online: www.regionalgeschichte.net, 10.03.2009.

38 Benediktinermönch Sigebert von Gembloux (um 1030 – 1112) in seiner ‚Chronica', zitiert nach: Adalbert Mischlewski, Die Antoniter und Isenheim, in: Max Seidel, Mathis Gothart Nithart Grünewald, Der Isenheimer Altar (Stuttgart 1973) 256

39 Wund-Artzney, aaO.

40 Elinor Lieber, Galen on Contaminated Cereals as a Cause of Epidemics, Bulletin of the History of Medicine, Vol. 44, No. 4, S. 332-245, 334, mit Zitat aus Galen, 'De differentiis febrium' (Von den verschiedenen Fiebern).

41 Clementz, aaO.

42 Zum "English Sweat" vgl. Roy Porter, S. 168, der andeutet, dass die Krankheit eine besonders aggressive Form der Influenza gewesen sein könnte.

43 John Caius, A Boke or Counseill Against the Disease Commonly Called the Sweate, or Sweatyng Sicknesse (1552). Digitalisat: https://archive.org/details/b30329024/page/n53/mode/2up.

44 Wund-Artzney, S. 878 ff.

45 Wund-Artzney, S. 881.

Durch die Erforschung des äußerlichen Menschen erkennt man die wunderbarliche Erschaffung und Zusammenfügung des irdischen und vergänglichen Lebens und also ferner die unaussprechliche und unbegreifliche Weisheit und Vorsehung des Schöpfers.

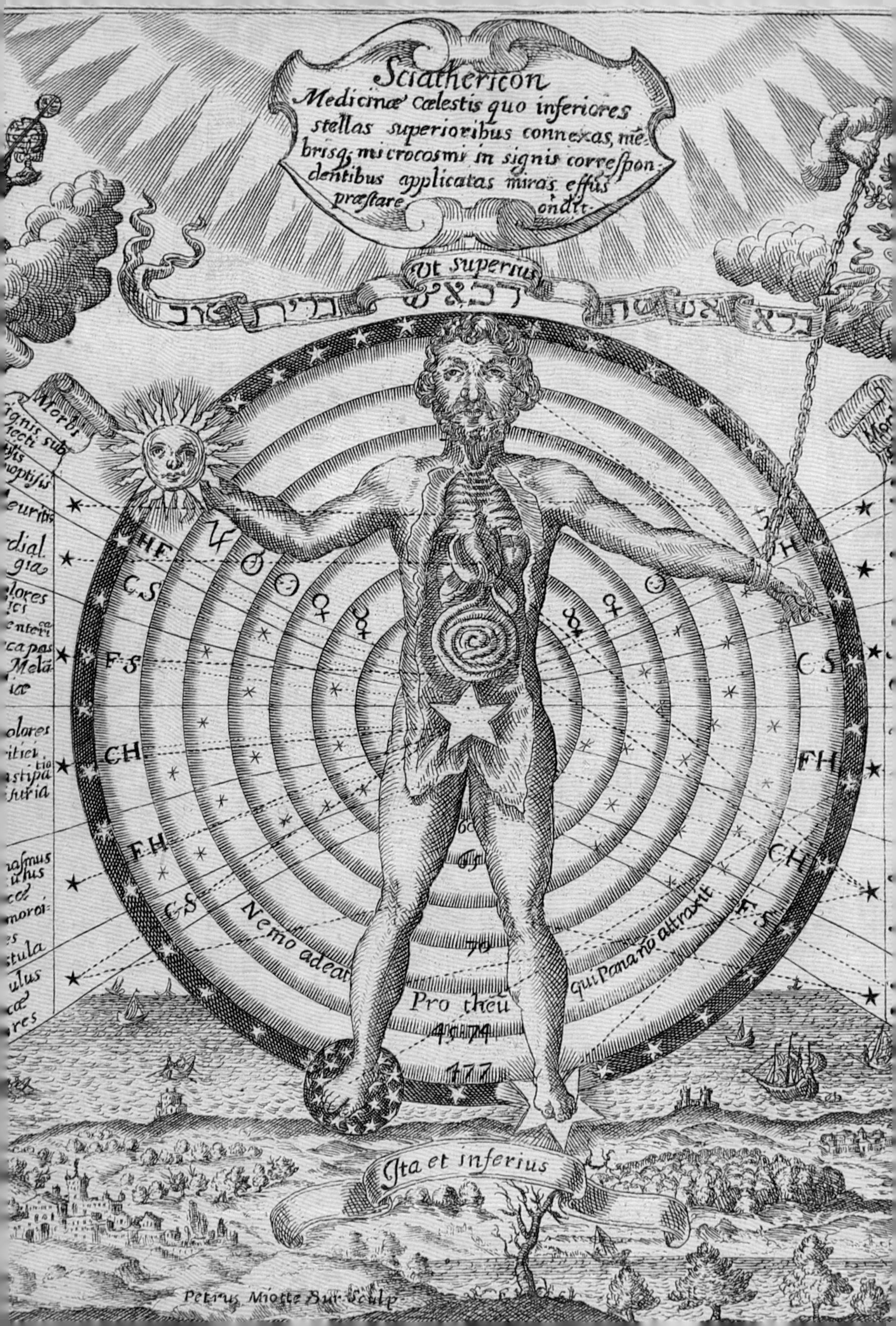
Sciathericon
Medicinæ Cœlestis quo inferiores
stellas superioribus connexas, me-
brisq; microcosmi in signis correspon-
dentibus applicatas miros effus
præstare ondit.
Vt superius
Morbi
Nemo adeat
Pro theu
Ita et inferius
Petrus Miotte Bur. Sculp.

VON DER MAGIE DER DINGE

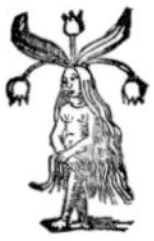

Wilhelm Fabry und der lange Weg zur wissenschaftlichen Medizin

Wilhelm Fabrys medizinische Praxis umfasste weit mehr als anatomische Präzision und chirurgische Fertigkeit. Neben seinen innovativen Operationstechniken und der systematischen Beobachtung von Krankheitsverläufen griff er selbstverständlich auf ein Arsenal von Heilmitteln zurück, die aus heutiger Sicht magisch oder abergläubisch erscheinen mögen. Menschenfett, Bezoarsteine, Theriak, pulverisierte Perlen, Krötenpulver, Regenwurmöl oder Alraunenwurzeln gehörten zum Standardrepertoire jedes erfahrenen Mediziners seiner Zeit. Diese Substanzen waren keineswegs Randerscheinungen oder Zugeständnisse an den Volksglauben – sie bildeten vielmehr einen integralen Bestandteil der gelehrten Medizin in der Frühen Neuzeit und fanden sich in den offiziellen Arzneibüchern der Städte, in Apotheken und in den Rezeptsammlungen der angesehensten Ärzte Europas.[1]

Fabry hinterfragte diese bewährten Mittel nicht grundsätzlich. Für ihn stellten sie erprobte Therapieoptionen dar, deren Wirksamkeit durch Generationen von Ärzten bestätigt worden war. Seine Verwendung dieser Substanzen spiegelt die komplexe Gemengelage einer Übergangszeit wider, in der überliefertes Erfahrungswissen, symbolisch-religiöse Deutungsmuster und sich entwickelnde empirische Methoden noch untrennbar miteinander verwoben waren.[2]

Menschenfett – Heilkraft zwischen Tradition und Transgression

Die Verwendung von Menschenfett in der Medizin des 16. und frühen 17. Jahrhunderts steht exemplarisch für diese Verbindung verschiedener Wissensformen. Menschenfett, oft als „Armsünderfett" bezeichnet, galt wegen seiner vermeintlichen besonderen Heilkraft als geschätzter Inhaltsstoff hochwertiger Salben und Umschläge. [3] In sämtlichen überlieferten Apothekeninventaren des 16. und 17. Jahrhunderts erscheint es als Grundlage für verschiedene medizinische Präparate.[4]

Von besonderer Bedeutung war die Herkunft des Fettes: Es stammte überwiegend von Henkern, die das spezielle Recht besaßen, Fett aus den Körpern hingerichteter Sträflinge zu entnehmen und zu verkaufen. Diese Praxis war streng reglementiert und eng mit sozialen sowie rechtlichen Strukturen verknüpft.[5] Das „Armsünderfett" galt als besonders wirkungsvoll, da man annahm, der Körper von „armen Sündern" besitze eine besondere, fast wundersame Heilkraft – eine Vorstellung, die tief in heidnischen Opferriten und volkstümlichen Heilglauben verwurzelt war. Für die Scharfrichter stellte der Handel mit Menschenfett eine wichtige und zuverlässige Einnahmequelle dar.

Die therapeutische Bandbreite des Menschenfetts war groß: Fabry setzte es bei Erkrankungen verschiedenster Art ein, darunter chronische Schmerzen, rheumatische Beschwerden und Knochenerkrankungen. Seine Fallbeispiele reichen von einfachen Umschlägen bis hin zu komplexen Salbenmischungen.

In einem sehr persönlichen Fall behandelte Fabry seine eigene Tochter, die an heftigen Bauchschmerzen und Verdauungsstörungen litt. Er stellte einen Umschlag her, der menschliches Fett zusammen mit Bohnenmehl, gestoßenen Quittenkernen, Bockshornklee, verschiedenen Samen, Kamille, Steinklee, Holderblüten, Süßmandelöl, Safran und Eidotter enthielt. Dieses Pflaster wurde zwei bis dreimal täglich warm auf den Bauch gelegt.[6]

Im dem an anderer Stelle bereits erwähnten Fall der 50 Jahre alten Patientin, die Fabry 1589 während seiner Zeit in Hilden behandelte und die von ihrem Mann bereits Jahre zuvor mit der sogenannten „Franzosenkrankheit" (Syphilis) angesteckt worden war, wird deutlich, wie Fabry unterschiedlichste Therapeutika, darunter auch solche, deren Wirksamkeit wir heute eher in den Bereich des Aberglaubens verweisen würden, selbstverständlich miteinander kombinierte. Er verwendete eine Salbe, deren Zutaten neben Schweineschmalz und Menschenfett – „denn es lindert die Schmerzen wunderbahrlich" – das Blumenöl von Cosmas Slotanus, seinem früheren Lehrmeister in Düsseldorf, und als weitere Substanzen Benzoe, Storax Calamit, Mastix, Theriak, Mithridates und Quecksilber umfassten. Im Gegensatz zu den rabiaten Quecksilberschmierkuren, die zuvor andere Wundärzte ohne Erfolg bei der Patientin angewendet hatten, verwendete Fabry die Salbe eher zurückhaltend und vorsichtig an den Gelenken, nachdem er jedoch zuvor die schlimmsten Geschwüre mit dem Brenneisen behandelt hatte. Fabry schreibt, mit dieser Methode „ist die Krancke wieder vollkommentlich geheylet worden".[7]

Ein besonders markantes Beispiel für die Verwendung von Menschenfett ist die aufwändige Zubereitung des „Blumenöhls" seines Lehrmeisters Cosmas Slotanus, bei der Menschenfett zusammen mit Tierfetten und einer Fülle von Heilpflanzen in einem langwierigen Verfahren über Monate verarbeitet wurde. Das Rezept dafür beschreibt Fabry in seinem Brief an Paulus Croquerus aus dem Jahr 1623, in welchem er außerdem die Rezepturen verschiedener weiterer „Hauptartzneyen" angibt. Laut Fabry ist „dieses Öhl ein herrliche sehr vortreffliche Arzney in allen Zuständen der Nervosischen Glidern sonderlich von Kälte herrührend;...und stillet die Schmerzen".[8]

Im Kapitel „Vom heißen und kalten Brand" führt Fabry eine Ölmischung zur Behandlung von Krämpfen und Spasmen auf, die unter anderem Menschenfett, Regenwurmöl, Fuchsöl, Terpentinöl und selbst Bibergeil enthält – ein stark riechendes Drüsensekret des Bibers, das zur Zeit Fabrys ebenfalls ein geschätztes Heilmittel darstellte.[9]

Menschenhaut – Frühneuzeitliches therapeutisches Hilfsmittel

Noch weiter als bei der Verwendung von Menschenfett ging Fabry in zwei dokumentierten Fällen: Hier setzte er menschliche Haut als therapeutisches Hilfsmittel ein. In einem Bericht aus dem Jahre 1609 schildert er den Fall einer Patientin, die unter schwerer Gicht litt und große Schmerzen hatte. Hier verschrieb er zum einen seine bewährte Salbe aus Regenwurmöl, Fuchsöl und „Menschenschmalz", zum anderen aber schreibt er: „Umb die Händ hab ich ein Gürtel oder Armband aus der Menschen Haut gebunden. Von diesem haben die Gichter nachgelassen."[10]

Noch drastischer zeigt sich der Fall einer erst 16 Jahre alten Frau, die, kurz nachdem sie geheiratet hatte, nicht nur schwere, gichtanfallartige Schmerzen entwickelte, sondern zusätzlich Zuckungen, „Aberwitz" und schwere Krampfanfälle mit Ohnmachtsanfällen. Die Patientin weigerte sich, irgendwelche Medikamente einzunehmen. In seinem Brief aus dem Jahr 1626 schildert Fabry seine therapeutische Verlegenheit eindrücklich:

„Nun war ich in großen ängsten hierüber, was ich solte anfangen und wie ichs sollte angreiffen, daß es ihr nicht zu wider seye....biß ich endlich an die Menschen Haut gedacht habe, mit welcher als ich die Hand oder das Gelenck derselben, wie auch die dicke des Arms gebunden, haben all solche Bewegungen und Wütten nachgelassen und seynd gleichsam verschwunden." Und weiter: „Daraus schließe ich daß nichts schlechts allein dem Binden, welches auch zuvor gebraucht worden, sonder der Menschen Haut zuzuschreiben, dass sie dieses Zustandes ist loß worden." Aus Fabrys Sicht war also nicht etwa der mechanische Druck des Verbands, sondern die menschliche Haut selbst der entscheidende therapeutische Faktor – ein Beleg für seine Überzeugung von den besonderen Heilkräften menschlicher Körpersubstanzen.[11]

Fabrys Umgang mit Menschenfett und Menschenhaut spiegelt die charakteristische Ambivalenz der Frühen Neuzeit wider: Einerseits stand er neuen anatomischen Erkenntnissen und empirischen Methoden offen gegenüber, andererseits blieb er bewährten Substanzen treu, deren Wirksamkeit heute dem Bereich des magischen Denkens zugeordnet würde. Menschenfett und Menschenhaut waren für ihn nicht allein medizinische Substanzen, sondern Teil eines umfassenden therapeutischen Systems, das den langen, komplexen Übergang von vormoderner Heilkunde zur wissenschaftlichen Medizin eindrücklich illustriert.

Bezoarstein – Magisches Gegengift und medizinisches Heilmittel

Auch Fabrys Umgang mit dem Bezoarstein zeigt seine Position zwischen überliefertem Traditionswissen und medizinischer Innovation. Der Bezoar ist eine steinharte Verklumpung, die sich aus unverdaulichen Materialien im Verdauungstrakt von Wiederkäuern bildet. Seit ihrer Einführung in die europäische Medizin durch arabische Gelehrte galten Bezoare als universelles Gegengift, dem magische Kräfte zugeschrieben wurden. Ihr hoher kultureller Wert zeigte sich darin, dass sie nicht nur als Heilmittel, sondern auch als Prestigeobjekte in fürstlichen Kunstkammern und Wunderkabinetten Eingang fanden, häufig in filigranster Goldfassung.

Fabry war von der Heilkraft des Steins überzeugt und setzte ihn – zumeist in pulverisierter Form – bei einer Reihe schwerer Erkrankungen ein: Fieber, Pest, Tierbisse und Vergiftungen wurden mit Bezoar behandelt. Er hatte auch persönlich sehr gute Erfahrungen mit dem Bezoar bei einer Fiebererkrankung gemacht. Dabei spielte auch der Austausch mit Kollegen eine wichtige Rolle, etwa wenn es darum ging, Fälschungen vom echten Stein zu unterscheiden.[12]

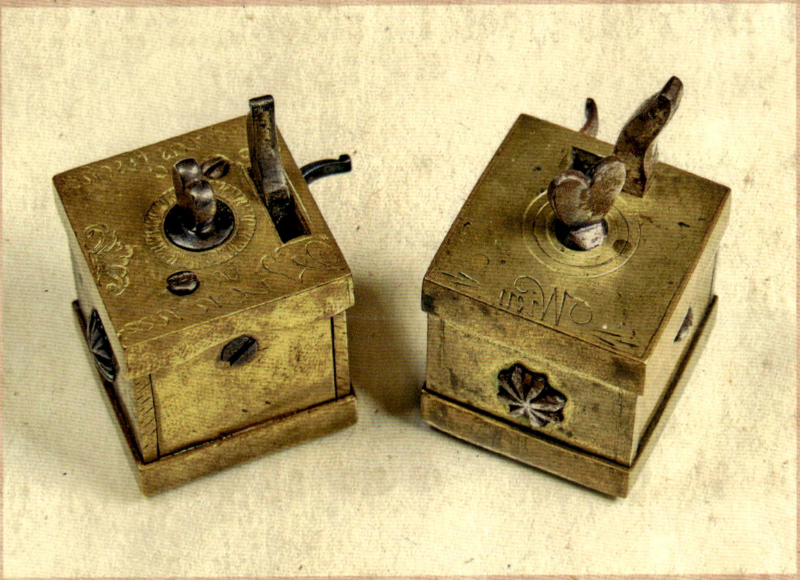

SCHRÖPFSCHNÄPPER

Die ersten Aderlass- oder Schröpfschnäpper (oder -schnepper) wurden im 15. Jahrhundert entwickelt, um das Anritzen der Haut schneller und damit auch schmerzloser durchführen zu können. Die Klinge wird über eine Feder vorgespannt und durch Druck auf den Auslösemechanismus blitzschnell in die Haut gestossen. Die Konstruktion ist eine mechanische Nachahmung der Mundwerkzeuge des Blutegels, mit dessen Schneidezähnen er die Haut des Opfers anritzt, um dann Blut zu saugen. Bei einigen Modellen konnte die Eindringtiefe exakt eingestellt werden. Diese zwei würfelförmigen Schröpfschnäpper sind aus Messing gefertigt, mit Mehrfachklingen auf der Unterseite , Nr.1 mit Gravur „Andreas Fischer, Wienn", Nr. 2 mit Gravur „Wien".

Dass es kritische Stimmen gab – wie den französischen Chirurgen Ambroise Paré, der 1567 in einem spektakulären Versuch die Wirkungslosigkeit des Bezoars als Gegengift nachwies – beeinflusste Fabrys Überzeugung nicht.[13] Auch die Generation von Ärzten, die ihm folgte, unter ihnen der berühmte Marcello Malpighi (1628 – 1694), einer der führenden Ärzte Italiens, ein Anatom und Pionier der Mikroskopie, verschrieb ihren Patienten regelmäßig pulverisierte Bezoar-Steine.[14]

Häufig setzte Fabry den Bezoar bei Bissen tollwütiger Tiere ein, zumeist von Hunden, aber auch ein Bärenbiss wird beschrieben. So behandelte er im Jahr 1602 einen jungen Gesellen, der von einem tollwütigen Hund am Ellenbogen gebissen worden war. Mit intensivem Schröpfen, dem Ausbrennen der Wunde mit glühendem Eisen und mehrfachen Anwendungen eines Pulvers, das unter anderem Quecksilberchlorid, pulverisierten Bezoar und Angelikawurzel enthielt, gelang es Fabry, das Gift „wunderbahrlicherweise" aus dem Körper zu ziehen. Zusätzlich verabreichte er dem Patienten eine Arznei zum Einnehmen aus Theriak, Mithridates, Hirschhorn und Bezoar, die zur vollständigen Genesung führte.[15]

Einen weiteren dramatischen Fall schildert Fabry aus dem Dezember 1597, als er seinem Freund Claudius Marionus, einem Apotheker aus Lausanne, zur Seite stand. Der Freund war schwer krank mit hohem Fieber – Fabry schreibt: „Den vierten Tag der Krankheit ist er wahnsinnig geworden." Fabry kümmerte sich intensiv Tag und Nacht um ihn. Trotz aller Anstrengungen verschlechterte sich der Zustand des Patienten. Fabry notierte, das Fieber und der Wahnsinn hätten so zugenommen, „dass keine Hoffnung mehr vorhanden war zu seiner Gesundheit". Doch er gab nicht auf und verordnete schließlich einen Trank aus Theriak, Bezoar und weiteren Zutaten. Dieser schlug an, und Marionus erholte sich vollständig und lebte noch viele Jahre gesund – ein persönliches Zeugnis für die Heilkraft des Mittels.[16]

Auch bei einer jungen, adeligen Patientin aus Genf, die seit ihrer Kindheit infolge einer Erkrankung mit Kindsblattern über Jahre von einem schmerzhaften Geschwür im Ohr geplagt wurde, zeigt sich Fabrys pragmatischer und sorgfältiger Ansatz. Die Eltern hatten über viele Jahre gezögert, einen operativen Eingriff zur Entfernung des Tumors vornehmen zu lassen – nachvollziehbar angesichts der Gefahren einer Operation. Doch die Krankheit schritt fort und führte zu einem Hörverlust auf dem betroffenen Ohr. Im Jahr 1604 schließlich zogen die Eltern Fabry zu Rate. Er behandelte das Geschwür, indem er es durch Abbinden versorgte – eine damals gängige Methode, bei der das befallene Gewebe durch das enge Abbinden absterben und abfallen sollte. Als Ergänzung nutzte Fabry verschiedene medizinische Präparate, darunter ein Pulver aus Präzipitat, pulverisiertem Bezoar und Bleiasche sowie ätzende Mittel zur vollständigen Reinigung des betroffenen Bereichs.

Die Behandlung war erfolgreich: Die Patientin gewann ihr Gehör zurück und blieb noch viele Jahre gesund. Fabry notierte: „Auf solche Weise hat sie mit der Hilfe Gottes ihre vorige Gesundheit wiedererlangt, deren sie noch auf den heutigen Tag, als ich dieses geschrieben den 24. Oktober 1613, glücklich genießt, besitzt auch eine glückliche Ehe, hatte auch etliche Kinder geboren und ihr Gehör, welches sie etliche Jahre lang verloren, mit vieler Verwunderung wiederbekommen." [17]

Einen aufschlussreichen Einblick in das, was wir heute als „domestic violence" bezeichnen würden, bietet ein Fall aus Köln. Eine Frau war von ihrem Ehemann mit einem Stock auf den Rücken geschlagen worden – eine Form der körperlichen Züchtigung, die im Rahmen der damaligen Hausherrengewalt als legitimes Mittel der ehelichen Disziplinierung galt. Zunächst hatte die Frau die Schwellungen selbst mit Umschlägen behandelt, doch ihr Zustand verschlechterte sich rapide: Hohes Fieber, Seitenstechen, Husten und Atemnot stellten sich ein. Fabry diagnostizierte eine Ausbreitung der Erkrankung auf das Rippenfell durch die unsachgemäße Eigenbehandlung. Er verordnete eine strenge Diät, Klistiere zur Reinigung und ließ die Patientin zur Ader. Zusätzlich erhielt sie eine Salbe, die erneut Menschenfett, „welches die Schmerzen sehr lindert", und zahlreiche andere Substanzen enthielt, sowie einen stärkenden Trank aus Bezoar, Theriak und weiteren Zutaten. Die konsequente Behandlung mit diesen als sehr wirkungsvoll angesehenen Arzneimitteln führte zur Genesung.[18]

Schließlich berichtet ein Brief von Michael Döring, Professor in Gießen, an Fabry im Jahr 1609 von einem schweren Fall der Roten Ruhr. Trotz eines Pulvers mit Bezoar, präparierten Perlen, roten Korallen und gebranntem Hirschhorn habe sich, so schreibt Döring, der Patient nur kurzzeitig verbessert, bevor sich sein Zustand verschlechterte und er verstarb. Döring fragte Fabry nach der tatsächlichen Heilkraft des Bezoars, reflektierte dessen begrenzte Wirkung angesichts der schweren Erkrankung und bat um weitere Einschätzungen von Fabry, die dieser zu einem späteren Zeitpunkt detaillierter geben wollte.[19]

Diese Fälle illustrieren Fabrys Umgang mit traditionellen Heilmitteln wie dem Bezoar – einen Umgang, der ihn keineswegs von seinen Kollegen unterschied, sondern als typischen Vertreter der gelehrten Medizin seiner Epoche ausweist. Während er in anderen Bereichen seiner medizinischen Praxis – etwa bei anatomischen Fragen oder operativen Techniken – durchaus kritisch und innovativ vorging, folgte er bei solchen überlieferten Substanzen dem medizinischen Konsens seiner Zeit und hinterfragte ihn nicht. Seine Berichte machen den komplexen medizinischen Alltag und die persönliche Fürsorge spürbar, die seine Heilkunde prägten, und verdeutlichen zugleich, wie selbstverständlich unterschiedliche Wissensformen – überliefertes Erfahrungswissen, symbolisch aufgeladene Substanzen und empirische Beobachtung – in der Medizin des frühen 17. Jahrhunderts noch nebeneinander standen.

Der Theriak – Universalmedizin mit über tausendjähriger Tradition

Eine weitere Facette von Fabrys therapeutischer Praxis zeigt sich in seinem Umgang mit dem Theriak, einer hochkomplexen Arznei aus ca. siebzig Zutaten, welcher schon in der Antike bekannt war. Ursprünglich für den Einsatz bei Vergiftungen entwickelt, wurde er über die Jahrhunderte mehr und mehr als ein Universalheilmittel angesehen.

Ein Vorgänger des Theriaks, das bereits aus griechischer Zeit bekannte Präparat Mithridatium, wurde von Galen im 2. Jahrhundert n. Chr. durch einige Zutaten ergänzt, insbesondere Vipernfleisch. Dahinter stand die Idee, dass diese Tiere selbst gegen ihre eigenen und andere Gifte geschützt seien und diese Eigenschaft therapeutisch genutzt werden könne. Schon zu Galens Zeiten sah das Rezept etwa 55 Zutaten vor, darunter Opium und Honig. Die hochkomplexe Zubereitung dauerte etwa vierzig Tage, woran sich ein mindestens einjähriger Reifeprozess anschloss, bis der Theriak eingesetzt werden konnte.[20] Seit dem Mittelalter erfreute sich der Theriak, welcher inzwischen je nach Rezept etwa 60 bis 80 vorwiegend pflanzliche, aber auch tierische und mineralische Zutaten enthielt, in Europa großer Beliebtheit. Venedig wurde ein wichtiges Zentrum der Theriak-Produktion. Die für den Theriak benötigten großen Mengen an Vipern wurden in der Umgebung von Venedig in speziellen Viperngärten kommerziell gezüchtet. In Nordeuropa waren vor allem Nürnberg, Amsterdam und später auch London wichtige Zentren für die Herstellung von Theriak.

Verabreicht wurde der Theriak in erster Linie als Gegengift gegen externe Gifte (zum Beispiel durch Tierbisse), aber auch gegen die Pest sowie alle damit in Verbindung stehenden Symptome wie lokale Entzündungen oder Fieber, von denen man heute weiß, dass sie teilweise auf mikrobielle Infektionen zurückzuführen sind. Theriak wurde aber auch als Universalmittel gegen innere Krankheiten (zum Beispiel Gicht) verabreicht, also Erkrankungen, die ebenfalls mit vielen unspezifischen Symptomen einhergehen.[21]

Jedes Versagen dieser Produkte, das gewünschte therapeutische Ergebnis zu erzielen, wurde von frühneuzeitlichen Ärzten auf fehlerhafte Zusammensetzung oder einen mangelhaften Herstellungsprozess zurückgeführt. Die Möglichkeit, dass die Zutaten selbst nicht geeignet waren, um den Behandlungserfolg zu erreichen, wurde bis ins 18. Jahrhundert nicht in Erwägung gezogen. Vor diesem Hintergrund ist ein Projekt aus dem Jahr 2019 am Pharmaziemuseum Basel in Zusammenarbeit mit der ETH Zürich, bei welchem Theriak auf der Grundlage eines Rezepts von 1622 neu hergestellt wurde, faszinierend. Die Forscher gingen dabei auch der Frage nach, ob es möglich sei, die therapeutische Wirkung des Mittels anhand eines rekonstruierten Theriaks im Labor zu überprüfen. Sie kamen zu dem Ergebnis, dass der Theriak aus heutiger Sicht lediglich

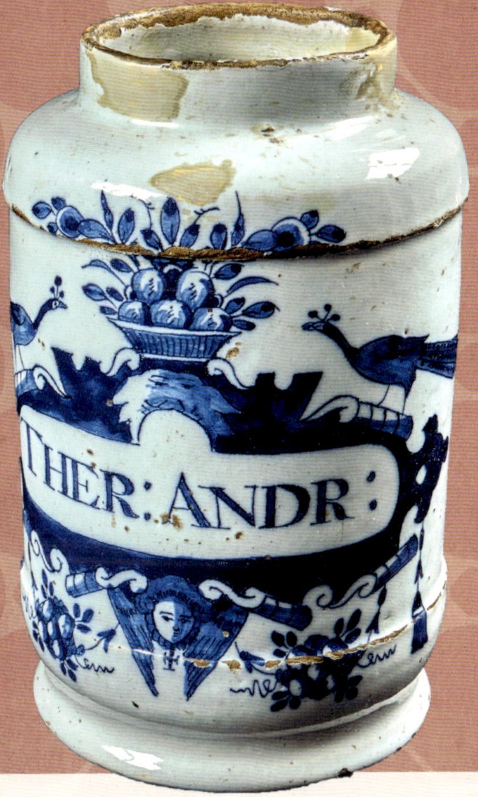

THERIAKGEFÄSS

Theriakgefäß aus Fayence, 18. Jahrhundert, Das Apothekergefäß aus glasierter weißer Fayence ist blau verziert mit Pfauen, Früchten und floralen Ornamenten. Der Pfau ist ein Sybol für ewiges Leben und Unsterblichkeit, weil er seine Federn jedes Jahr neu ausbildet. Ther:Andr: ist die Abkürzung für Theriak nach Andromachos.

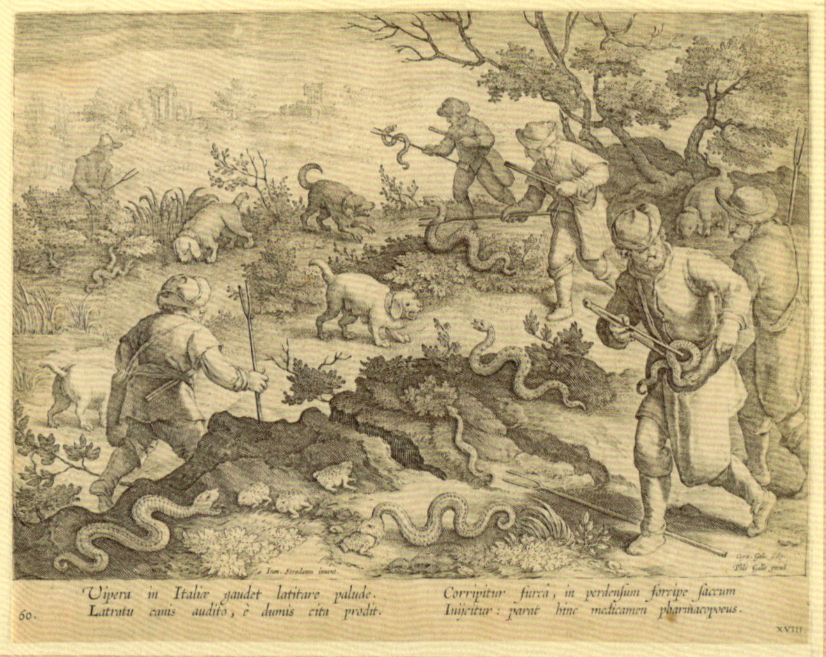

VIPERNJAGD

Vipernjagd in Italien für die Theriakproduktion. Kupferstich auf Papier, Jan van der Straet (1523 – 1605). Übersetzung der lateinischen Inschrift: Die Viper freut sich, in italischen Sümpfen verborgen zu liegen. Wenn sie das Bellen eines Hundes hört, kommt sie schnell aus dem Gebüsch hervor. Sie wird mit einer Gabel ergriffen [und] in einen sehr dichten Sack [mit] einer Zange geworfen. Von hier aus bereitet der Apotheker die Arznei.

als Placebo bezeichnet werden kann, denn nach unserem heutigen Kenntnisstand enthalten nur wenige seiner Ingredienzien Inhaltsstoffe, denen eine Heilwirkung zugesprochen werden kann. Die interessante Frage, ob durch den einjährigen Fermentationsprozess eine Veränderung eintritt, die dem Theriak vielleicht doch eine antibakterielle Wirkung verleiht, konnte nur teilweise beantwortet werden. Im Labor ließ sich auch nach der Fermentation keine antimikrobielle Wirkung nachweisen. Eine chemische Analyse ergab keine wesentlichen Unterschiede zum nicht gereiften Theriak. Allerdings konnte die potentielle mikrobielle Anreicherung des gereiften Produkts im Rahmen des Experiments nicht abschließend geklärt werden.[22]

Um ihre Abnehmer von der hohen Qualität und korrekten Zubereitung des Theriaks zu überzeugen, führten viele frühneuzeitliche Städte Maßnahmen ein, um die Qualität der in diesen Präparaten verwendeten Ingredienzien zu gewährleisten, standardisierte Rezepturen zu etablieren und die Kompetenz der Hersteller sicherzustellen. Häufig wurde vorgeschrieben, dass die Herstellung öffentlich zu erfolgen habe. So wurde beispielsweise in Venedig die Produktion als ein mehrtägiges öffentliches Zeremoniell zelebriert, sodass man auf diese Weise auch auf die besondere Qualität dieses für die Stadt so wichtigen Exportartikels verweisen konnte.

Fabry setzte Theriak bei einer bemerkenswert breiten Palette von Erkrankungen ein. Wir haben bei den vorhergehenden Fällen schon gesehen, dass er Theriak oft in Kombination mit dem Bezoar-Stein verschrieb, so z. B. bei den Bissen tollwütiger Tiere, bei seinem fieberkranken Freund Marionus, dem Apotheker, oder der Frau aus Köln, die von ihrem Mann geschlagen worden war und deren Wunden auf dem Rücken sich schwer entzündet hatten.[23] In seinen „Opera Omnia“ dokumentierte er zudem dessen Verwendung bei dem sogenannten ‚Fingerwurm‘ (eitrige Nagelbettentzündung), bei Wundbrand und Gangrän, im Falle einer lebensbedrohlichen Ohnmacht nach fehlerhaftem Aderlass durch „Bartscherer“, bei heftigem Erbrechen und auch bei Krebserkrankungen.[24]

Fabry warnt aber auch vor dem Gebrauch des Theriaks durch unerfahrene Ärzte, so im Falle eines 50-jahrigen Patienten, der im Jahr 1622 nach tagelangen Zechgelagen mit Freunden Husten, Gliederschmerzen, Engegefühle in der Brust und blutigen Auswurf entwickelte, und dann auf „Rath der Weiber und anderer Stümper“ einen Trank aus Theriak sowie einen weiteren „Wund-Trank“ – der Fabry ebenfalls äußerst suspekt war – eingenommen hatte. Daraufhin verschlimmerten sich jedoch seine Symptome massiv. Als Fabry nach sieben Tagen hinzugerufen wurde, fand er den Patienten mit hohem Fieber und in Lebensgefahr vor.

Fabry wendet die bewährten Methoden Aderlass, Abführen, eine gesunde Diät und verschiedene Kräutertränke an, bezeichnenderweise keinen Theriak, und vor allem verbietet er seinem Patienten jeglichen Weingenuss. Wider alle Hoffnung gelingt es ihm so, den Patienten gesund zu machen.[25]

Ein eindrucksvoller Fall aus Fabrys Zeit in Köln steht für die Bandbreite seines therapeutischen Arsenals und gewährt zugleich einen Einblick in den medizinischen Alltag des späten 16. Jahrhunderts mit seinen verschiedenen Kategorien von unterschiedlich ausgebildeten und spezialisierten Heilern. Sein Patient war ein „französischer Jüngling, welchem Schießpulver bey den Füßen angezündet worden“ und dem „die Schenckel von dem undern Fuß an biß an das Knie verbrent worden.“ Wie das genau passiert ist, schreibt Fabry nicht. Der junge Mann war zunächst an einen „Versuch-Arzt gerathen“ (ein Ausdruck, den Fabry häufig für aus seiner Sicht unqualifizierte Heiler, Empiriker und Wundärzte verwendet), der die Verbrennungen mit kühlenden Substanzen behandelte. Das war ein schwerer Fehler, wie Fabry schreibt, denn anstatt abzuheilen, entwickelte sich über die kommenden Monate der „fressende Wolff“ in einem der beiden Beine, mit der Folge, dass der Wundarzt die Amputation des Beines ab dem Knie für unumgänglich hielt. Zu seinem Glück kam jedoch der junge Mann zu Fabry in die Behandlung, dem es gelang, den Wundbrand aufzuhalten und das Bein wiederherzustellen. Fabry ließ den Patienten kräftig zur Ader und verabreichte ihm Tränke aus zahlreichen unterschiedlichen Heilkräutern. Entscheidend aber war für Fabry, dass man die Verbrennungen von vornherein nicht mit kühlenden, sondern mit weichmachenden Substanzen hätte behandeln müssen, was er in der Folgezeit in der Form von Umschlägen und Bädern auch tat. Zum Abschluss der Behandlung setzte er eine Salbe ein, die neben pflanzlichen Zutaten auch Alaun, Quecksilber und Theriak enthielt. Abführende Behandlungen und weitere Aderlässe ergänzten das Programm. „Mit diesen Mitteln ist er durch Gottes Gnad in 2 Monathen geheylet worden“ – mit diesem für Fabry typischen Satz schließt er seinen Bericht ab.[26] Der Verweis auf Gottes Gnade ist dabei keineswegs Floskel, sondern Ausdruck einer tief verwurzelten Überzeugung: Für Fabry war klar, dass ohne göttlichen Beistand keine Heilung gelingen konnte. Die ärztliche Kunst stellte für ihn nur das Werkzeug dar, durch das Gott wirkte.

Selbst bei Geschlechtskrankheiten – etwa wenn sich nach dem Kontakt mit einer infizierten Prostituierten eine „Phimosi“, wie er es nannte, entwickelte – griff er auf dieses Heilmittel zurück. Wichtig ist aber auch hier, sich zu vergegenwärtigen, dass der Theriak nicht isoliert eingesetzt wurde. Aderlass, Leibreinigung, verschiedene Tränke und Salben aus pflanzlichen Zutaten gingen voraus, dann wurde ein Trank aus „dem besten Theriak“, Bezoar und anderen Zutaten verabreicht. Unterdessen, schreibt Fabry, habe er dem Patienten eine sehr strenge Diät verordnet und ihm außerdem den Genuss jeglichen Weins und „geyle und unzüchtige Gedanken“ verboten.[27]

Adumbratio ſerræ.

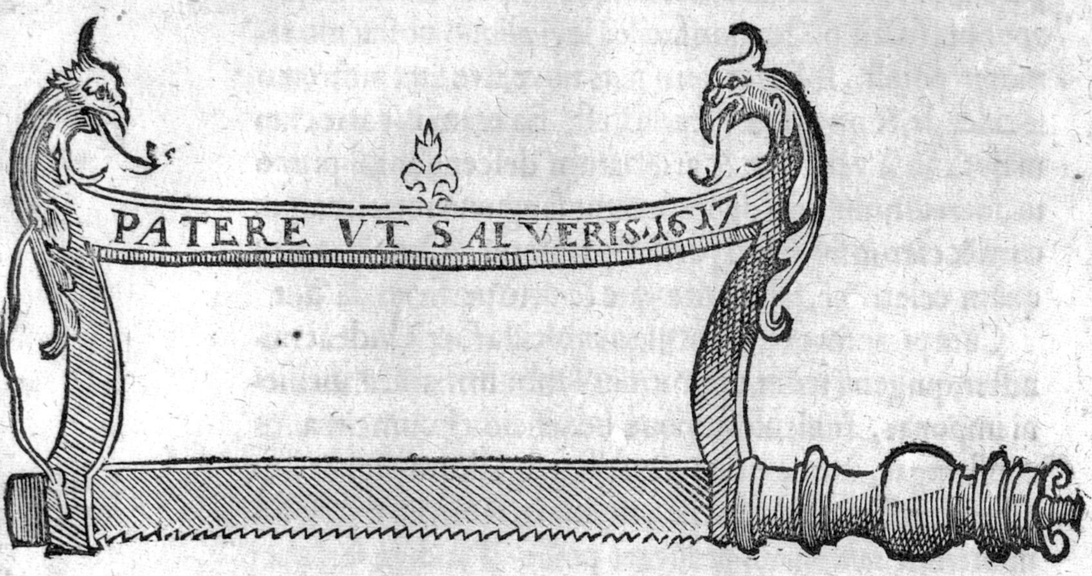

Deinde ubi ſanguinem effluere ſiverit pro ratione plenitudinis, & virium ægri, cauteriis vaſa inuret ad ſiſtendum ſanguinem, ipſumq́ue etiam os, quò citiùs excidant ejus fragmenta.

Caute-

Bei der Pestbehandlung kombinierte Fabry den Theriak ebenfalls häufig mit Bezoar zu einem schweißtreibenden Getränk. Die Pest war nach zeitgenössischen Vorstellungen auf eine „Ansteckung“ zurückzuführen – nicht in unserem heutigen Sinne mit einem spezifischen Pesterreger, sondern im frühneuzeitlichen Verständnis einer Ansteckung mit giftigen Substanzen.[28] Vor diesem Hintergrund war der Einsatz sowohl des Bezoars als universelles Gegengift als auch des Theriaks, der ebenfalls als wirksam gegen Gifte galt, in der Logik der damaligen Medizin durchaus konsequent. Diese vielfältigen Anwendungen zeigen, wie fest Fabry von der Wirksamkeit dieses traditionellen Heilmittels überzeugt war – ein Vertrauen, das er mit den meisten Ärzten seiner Zeit teilte und das sich auf die Autorität antiker Gelehrter wie Galen stützte.

Die Alraune – Magie und Medizin in einer Wurzel

Besonders aufschlussreich für Fabrys Position zwischen Volksglauben und wissenschaftlicher Medizin ist sein Umgang mit der Alraune (Mandragora). Diese seit der Antike bekannte Heilpflanze, deren Verwendung bereits Dioskurides (ca. 40–90 n. Chr.) in seinem berühmten Buch über Arzneipflanzen ‚De materia medica‘ beschrieb, galt als wirksames Schmerz- und Beruhigungsmittel bei Amputationen und anderen schweren Eingriffen. Die heute nachgewiesenen Wirkstoffe – die Alkaloide Hyoscyamin, Scopolamin und Atropin – erklären diese Wirkung. Fabry kannte diese therapeutischen Möglichkeiten, begegnete der Alraune jedoch mit ausgesprochener Vorsicht.

Kaum eine andere Heilpflanze war in der Frühen Neuzeit mit einem derart dichten Geflecht aus Aberglauben, magischen Vorstellungen und medizinischem Wissen verbunden wie die Alraune. Ihre oft menschenähnlich geformte, gegabelte Wurzel gab Anlass zu zahlreichen Legenden: Man glaubte, die Alraune wachse unter Galgen aus dem Urin oder Samen gehenkter Verbrecher, schreie beim Ausgraben so durchdringend, dass der Sammler wahnsinnig werden oder gar sterben könne, und besitze magische Kräfte als Glücksbringer, Fruchtbarkeitszauber oder Liebesmittel. Betrüger verkauften auf Jahrmärkten kunstvoll geschnitzte Wurzeln als echte Alraunen zu Wucherpreisen an leichtgläubige Käufer.[29]

In der gelehrten Medizin hingegen stand die therapeutische Anwendung im Vordergrund. Seit der Antike wurde die Alraune wegen ihrer stark narkotisierenden und schmerzstillenden Eigenschaften geschätzt. Bereits die römischen Ärzte setzten Alraunenwein („vinum mandragoratum“) ein, um Patienten vor schmerzhaften Operationen oder beim Kauterisieren von Wunden in einen schlafähnlichen Zustand zu versetzen.

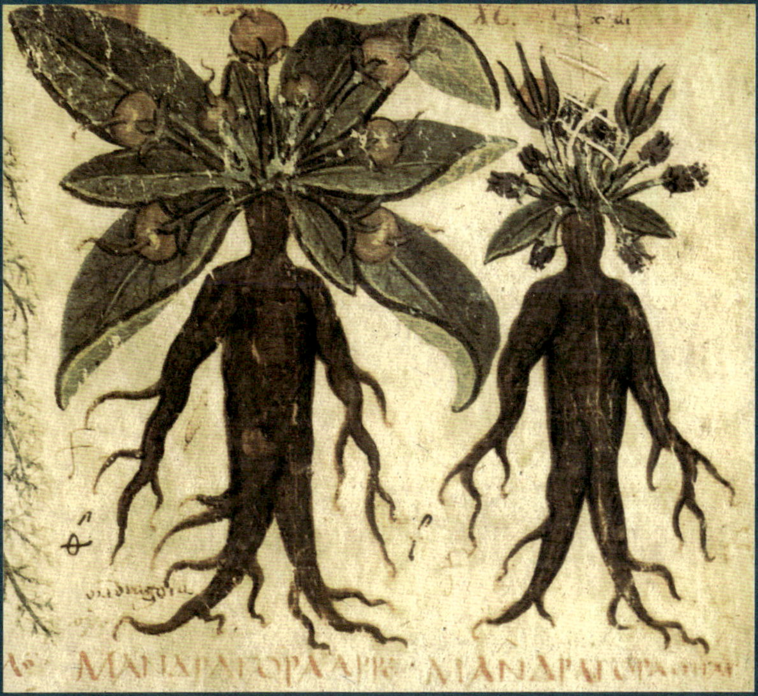

MANDRAGORAS

Männliche und weibliche Mandragoras im sog. Dioscurides Neapolitanus, ein in griechischer Sprache handschriftlich verfasstes Kräuterbuch aus dem ausgehenden 6. Jahrhundert, das in der Biblioteca Nazionale di Napoli unter der Signatur Codex ex Vindobonensis Graecus I aufbewahrt wird.

Im Mittelalter und in der Frühen Neuzeit gehörte die Alraune zum festen Bestandteil der sogenannten „Schlafschwämme", in konzentrierte Pflanzenauszüge getränkte Schwämme, die dem Patienten vor die Nase gehalten wurden, um Betäubung zu erzielen.[30]

Fabry dürfte die magischen Zuschreibungen der Pflanze gekannt haben. Ihn interessierten jedoch die medizinischen Anwendungen der Alraune. Charakteristisch für seinen umsichtigen Umgang ist seine ausdrückliche Warnung vor unsachgemäßem Gebrauch dieser giftigen Pflanze. So warnt er in seiner Schrift von der Glid-Wassersucht im elften Kapitel ausdrücklich davor, diejenigen Schmerzmittel, die wegen „ihrer großen Kälte das Glid erstarrt machen und demselben sein Empfindligkeit ringern", und zu denen er Nachtschatten, Alraune und Opium zählt, unsachgemäß einzusetzen. Diese Arzneien dürften nur „in der höchsten Noth" gebraucht werden.[31] In seiner berühmten Schrift ‚Vom heißen und kalten Brand' im vierten Kapitel geht er auf Alraune, Opium und ähnliche Narkotika ein, warnt aber davor, sie „ohne Bescheydenheit und Verstand auf die Entzündungen" zu geben.[32] Daraus lässt sich schließen, dass er ihrem Gebrauch zwar sehr zurückhaltend, jedoch nicht vollkommen ablehnend gegenüberstand.

Noch deutlicher wird er allerdings im Zusammenhang mit der in manchen Fällen unumgänglichen Amputation eines vom Brand betroffenen Armes oder Beines. Dort spricht er von den Schlaftränken, welche andere Wundärzte den Kranken vor der Amputation geben, um damit den Schmerz zu kontrollieren. Er gesteht zu, dass leichte Schlaftränke bei solchen schmerzhaften Operationen nichts ausrichten können, ein starker Schlaftrank aber könne leicht auch „den ewigen Schlaf verursachen", so wie es „offt bey den unerfahrnen Arzten geschieht". Zusammenfassend empfiehlt er, von solchen Narkotika Abstand zu nehmen und stattdessen „durch andere Wege und Mittel den Krancken zu trösten und ihn zu überreden", dass „das feste Band", mit dem das zu amputierende Körperteil abgebunden wird, ihm doch „alle Empfindligkeit" nehme.[33] Damit befand er sich im Einklang mit der Mehrheit der Ärzte seiner Zeit, da die Alraune aufgrund ihrer Gefährlichkeit und schwierigen Dosierung in der gelehrten Medizin der Frühen Neuzeit immer weniger eingesetzt wurde.[34]

Sein vorsichtiger Umgang mit der Alraune zeigt Fabry als Arzt einer Übergangszeit: Während das alte Wissen um ihre schmerzlindernde Kraft noch präsent war, überwog bei ihm die nüchterne Erkenntnis ihrer Gefährlichkeit. Seine Warnungen vor unsachgemäßem Gebrauch und seine eigene Zurückhaltung beim Einsatz bezeugen eine kritische Haltung, die bereits über die unkritische Rezeption überlieferter Heilmittel hinauswies.

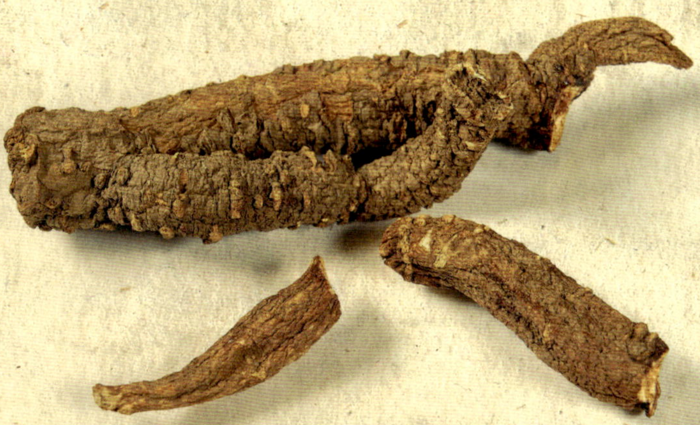

Alraunenwurzel

Von den Fröschen.

Rana. Ein Frosch.

Rana Aquatica & Innoxia. Ein Wasser-Frosch.

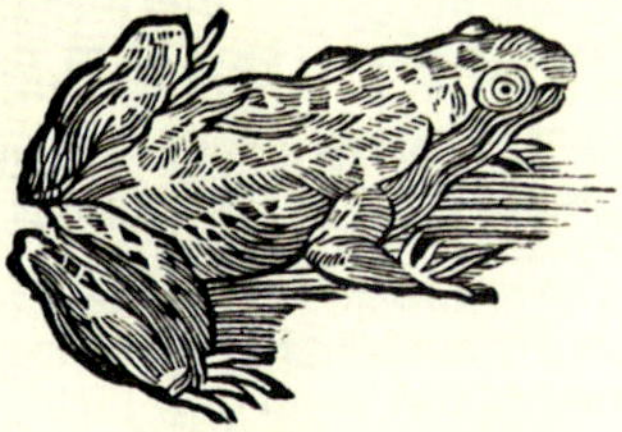

Von dem mancherley Geschlechte dieser Thiere und ihrer Gestalt.

DEr Frosch heist auf Arabisch ضفادع Grichisch βάτραχος, Lateinisch Rana, Französisch une Grenoville, une Raine, Italiänisch Rana, Ranochia, und Hispanisch la rana.

Die Frösche sind auch auß der Zahl der kriechenden Thiere / so sich durch die Eyer mehren/insonderheit das jenige Geschlechte/ so die Bäume besteiget.

Die Frösche werden abgetheilet in die/ so in den Wässern/und in die/ so auff dem trockenen Boden wohnen. Die Wasser-Frösche wohnen theils in den Pfützen/ theils in Seen/ Flüssen/ und an den Gestaden derselbigen/ aber keine in dem Meer. Die/ so auff dem trockenen Boden wohnen/ haben mancherley Gestalt/nach den Orten/wo sie sind; denn sie halten sich auff in Gärten / oder Wiesen/ under den dicken Sträuchen/ und in holem/ faulem und schattechtem Grunde / und ob es zwar ein bekanntes Thier ist/ist doch in Acht zu nehmen/ daß weil sie zugleich im Wasser und auf der Erden leben können/keine fleischigte Lung haben / sondern anstatt derselben 2. durchscheinte Bläßlein/welche sie auf und zublassen. Wann man ihnen lebendig das Hertz herauß schneidet/ beweget sich dasselbe auff der Hand oder wo man es hinleget offt ein Stund nachdem es herauß genommen/ oder so lang biß der Frosch auch stirbet. Die hinderste Beine sind dick von Fleisch/ hergegen der fordere Leib gantz mager/hat an jeglichem Fuß gleichsam 5. Finger / und zwischen denselben ein zart Häutlein wie die Enden/ damit sie besser schwimmen können. Von Farben sind sie unterschiedlich / als braun/ gelb/grün/und dergleichen/ nachdem sie sich an einem Ort auffhalten. In Engelland soll es keine Frösch geben. In Egypten sollen sie so häuffig seyn / daß sie alles verderben/ wann sie von den Störchen nicht auffgelesen werden. In etlichen Insuln sollen sie wegen deß kalten Wassers stumme seyn.

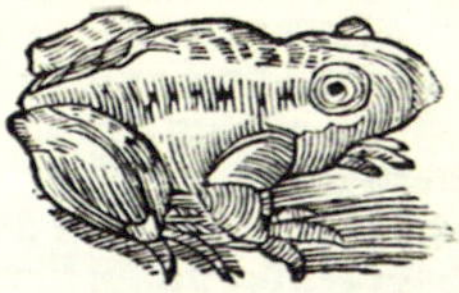

Von Art und Natur dieser Thiere.

UNsere grüne Wasserfrösche sind der Art/ daß sie zur Winterszeit sich in dem Erdreich under dem Wasser auffhalten: Zur Frülingszeit aber begeben sie sich hervor. Solche Wasserfrösche führen alle einerley Geschrey/welches bey den Griechen und Lateinern Coax genennt wird: Sie mehren sich theils durch die Eyer/so die Teutschen Froschmalter/ oder Froschleich und Froschgeheck nennen: Theils wachsen auch von sich selbst auß dem Schleim und Koth der faulen Wassern. Auch geschicht es bißweilen/ daß es Frösche regnet / worauf etwann die Einwohner durch frembde Nationen auß ihrem Lande sind getrieben und verjagt worden: Massen wir auch lesen im andern Buch Mosis im 8 Capitel / daß eine grosse Menge Frösche auß den Wassern Egypti/ die Egyptier sehr gepeiniget haben. Im Frühlinge gebären sie viel Eyer / oder Fröschleiche/ in dem Wasser/ in welchem mitten inne die Frösche verborgen liegen. Wenn die Eyer außkriechen/ werden die Roß Köpffe/ Roßnägel oder Hauptbrüchel (die man an theils Orten auch Kaulärsche/oder Kaul-Krotten/ nennt) darauß.

Frösche als Apotheke – Von der Asche bis zum kostbaren Öl

Zu den bemerkenswertesten tierischen Heilmitteln in Fabrys Arzneischatz gehörten verschiedene Zubereitungen aus Fröschen. Diese Amphibien, die in der Volksmedizin seit jeher eine Rolle spielten, verarbeitete er zu mehreren therapeutisch einsetzbaren Formen: Froschasche, Froschwasser und Froschöl. Sein Umgang mit diesen Präparaten zeigt erneut, wie eng praktische Erfahrung, überliefertes Heilwissen und sorgfältige Beobachtung in seiner Medizin miteinander verwoben waren.

Frösche – Destilliert, gedörrt und zu Asche gebrannt

Die Herstellung der Froschasche beschreibt Fabry mit charakteristischer Präzision: Er nahm Frösche aus dem Wasser, hängte sie in ein Kolbenglas und destillierte sie. Dabei ließ er das Feuer nicht ausgehen, bis die Frösche vollständig ausgedörrt waren und kein Wasser mehr überdestillierte. Die so gedörrten Frösche verbrannte er dann in einem Tiegel zu einer weißen Asche.[35]

Die Froschasche setzte Fabry vielseitig ein. Ihr Hauptanwendungsgebiet war die Blutstillung, doch empfahl er sie auch zur Behandlung von Geschwüren und „stinkenden Schäden" – Wunden mit übelriechendem Sekret, die auf Gewebsnekrosen oder Infektionen hindeuteten.[36]

Besonders aufschlussreich ist ihre Verwendung in einem komplexen Wundpulver, das Fabry nach Amputationen auf die Amputationsstelle streute, vermischt mit Essigwasser und Eiweiß.[37] Die Zusammensetzung dieses Pulvers verdeutlicht eindrücklich die Vielfalt seiner therapeutischen Ansätze und die Komplexität frühneuzeitlicher Arzneimittel. Die Grundsubstanz bildete Staubmehl, ein fein gemahlenes Mehl. Hinzu kamen Drachenblut, ein rotes Harz verschiedener tropischer Pflanzen wie Dracaena o.ä., das als blutstillendes und wundheilendes Mittel hochgeschätzt war – der dramatische Name und die intensive rote Farbe trugen nicht unwesentlich zu seiner Wertschätzung bei. Weihrauch, das Harz von Boswellia-Arten, wurde traditionell bei Entzündungen und zur Förderung der Wundheilung eingesetzt und wird auch heute noch gegen Entzündungen verwendet. Orientalische Boli, feine tonhaltige Erden aus dem östlichen Mittelmeerraum, besaßen adstringierende, also zusammenziehende Eigenschaften.

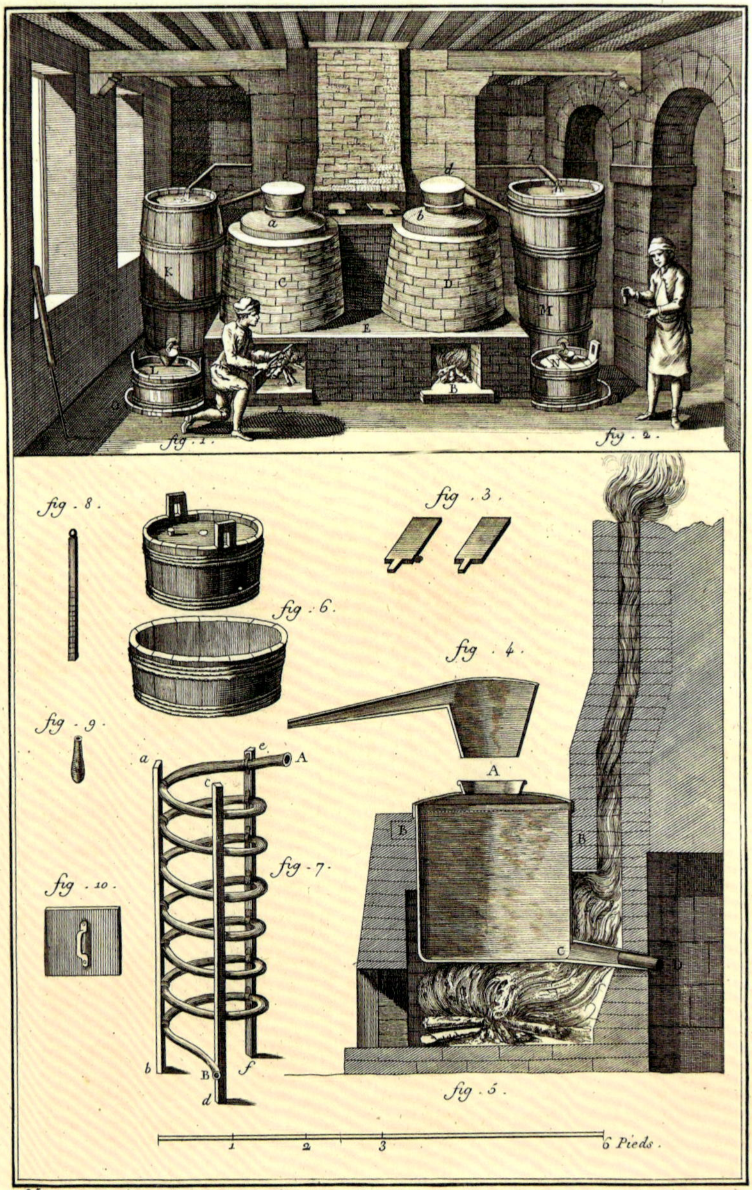

Distillateur

d'Eau-de-Vie.

Terra Sigillata, eine versiegelte und gereinigte Heilerde von der Insel Lemnos, wurde seit der Antike als Gegengift und bei Wunden verwendet; die aufgeprägten Siegel garantierten ihre Echtheit und Qualität. Gips, ein Kalziumsulfat, wirkte austrocknend und festigend. Die Froschasche aus gedörrten und verbrannten Fröschen war eine weitere Zutat. Besonders bemerkenswert war eine andere Komponente, das Moos von einer menschlichen Hirnschale – also Flechten, die auf Totenschädeln wuchsen und als besonders wirksam bei Blutungen galten. Diese Substanz gehörte zu den stark symbolisch aufgeladenen Heilmitteln, deren Wirksamkeit eng mit ihrer geheimnisvollen, unheimlichen Herkunft verknüpft war. Klein geschnittenes „Hasenhaar" war eine weitere Zutat, die schon in der Schule von Salerno in der Wundheilung eingesetzt wurde.[38] Pulver von Eiweiß, das während der heißesten Jahreszeit – den „Hundstagen" von Ende Juli bis Ende August – ausgedörrt worden war, besaß nach damaliger Überzeugung besondere Wirksamkeit. „Schaum vom Meer", getrockneter Meeresschaum oder möglicherweise Sepiaschulp, trug ebenfalls adstringierende Eigenschaften bei. Schließlich gehörten neugedörrte Schwämme, wahrscheinlich getrocknete Naturschwämme, zur Mischung, die Flüssigkeit aufsaugen und die Wunde trocken halten sollten.[39]

Dieses Wundpulver vereint mineralische, pflanzliche und tierische Bestandteile – einige mit nachvollziehbarer therapeutischer Wirkung wie adstringierende Erden und austrocknende Substanzen, andere stark symbolisch aufgeladen wie das Moos von Menschenschädeln oder das in den Hundstagen bereitete Eiweiß. Die Froschasche fügt sich als eines von vielen Elementen in diese vielschichtige Komposition ein.

Froschwasser – Das therapeutische Destillat

Das bei der Herstellung der Froschasche gewonnene Destillat, das „Froschwasser", verwendete Fabry keineswegs als Nebenprodukt, sondern als eigenständiges Heilmittel. Er schätzte es besonders bei „bösen krebsigen Schäden und Geschwüren", bei „stinkendem Geschwür in der Nase" und anderen Geschwüren an „heimlichen Örthern" – gemeint waren schwer zugängliche oder besonders problematische Körperstellen. Nach Fabrys Überzeugung löschte das Froschwasser Entzündungen und „verbesserte die üble Art solcher Schäden".[40]

Ein eindrückliches Beispiel für seinen Einsatz findet sich in der Behandlung im bereits erwähnten Fall des jungen Mädchens mit einem Ohrentumor.[41]

Nachdem Fabry den Tumor durch Abbinden mit einem Band entfernt hatte, behandelte er die Wunde unter anderem mit Froschwasser.

Noch dramatischer war der Fall eines etwa dreißigjährigen Mannes im Jahr 1607.[42] Der Patient litt an einem schweren Nasengeschwür, bei dem bereits Knochen zerstört war – eine äußerst ernste Situation. Fabry gelang es mit Froschwasser und vielen anderen Heilmitteln, den destruktiven Prozess zum Stillstand zu bringen. Allerdings blieb eine offene Verbindung zwischen Nase und Mund bestehen, die auch die Sprache des Patienten stark beeinträchtigte. Fabry konstruierte daraufhin ein silbernes Instrument mit einem Schwämmchen, das der Patient in diese Öffnung einsetzen konnte, um Nase und Mund wieder voneinander zu trennen. Damit konnte er wieder deutlich sprechen – ein bemerkenswertes Beispiel für Fabrys Kreativität bei der Anfertigung von Prothesen.

Das Froschpflaster – Für besonders widerspenstige Leiden

Eine weitere Zubereitungsform war das „Froschpflaster mit Mercurio" – ein Pflaster aus pulverisierten Fröschen oder Froschasche, das mit Quecksilber versetzt wurde. Dieses Präparat setzte Fabry bei verschiedenen hartnäckigen Beschwerden ein.

Ein charakteristisches Beispiel ist die Behandlung einer schmerzhaften Beule nach einem Wespenstich am Bein im Jahr 1627. Fabry schlug zunächst eine chirurgische Entfernung durch Abbinden vor, doch der Patient wollte dies nicht. Daraufhin behandelte Fabry erfolgreich mit dem Froschpflaster. [43]

Auch im bereits erwähnten Fall des französischen Teenagers mit schweren Brandverletzungen an den Beinen nach einem Schießpulverunfall gehörte neben dem Theriak das Froschpflaster mit Quecksilber zu den eingesetzten Therapien.[44] Die Kombination von Froschpräparat und Quecksilber sollte offenbar besonders bei hartnäckigen Entzündungen, Verhärtungen und langwierigen Wundheilungsstörungen wirksam sein.

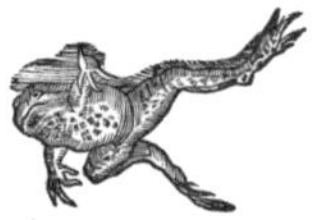

FABRYS ORIGINAL »FROSCH-ÖHL«

Zwölf lebende Frösche und vierzehn Heilkräuter

Die komplexeste Zubereitung war das Froschöl, dessen Rezept Fabry in seinem Traktat von der Gliedwassersucht überliefert.[45] Es handelte sich um eine aufwendige Mischung aus tierischen, pflanzlichen und mineralischen Bestandteilen:

Die Zutaten:
12 lebendige Frösche
Regenwürmer, in Wasser gewaschen
Drei Handvoll Betonien (Betonica officinalis), Blumen und Blätter
– eine traditionelle Heilpflanze bei Kopfschmerzen und Nervenleiden
Feldzypressen, je zwei Handvoll
Je eine Handvoll:
Rosmarin, Majoran,
Schlüsselblumen, Lavendel,
Salbei, Kamillen, Steinklee

Die Zubereitung:
Alle Bestandteile wurden samt den Fröschen und Regenwürmern
in einem Mörser zerstoßen, dann in einen Kolben gegeben.

Darüber goss man:
Wacholderwasser
Baumöl
Menschenschmalz,
Katzenschmalz,
Hundeschmalz
und Murmeltierschmalz,
jeweils vier Lot

Das Ganze ließ man 24 Stunden stehen. Weitere Verarbeitungsschritte folgten. Der intensive Geruch, der durch die Zutaten entstehen konnte, ließ sich laut Fabry durch Zusatz von Salbeiöl, Wacholderöl oder dem bereits erwähnten Blumenöl seines Lehrmeisters Cosmas Slotanus verbessern. Fabry empfahl es besonders für die „Schwelnung oder Abnehmung" der von der Wassersucht betroffenen Gliedmaßen.[46]

Fabry's Froschöl zeigt beispielhaft die Komplexität frühneuzeitlicher Arzneimittelherstellung:

Die Kombination zahlreicher Heilpflanzen mit verschiedenen tierischen Fetten – einschließlich des therapeutisch hochgeschätzten Menschenfetts – und lebenden Tieren zu einem einzigen Präparat entsprach der Vorstellung, dass die Vereinigung vieler wirksamer Substanzen deren therapeutische Kraft potenzierte.
Die aufwendige Herstellung und die Kostbarkeit mancher Zutaten unterstrichen zugleich den Wert dieser Arznei.

Osteocolla – Der ‚Beinwellstein' zwischen Hoffnung und Skepsis

Neben den tierischen und pflanzlichen Heilmitteln spielten auch mineralische Substanzen eine wichtige Rolle in Fabrys therapeutischem Arsenal. Ein besonders aufschlussreiches Beispiel für sein empirisches Lernen aus Erfolg und Misserfolg bietet seine Erfahrung mit Osteocolla, dem sogenannten Beinwellstein.

Bei diesem „Stein" handelte es sich um ein mineralisches Heilmittel – meist Kalksinter, Travertin oder versteinerte Knochenreste – das seit der Antike als spezifisches Mittel zur Förderung der Knochenheilung galt. Der Name selbst, „Osteocolla" (griechisch-lateinisch für „Knochenleim"), verdeutlicht die therapeutische Hoffnung: Man glaubte, das pulverisierte Mineral könne gebrochene Knochen wieder „zusammenleimen" oder zumindest ihr Zusammenwachsen beschleunigen.[47] Fabry kannte dieses traditionelle Heilmittel und setzte zunächst große Hoffnungen in seine Wirksamkeit.

Fabrys anfängliche Erfahrungen mit Osteocolla waren ausgesprochen positiv. Im ersten dokumentierten Fall behandelte er einen etwa 40 Jahre alten Patienten mit einem Unterschenkelbruch.[48] Er setzte den pulverisierten Stein vor allem als Arzneimittel zum Einnehmen ein, vermischt mit verschiedenen Fleischbrühen, Wein und anderen Arzneien. Das Ergebnis überzeugte ihn: Die Heilung erfolgte deutlich schneller als gewohnt – in etwa 30 Tagen statt der üblichen zwei Monate. Dieser Erfolg bestätigte sich in einem zweiten Fall aus dem Jahr 1600: Eine 60-jährige Magd mit einem Knochenbruch war unter Einsatz des Beinwellsteins innerhalb von 40 Tagen wieder genesen.[49] Aufgrund dieser beiden positiven Erfahrungen war Fabry vom Nutzen des Osteocolla überzeugt und setzte große Hoffnungen in dieses Mittel.

Der dritte Fall brachte jedoch eine Wende. Der Patient war der 14-jährige Sohn eines niederländischen Edelmanns, der sich das Bein gebrochen hatte. Fabry richtete den Bruch sorgfältig und setzte – von seinen vorherigen Erfolgen ermutigt – erneut Osteocolla ein.[50] Er kontrollierte den Heilungsverlauf regelmäßig und stellte am zwanzigsten Tag eine beunruhigende Entwicklung fest: Es hatte sich ein „Maser" gebildet – eine Erhebung, Beule oder Verdickung an der Bruchstelle, möglicherweise ein überschießender Kallus oder eine entzündliche Schwellung. Diese Komplikation veranlasste Fabry zu einem Therapiewechsel. Er setzte den Beinwellstein ab und behandelte die Erhebung zunächst mit einer Flüssigkeit aus verschiedenen Heilpflanzen. Anschließend applizierte er eine Salbe, die unter anderem wieder Menschenfett enthielt, und legte schließlich ein Froschpflaster mit Quecksilber auf. Mit dieser mehrstufigen Behandlung gelang es ihm, den „Maser" zur Auflösung zu bringen und dem Schienbein seine ursprüngliche Form zurückzugeben.

Aus diesem Fall zog Fabry eine differenzierte Lehre: Er verwarf Osteocolla nicht völlig, empfahl aber fortan Vorsicht bei seiner Anwendung. Seine Schlussfolgerung lautete, dass dieser Stein bei älteren Menschen oder „ausgemergelten Leuten", die nicht genügend eigene Wärme besäßen, nur mit Vorsicht zu gebrauchen sei. Diese Erklärung folgt der humoralpathologischen Logik seiner Zeit: Nach der Säftelehre benötigte der Heilungsprozess ausreichend körpereigene Wärme. Bei Personen mit schwacher Konstitution könnte der Beinwellstein möglicherweise zu einer unerwünschten übermäßigen Knochenbildung führen. Aus heutiger medizinischer Sicht besitzt Kalksinter keine nachweisbare therapeutische Wirkung auf die Knochenheilung – die von Fabry beobachteten Erfolge dürften eher natürlichen Heilungsschwankungen oder anderen Faktoren zuzuschreiben sein.

Fabry setzte den Beinwellstein aber weiterhin bei Knochenbrüchen ein, was ein Brief an einen Kollegen aus dem Jahr 1613 an belegt. Dort beschreibt er zunächst, wie er den Stein bei einem 70-jährigen Patienten mit einem Handgelenksbruch erfolgreich eingesetzt hat, notiert dann jedoch mit gesunder Skepsis: „Ich für meine Person, ob ichs zwar gar nicht begehr zu widersprechen, dass er in den Beinbrüchen ein sehr fürtreffliches Mittel seye, so lass ich mich doch nicht überreden, zu glauben, was Mathiolus und Quercetanus davon schreiben, dass in etlich wenig Tagen die Beinbrüche damit können geheylet werden."[51]

Dieser Umgang mit Osteocolla zeigt exemplarisch Fabrys wissenschaftliche Herangehensweise: Er machte positive Erfahrungen, wurde dadurch von der Wirksamkeit eines Mittels überzeugt, beobachtete dann jedoch aufmerksam eine Komplikation, reagierte flexibel mit einer angepassten Therapie und zog schließlich differenzierte Schlussfolgerungen über die Grenzen und Risiken des Mittels. Besonders bemerkenswert ist seine Offenheit: Er verschwieg den Misserfolg nicht, sondern dokumentierte ihn detailliert und nutzte ihn als Lernmöglichkeit.

Die Episoden mit Froschwasser, Froschasche, Froschöl und Osteocolla illustrieren erneut, wie Fabry in einer Übergangszeit praktizierte, in der überliefertes Erfahrungswissen, symbolisch-religiöse Deutungsmuster und sich entwickelnde empirische Methoden noch untrennbar miteinander verwoben waren. Seine Bereitschaft, aus Beobachtungen zu lernen und seine Praxis anzupassen, weist dabei bereits in Richtung eines moderneren, empirisch fundierten medizinischen Denkens.

KRÖTENPULVER

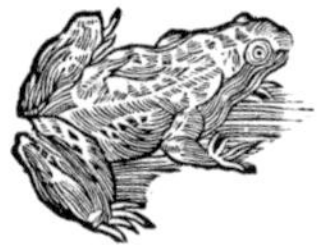

Ein Pestmittel zwischen Volksmedizin und ärztlicher Praxis

Ebenfalls zu den sehr ungewöhnlichen Heilmitteln in Fabrys Arsenal gehörte das Krötenpulver, dessen Herstellung und Anwendung er im 96. Sendschreiben an seinen Kollegen Simon Aubert in Vevey ausführlich beschreibt.[52] Dieses Präparat nutzte er vor allem in der Behandlung der Pest, jener gefürchteten Seuche, die Europa seit dem Mittelalter in regelmäßigen Abständen heimsuchte und gegen die die Ärzte der Frühen Neuzeit weitgehend machtlos waren.

Fabry unterschied zunächst sorgfältig zwischen Erdkröten und Wasserkröten – für sein Präparat verwendete er ausschließlich Erdkröten. Seine Herstellungsmethode beschreibt er mit charakteristischer Präzision: Die Kröten ließ er zunächst an Sonne und Wind trocknen. Danach legte er sie in einen „warmen Ziegel", damit sie vollständig dorrten. Die getrockneten Kröten zerstieß er dann in einem Mörser zusammen mit Skorpionöl zu einem feinen Pulver.

Dieses Krötenpulver war Bestandteil eines komplexen Pestpflasters. Fabry vermengte das Pulver mit Theriak, grünen Rautenblättern, Honig und anderen Zutaten in einem Mörser zu einer salbenartigen Masse, die er als Umschlag auf die Pestbeulen – die geschwollenen, oft eiternden Lymphknoten der Pestkranken – auflegte. Nach seiner Überzeugung zog dieses Präparat „das Gift der Pest wunderbahrerweise aus dem Leib".

Fabry berichtete sogar von einer noch einfacheren Anwendung: Bereits eine ganze, ausgedörrte Kröte, direkt auf die Pestbeule aufgelegt, sollte heilende Wirkung entfalten. Diese Vorstellung folgte dem in der Frühen Neuzeit weit verbreiteten Prinzip der „Sympathie" – die Kröte als giftiges Tier sollte das Gift der Krankheit an sich ziehen und neutralisieren können.[53]

Neben der äußeren Anwendung auf Pestbeulen spielte das Krötenpulver auch eine zentrale Rolle in Fabrys Pestamulett, einem Schutzmittel, das prophylaktisch am Körper getragen werden sollte. Die Verwendung von Krötenpräparaten in Pestamuletten war in der Frühen Neuzeit weit verbreitet und wurzelte in der Vorstellung, dass giftige Tiere eine besondere Kraft gegen Gifte und Seuchen besäßen.

Fabrys Umgang mit dem Krötenpulver zeigt erneut die charakteristische Verbindung verschiedener therapeutischer Traditionen in seiner Medizin. Die sorgfältige Herstellungsbeschreibung und die präzise Unterscheidung zwischen Erd- und Wasserkröten zeugen von praktischer Erfahrung und empirischer Beobachtung. Zugleich beruhte die therapeutische Hoffnung auf magisch-sympathetischen Vorstellungen: Die giftige Kröte sollte das Pestgift anziehen und aus dem Körper ziehen können.

Diese Verbindung von Volksglauben und ärztlicher Praxis war typisch für die Pesttherapie der Frühen Neuzeit. Angesichts der verheerenden Wirkung der Seuche und der therapeutischen Hilflosigkeit griffen selbst gebildete Ärzte wie Fabry auf jedes verfügbare Mittel zurück – sei es auf Basis rationaler Überlegungen, traditioneller Erfahrung oder magischer Hoffnung. Das Krötenpulver steht damit exemplarisch für die verzweifelte Suche nach wirksamen Heilmitteln gegen eine Krankheit, deren wahre Natur und Übertragungswege noch völlig unverstanden blieben.

FABRY AN DER SCHWELLE ZWEIER WELTEN

Die hier betrachteten Heilmittel – Menschenfett und Menschenhaut, Bezoar, Theriak und Alraune, Frösche und Kröten, schließlich der Beinwellstein – mögen aus heutiger Perspektive eine merkwürdige Sammlung bilden. Doch gerade die hier besprochenen Mittel offenbaren besonders deutlich jene charakteristische Gemengelage, in der sich Fabrys medizinisches Denken bewegte – eine Welt, in der überliefertes Erfahrungswissen, symbolisch-religiöse Deutungsmuster und sich entwickelnde empirische Methoden noch untrennbar miteinander verwoben waren.

Was verbindet diese so unterschiedlichen Substanzen? Es ist nicht allein ihre Wirksamkeit oder Unwirksamkeit aus moderner medizinischer Sicht. Vielmehr teilen sie eine gemeinsame Stellung im medizinischen Denken der Frühen Neuzeit: Sie alle waren Träger vielfältiger Bedeutungsschichten. Neben ihren beobachtbaren therapeutischen Eigenschaften – sei es die beruhigende Wirkung der Alraune, die adstringierende Kraft der Froschasche oder die mechanische Schutzfunktion des Menschenfetts in Salben – trugen diese Mittel symbolische, oft geradezu magische Bedeutungen in sich. Der Bezoarstein stand für die Überwindung des Todes durch Gegengift, die Alraunenwurzel für Fruchtbarkeit und Zaubermacht, das Menschenfett für die besondere Heilkraft des Opfers.

Fabry bewegte sich in dieser vielschichtigen therapeutischen Landschaft mit bemerkenswerter Souveränität. Seine Berichte zeigen einen Arzt, der keineswegs unkritisch jedes überlieferte Mittel anwendete. Bei der Alraune warnte er eindringlich vor unsachgemäßem Gebrauch und tödlicher Vergiftung. Beim Beinwellstein lernte er aus Komplikationen und modifizierte seine Therapieempfehlungen. Beim Bezoar erkannte er die Möglichkeit der Fälschung, auch wenn er am therapeutischen Nutzen festhielt. Diese kritischen Momente belegen, dass Fabry kein bloßer Traditionsverwalter war, sondern ein aufmerksamer Beobachter, der seine Praxis an der Erfahrung maß.

Zugleich blieb er tief in den Denkmustern seiner Zeit verwurzelt. Die Säftelehre, die eng verwandten Konzepte der Signaturenlehre und des Sympathieprinzips – die Vorstellung, dass Ähnlichkeiten in Form, Herkunft oder Eigenschaften auf heilsame

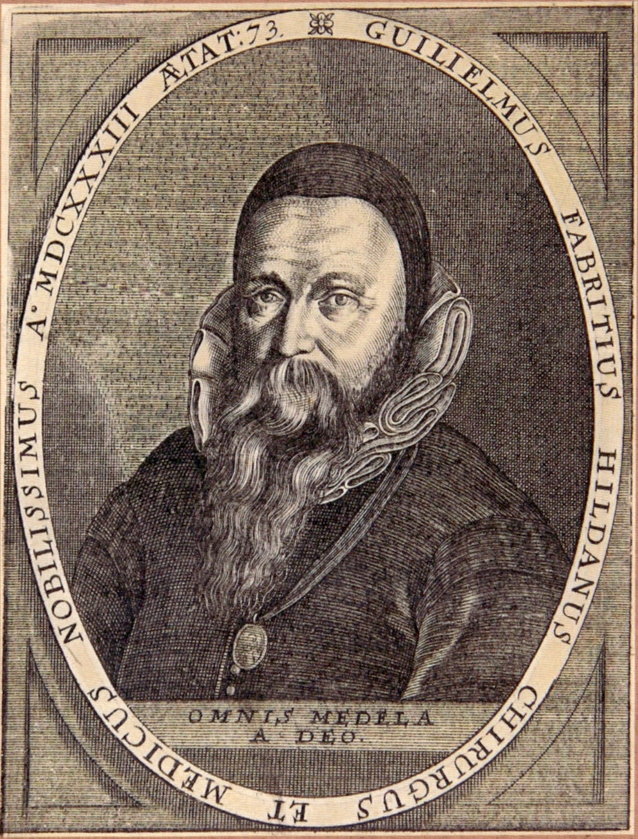

Wilhelm Fabry Porträt, „Guilielmus Fabricius Hildanus chirurgus et medicus nobilissimus a MDCXXXIII aetat: 73. Es zeigt Wilhelm Fabry im Alter von 73 im Jahr 1633. Unterhalb der Brust steht sein Wahlspruch „Omnis medela a deo" (Alle Heilung kommt von Gott).

Wirkungen und verborgene Kräfte hinwiesen: All diese theoretischen Rahmen bildeten für ihn selbstverständliche Erklärungsmuster für die Wirkung von Heilmitteln.[54] Wenn er Menschenhaut bei Gicht einsetzte oder Krötenpulver gegen die Pest, so tat er dies nicht aus Aberglauben, sondern aus der Überzeugung heraus, dass diese Substanzen nach den gültigen medizinischen Prinzipien seiner Zeit wirksam sein mussten. Die Grenze zwischen dem, was wir heute als empirisch fundiert und was als magisch motiviert bezeichnen würden, war für ihn und seine Zeitgenossen fließend – ja, sie existierte in dieser Form gar nicht.

Was uns bei Fabry besonders fasziniert, ist gerade diese Zwischenstellung. Er war kein mittelalterlicher Wunderheiler, der ausschließlich auf überlieferte Autoritäten vertraute. Seine anatomischen Studien, seine chirurgischen Innovationen, seine präzisen Fallbeschreibungen weisen ihn als modernen empirischen Mediziner aus. Doch er war auch noch kein Arzt der Aufklärung, der systematisch zwischen Wirkung und Einbildung, zwischen nachweisbarer Kausalität und bloßem Zusammentreffen unterschied. Er stand an der Schwelle – mit einem Bein noch fest verankert in der Welt der Sympathien und Signaturen, mit dem anderen bereits tastend auf dem Weg zu einer Medizin, die sich zunehmend auf Beobachtung, Experiment und kritische Überprüfung stützen würde.

Die Substanzen, die wir in diesem Kapitel betrachtet haben, sind damit mehr als kuriose Randbemerkungen der Medizingeschichte. Sie sind Zeugnisse einer Epoche des Umbruchs, in der unterschiedliche Wissensformen noch nebeneinander existieren konnten – geradezu mussten, weil die therapeutischen Herausforderungen, denen sich ein Wundarzt wie Fabry täglich gegenübersah, jedes verfügbare Mittel erforderten. Angesichts der Pest, der Syphilis, der zahllosen Verletzungen und Infektionen war es nicht die Zeit für akademische Reinheit. Es war die Zeit für praktische Hilfe, mit welchen Mitteln auch immer sie zu erreichen war.

Wenn wir heute mit einigem Befremden auf Menschenfett und Krötenpulver blicken, sollten wir nicht vergessen: Fabry und seine Zeitgenossen hatten keine Antibiotika, keine Anästhetika, keine Antisepsis. Sie hatten nur das, was die Natur, die Tradition und ihre eigene sorgfältige Beobachtung ihnen an die Hand gaben. Aus dieser Perspektive erscheinen die hier beschriebenen Heilmittel nicht mehr als Ausdruck von Rückständigkeit, sondern als Ausdruck eines ernsthaften, oft verzweifelten Bemühens, menschliches Leiden zu lindern mit den Mitteln, die eine Übergangszeit bereithielt. Und vielleicht werden künftige Generationen einmal mit ähnlichem Befremden auf manche unserer heutigen Therapien zurückblicken – auch wir arbeiten mit dem Wissen und den Möglichkeiten unserer Zeit, deren Grenzen uns oft erst im Rückblick bewusst werden.

Fabry steht damit exemplarisch für eine ganze Ärztegeneration an der Wende vom 16. zum 17. Jahrhundert – Praktiker, die zum Teil noch in den alten Wissensformen geschult waren, aber bereits die neuen Fragen stellten; die noch die alten Mittel nutzten, aber bereits die neuen Methoden erprobten. Das macht ihn für uns heute so interessant: In seiner Praxis wird der lange, mühsame Weg sichtbar, den die europäische Medizin von der Magie zur Wissenschaft zurücklegte – ein Weg, der nicht als plötzlicher Bruch, sondern als allmähliche Transformation verlief, in der Altes und Neues lange Zeit notwendigerweise koexistierten.

1 Vgl. die Übersicht bei Roy Porter, The Greatest Benefit to Mankind. A Medical History of Humanity, New York 1998, S. 269 f., der darauf hinweist, dass z. B. die offiziellen Arzneiverzeichnisse (Pharmacopoeia) der Städte London, Edinburgh, Antwerpen (1661) und Leiden (1741) noch bis ins 18. Jahrhundert Zubereitungen aus Menschenfett, menschlichen Schädeln, Regenwurmöl, Bezoar, Vipern, Perlen, Korallen etc. enthielten. Ebenso Mary Lindemann, Medicine and Society in Early Modern Europe, Cambridge 2010, S. 264.

2 Silvia De Renzi, Old and New Models of the Body, in: The Healing Arts. Health, Disease and Society in Europe 1500 – 1800, hrsg. von Peter Elmer, S. 166-195, 180.

3 Zur Verwendung von Menschenfett in der frühneuzeitlichen Medizin Caroline Schnyder, Verkaufte Körper, in: Horizonte: Schweizer Forschungsmagazin, Band 23 (2011), Heft 89, S. 22 f.

4 Roy Porter, aaO. Zur Entwicklung der Arzneibücher Im Europa der Renaissance siehe: Miles Weatherall, Drug Therapies, in: Companion Encyclopedia of the History of Medicine, hrsg. v. W.F. Bynum and Roy Porter, London 1993, Band 2, S. 916.

5 Valentin Groebner, Fleisch und Blut, Haut und Haar. Vermarktete Körperteile historisch. In: Mittelweg 36. Zeitschrift des Hamburger Instituts für Sozialforschung, 16 (Dez 2007/Jan 2008), S. 58-73, S. 9.

6 Wund-Artzney, II. Hundert, 58. Wahrnehmung.

7 Wund-Artzney, V. Hundert, 95. Wahrnehmung.

8 Wund-Artzney, S. 867 ff. Fabry listet noch eine ganze Reihe anderer Anwendungsgebiete auf.

9 Wund-Artzney, Vom Heissen und Kalten Brand, Kap. 26, S. 1082 ff.

10 Wund-Artzney, III. Hundert, 9. Wahrnehmung.

11 Wund-Artzney, VI. Hundert, 25. Wahrnehmung.

12 Wund-Artzney, IV. Hundert, 24. Wahrnehmung: Brief an Dr. Philiberto Saracenus v. 20. Juli 1614.

13 Zum Experiment von Ambroise Paré siehe Alessandro Pastore, Veleno. Credenze, crimini, saperi nell'Italia moderna, Bologna 2010, S. 121.

14 Silvia De Renzi, aaO., S. 179.

15 Wund-Artzney, I. Hundert, 87. Wahrnehmung. Weitere Fälle sind II-97 und II-98.

16 Wund-Artzney, III. Hundert, 16. Wahrnehmung.

17 Wund-Artzney, III. Hundert, 1. Wahrnehmung.

18 Wund-Artzney, III. Hundert, 78. Wahrnehmung.

19 Wund-Artzney, III. Hundert, 62. Wahrnehmung.

20 Zum Ursprung und zur Herstellung von Theriak J. P. Griffin, Venetian Treacle and the Foundations of Medicines Regulation, British Journal of Clinical Pharmacology, 2004, 58 (3), S. 317-325.

21 Martin Kluge, Das Theriak-Experiment. (Forschungsprojekt Pharmaziemuseum Basel im Labor für Bioengineering der ETH Zürich), in: Barbara Orland, Byron Cole Dowse (Hg.): Materialwissen: Experimentelle Geschichte im Pharmaziemuseum (Æther 07), Zürich: intercom Verlag, 2022.

22 Martin Kluge, Das Theriak-Experiment, aaO.

23 Die entsprechenden Fälle sind oben im Abschnitt über den Bezoar vermerkt.

24 Beim "Wurm an dem Finger" mehrere Einzelfälle in Wund-Artzney, I. Hundert, 97. Wahrnehmung. Bei Krebs: Wund-Artzney, III. Hundert, 84. Wahrnehmung (Zungenkrebs, ohne Erfolg), Lebensrettender Trank aus Theriak bei Ohnmacht: IV. Hundert, 22. Wahrnehmung; bei täglichem Erbrechen einer weiblichen Patientin: IV. Hundert, 32. Wahrnehmung.

25 Wund-Artzney, V. Hundert, 30. Wahrnehmung.

26 Wund-Artzney, I. Hundert, 99. Wahrnehmung.

27 Wund-Artzney, V. Hundert, 57. Wahrnehmung.

28 Alessandro Pastore, Veleno, S. 180 f.

29 Peter Schmersahl, Alraune – Heilpflanze und sagenhafte Zauberpflanze. Die Alraune im Spiegel der bildenden Kunst, in: Deutsche Apotheker Zeitung 147, 2007, S. 3666 – 3670.

30 Zum Ganzen Roy Porter, aaO., S. 365.

31 Wund-Artzney, S. 1113.

32 Wund-Artzney, S. 1010.

33 Wund-Artzney, S. 1069.

34 Peter Schmersahl, aaO. Siehe auch Guillermo Benítez et al., The Rise and Fall of Mandrake in Medicine, in: Journal of Ethnopharmacology 303 (2023), Mar. 1.

35 Wund-Artzney, S. 1069 (Über den heissen und kalten Brand)

36 Siehe z. B. Wund-Artzney, V. Hundert, 62. Wahrnehmung (Umschlag aus „gebrannte Frösch" und anderen Substanzen auf Tumor im Bauchnabel, vor operativer Entfernung); VI. Hundert, 75. Wahrnehmung (Salbe aus „gebrandte Frösch" u.a. für hartes Geschwür).

37 Wund-Artzney, S. 1061 (Über den heissen und kalten Brand)

38 Michael Schlathölter, Geschichte der Theorie und Praxis der Wundheilung und Wundbehandlung unter besonderer Berücksichtigung des 19. und 20. Jahrhunderts, Diss. Universität Münster, 2005, S. 25 m.w.N.

39 Das gesamte Rezept befindet sich in seiner Schrift ‚Vom heissen und kalten Brand', Wund-Artzney, S. 1061.

40 Wund-Artzney, S. 1069 (Über den heissen und kalten Brand).

41 Wund-Artzney, III. Hundert, 1. Wahrnehmung.

42 Wund-Artzney, II. Hundert, 22. Wahrnehmung.

43 Wund-Artzney, VI. Hundert, 88. Wahrnehmung.

44 Wund-Artzney, I. Hundert, 99. Wahrnehmung.

45 Wund-Artzney, S. 1143.

46 Wassersucht allgemein (Hydrops) war der Oberbegriff für alle Arten von Ödemen und Flüssigkeitsansammlungen – von Bauchwassersucht (Aszites) über Brustwassersucht bis zur Wassersucht an den Gliedmaßen. Der Begriff Glid-Wassersucht umfasste vermutlich verschiedene Konditionen, die mit Schmerz, Schwellung und Bewegungseinschränkungen an den Extremitäten einhergingen.

47 Lemery, Nicholas: Vollständiges Materialien-Lexicon. Leipzig, 1721., Sp. 822-823, schreibt noch etwa einhundert Jahre nach Fabry: „Ist ein sandiger und holer Stein.... Sie dienen, in kurtzer Zeit, zerbrochene Beine zusammen zu heilen und in ihren vorigen Stand zu stellen, wann sie auf die Brüche geleget und eingenommen werden: auf einmahl wird ein halber Scrupel bis auf zwey gantze eingegeben."

48 Wund-Artzney I. Hundert, 90. Wahrnehmung.

49 Wund-Artzney, aaO.

50 Wund-Artzney I. Hundert, 91. Wahrnehmung.

51 Wund-Artzney, III. Hundert, 90. Wahrnehmung.

52 Wund-Artzney, S. 1321.

53 Heinz Schott: „Sympathie als Metapher in der Medizingeschichte", Würzburger medizinhistorische Mitteilungen 10 (1992), S. 109-127; Zum Simile-Prinzip auch Christoph Auf der Horst, Eintrag "Heilzauber", in: Enzyklopädie Medizingeschichte, hrsg. v. Werner E. Gerabek u.a., 2007, S. 555 ff.

54 Zur Signaturenlehre W. F. Bynum, Nosology, in: Companion Encyclopedia of the History of Medicine, Volume 1, hrsg. v. W.F. Bynum und Roy Porter, London 1993, S. 339.

Es ist aber unter allen Anatomischen Zerlegungen kaum ein wunderbarlichers und künstlichers, meinem Bedünken nach, zu finden, als die Zertheilung des Menschlichen Augs, also daß dasselbig billich vor andern und in Sonderheit als das vortrefflichste, ein Wunderwerck deß Schöpfers zu nennen.

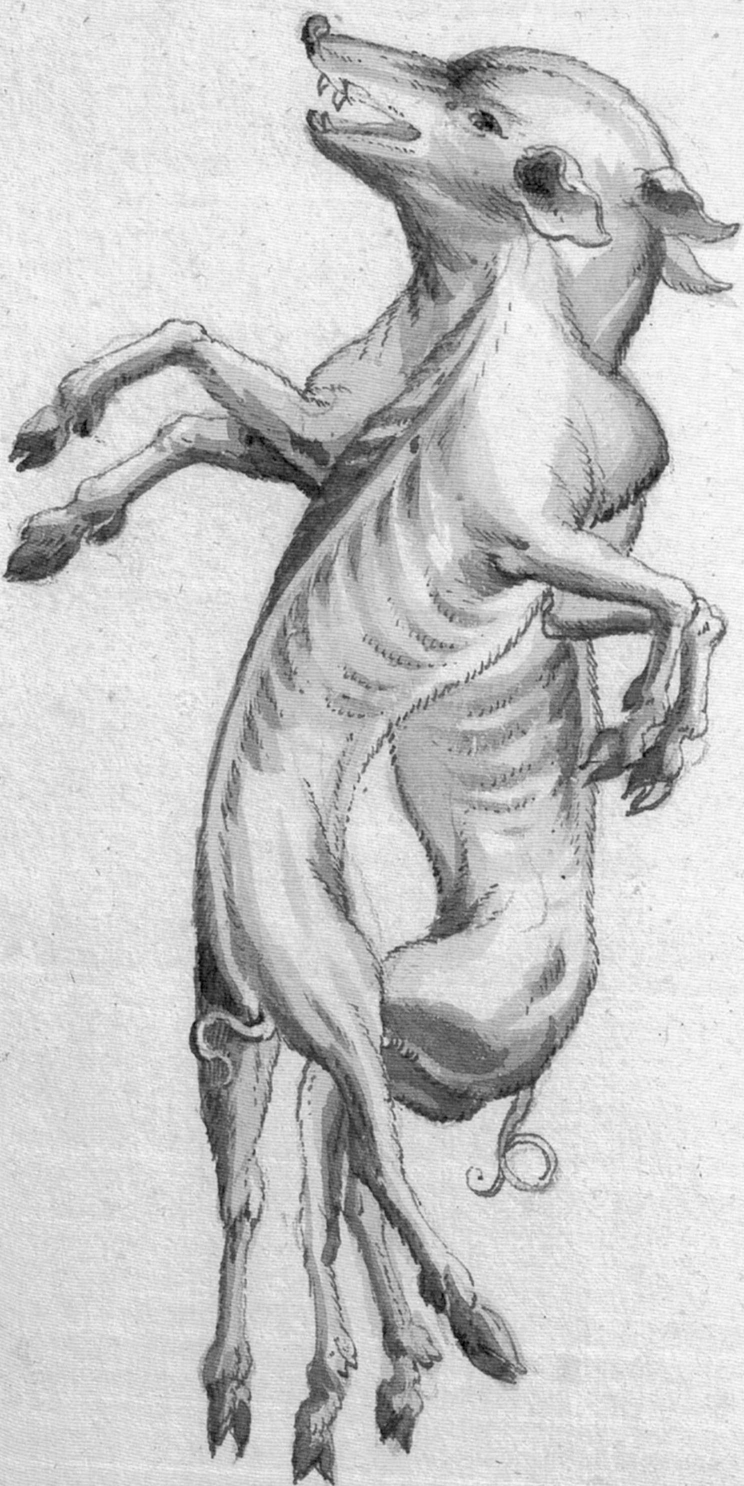

ZWISCHEN STAUNEN UND ERKENNTNIS

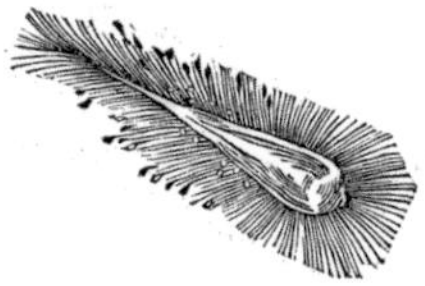

Wilhelm Fabrys Erforschung der Naturwunder

Zwischen Staunen und Wissenschaft bewegte sich der Blick des Wundarztes Wilhelm Fabry auf die Phänomene der Natur. In seinen Schriften und seinem ausgedehnten Briefwechsel mit anderen Gelehrten zeigt sich sein unermüdliches Interesse an allem Außergewöhnlichen – seien es Missbildungen, ungewöhnliche Naturerscheinungen oder medizinische Besonderheiten. Dabei verbindet sich in seiner Person auf faszinierende Weise der neue wissenschaftliche Forschergeist der frühen Neuzeit mit traditionellen Erklärungsmodellen seiner Zeit. Fabrys Werk steht an einer Schwelle: Er ist nicht nur praktischer Chirurg und Lehrer, sondern auch Sammler, Beobachter und Dokumentator einer Welt, die sich zwischen altem Volksglauben und neuer empirischer Forschung bewegt.

Die Macht der mütterlichen Einbildung

Besonders deutlich wird diese Spannung zwischen Tradition und Innovation in Fabrys Auseinandersetzung mit dem Phänomen der „Imaginatio gravidarum" – der vermeintlichen Kraft der mütterlichen Einbildung während der Schwangerschaft. Wie viele seiner Zeitgenossen war Fabry fest davon überzeugt, dass starke Gemütsbewegungen einer schwangeren Frau direkte körperliche Auswirkungen auf ihr ungeborenes Kind haben könnten. Ein wissenschaftlicher Briefwechsel aus dem Jahr 1610 mit dem Gießener Medizinprofessor Georg Horstius, der zugleich Leibarzt des Landgrafen von Hessen war, dokumentiert eindrücklich diese Überzeugung und zeigt zugleich, wie Gelehrte über Ländergrenzen hinweg versuchten, solche Phänomene zu verstehen und zu erklären.[1]

Der Austausch beginnt mit Horstius' Bericht über eine „Wunder- und Mißgeburt" in Prag: Im Jahr zuvor war dort ein Kind mit schweren Fehlbildungen zur Welt gekommen – seine inneren Organe lagen außerhalb der Bauchhöhle. Das nicht lebensfähige Kind verstarb nach wenigen Stunden. Bei der anschließenden Obduktion, der neben anderen „vornehmen, berühmten Medici" er selbst und auch der kaiserliche Mathematiker Johannes Kepler (1571 – 1630) beiwohnten, suchte man nach Erklärungen.

Horstius und einer der anderen Mediziner befragten die Mutter. Sie berichtete, sie sei drei Tage vor der Geburt gezwungen worden, bei der Schlachtung eines Kalbes zu helfen. Der Anblick der heraushängenden Eingeweide hatte sie zutiefst erschüttert – für die Ärzte die eindeutige Ursache der kindlichen Fehlbildung. Horstius schreibt: Die „Einbildung bey den schwangern Weibern" sei nach seiner Auffassung die „vornehmbste [erste] Ursach dieser Mißgeburt gewesen". Dieses sehe man schon täglich bei den Muttermalen, Warzen und anderen Zeichen bei Kindern. Um diesen Ursachenzusammenhang zu unterstreichen, führt Horstius einen weiteren Fall an, der sich nur wenige Tage vor der Abfassung des Briefes ebenfalls in Prag ereignet hatte: Der Sohn des berühmten Mathematikers Johannes Kepler war mit einer Fehlbildung im Genitalbereich zur Welt gekommen: „das Geburts-Gliedlein schier abgeschnitten, umbgekehrt ". Auch hier war die Ursache eindeutig die starke Einbildung der schwangeren Ehefrau Keplers. Diese hatte nämlich etwa drei Wochen vor der Geburt einem Gast im Hause Kepler zugehört, der von der Beschneidungszeremonie jüdischer Kinder in Prag berichtete, der er beigewohnt hatte.[2] Horstius schließt seinen Brief ab mit der Feststellung, dass diese Frage aber doch zu schwer und zu hoch sei, als dass er sie selbst ausführen und genauer erklären könne und bittet um Fabrys Einschätzung.

In seinem Antwortschreiben aus dem Jahr 1611 bestätigt Fabry diese Interpretation.[3] Auch er hält die starke Einbildung der Mutter für „die vornehmste Ursache solcher wunderlichen Geburt." Seine Einschätzung belegt er durch eigene Fallbeispiele. Besonders bemerkenswert ist der Fall einer Frau aus Hilden aus dem Jahr 1590, deren Tochter mit Lähmungen geboren wurde. Fabry wurde hinzugezogen, als sie etwa drei Jahre alt war, weil sie weder gehen noch stehen konnte. Fabry berichtet, dass er viele innerliche und äußerliche Arzneien verordnet habe, um die „nervosischen Theile zu stärcken", aber alles vergebens.[4] Auch andere Ärzte konnten nichts ausrichten. Die Mutter war während der Schwangerschaft von einer Bank gefallen und hatte sich sehr erschreckt, das war aus Fabrys Sicht die Ursache für den Zustand des Kindes. Noch fast zwanzig Jahre später, als Fabry 1612 wieder in Hilden war und sich bei dem Bruder des Mädchens nach ihr erkundigte, hörte er, dass es ist ihr zwar gut gehe, sie sich aber weiterhin nur auf Krücken fortbewegen könne.

Noch dramatischer liest sich der Fall einer „adeligen, ehrlichen Fraw", Ehefrau des Burgvogts Claudius Rolas auf dem Schloß de Mont am Genfer See: Als sie im Jahr 1600 während ihrer ersten Schwangerschaft an einem Kruzifix vorbeikam, erblickte sie die gebrochenen und verkrümmten Glieder eines dort zur Schau gestellten exekutierten Verbrechers. Der Schreck darüber prägte sich ihrer Vorstellung nach dem ungeborenen Kind ein – ihre Tochter kam mit einem missgestalteten rechten Bein zur Welt. Fabry, der das Kind im Jahre 1602, also im Alter von zwei Jahren, untersuchte, beschrieb die Fehlbil-

Delineatio Monstrosi partus Schafusij nati Anno 1632 Mense Decembri.

292

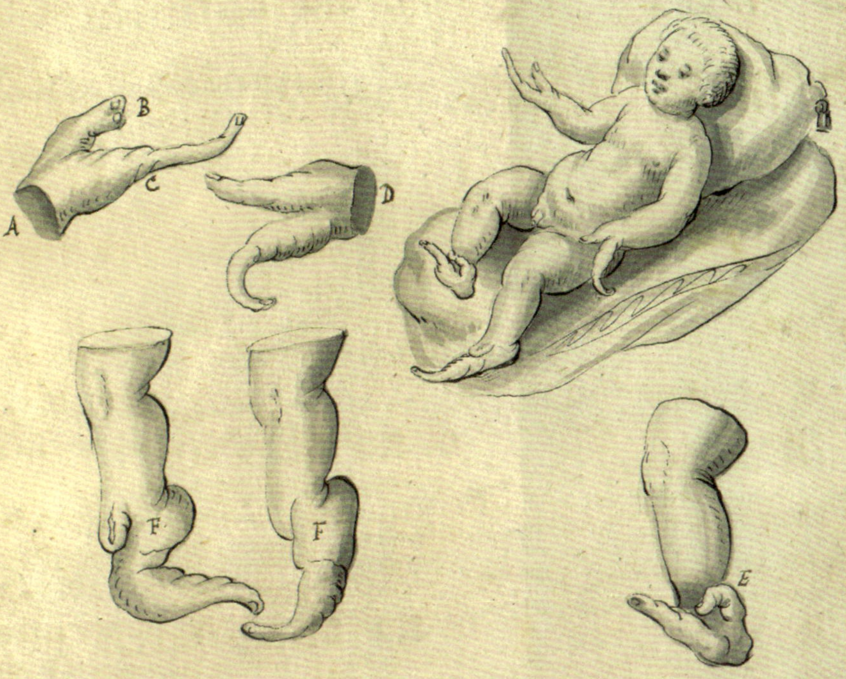

A. Manus dextra.

B. Pollex dexter cum duobus unguibus, ex quibus apparet pollicem huncce pro tribus digitis destinatum fuisse, Inter utrumq; enim unguem portio aliqua sine ungue carni fuit.

C. Auricularis siue minimus digitus, pro duobus digitis destinatus.

D. Manus sinistra.

E. Pes dexter.

F. F. Internam et externam partem pedis sinistri denotat.

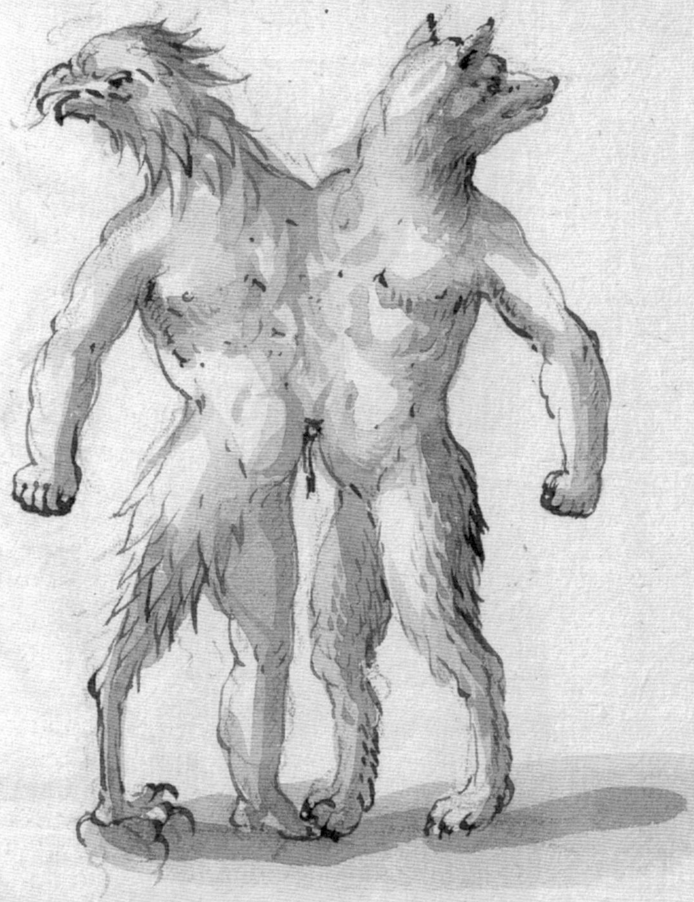

dung in seinem Brief an Horstius genau und fügte sogar eine Zeichnung bei, sah jedoch keine Behandlungsmöglichkeit. Dennoch entwickelte sich das Mädchen gut: 1629, als Fabry den Fall – vermutlich in Vorbereitung seiner ‚Opera Omnia' – erneut dokumentierte, war sie erwachsen, hatte selbst mehrere Kinder geboren und führte trotz ihrer Behinderung ein aktives Leben.

Fabry berichtet außerdem von einem weiteren Fall, der sich ebenfalls etwa um 1590 ereignete. Hier hatte sich eine adelige Frau während ihrer Schwangerschaft, weil sie auf Pantoffeln ging, den Fuß vertreten und darüber sehr erschreckt. Kurz darauf brachte sie einen kleinen Sohn zur Welt, dessen rechter Fuß nach innen verkrümmt war, so dass er, wenn er stehen oder gehen wollte, auf seinem äußeren Knöchel stand. Die Familie zog verschiedene Ärzte zu Rate, die jedoch nichts ausrichten konnten. Als das Kind drei Jahre alt war, wurde Fabry hinzugezogen. In diesem Fall konnte er tatsächlich etwas ausrichten. Er legte „eiserne Instrumenta" an, durch welche er nach und nach den Fuß in die richtige Stellung bringen konnte.[5] Der junge Mann war zu der Zeit, als Fabry den Fall dokumentierte, etwa 24 Jahre alt. Alle drei Fälle sind zugleich eindrückliche Beispiele für Fabrys Verbundenheit mit seinen Patienten: Wo er konnte, verfolgte er ihr Schicksal nach und dokumentierte ihre weitere Entwicklung, auch über Jahrzehnte.[6]

Die Überzeugung von der Macht der mütterlichen Einbildung ging so weit, dass man ihr sogar die Übertragung von Krankheiten zuschrieb. So berichtet Fabry 1611 in einem weiteren Schreiben an Horstius von einer Frau in Köln, „jung, starck und von bester Leibs Beschaffenheit", die 1599 während ihrer Schwangerschaft auf offener Straße mit ansehen musste, wie ein Mann vom „fallenden Siech" – einem epileptischen Anfall – befallen wurde.[7] Sie war darüber sehr erschrocken und bestürzt. Ihr später geborenes Kind entwickelte ebenfalls die „Kranckheit der Gichter", wie Fabry die krampfartigen Anfälle der Epilepsie bezeichnete, und verstarb trotz intensiver Behandlung vor Erreichen des ersten Lebensjahres.

Heißhunger und Muttermale: Unerfüllte Schwangerschaftsgelüste

Nicht nur Schrecken und Furcht, auch unerfüllte Sehnsüchte konnten nach damaliger Vorstellung das ungeborene Kind prägen. Fabry warnt besonders vor den „starken Gelüsten" Schwangerer auf bestimmte Nahrungsmittel in den ersten Monaten. Würden diese Wünsche nicht erfüllt, so könnten die Kinder mit Muttermalen in Form der ersehnten Speisen geboren werden. Auch hierfür hat Fabry ein konkretes Beispiel. In dem tragischen Fall aus dem Jahre 1608 hatte eine Frau aus Peterlingen während ihrer

Schwangerschaft eine „sonderbare, große Lust" auf eine bestimmte Sorte Krapfen. Die Hausmägde waren aber nicht in der Lage, diese Süssigkeit so zuzubereiten, wie sie es gewohnt war. Fabry schreibt, er wisse nicht, in was für eine „Trawrigkeit, Schwermut und Verdruß" sie darüber hineingeraten sei. Jedenfalls sei das Töchterlein „über die Maßen schwach" zur Welt gekommen und außerdem mit einer Art Bürzel am Steißbein, so groß wie ein Gänseei und genau in der Form der von der Frau so ersehnten Krapfen.[8] Die Haut darum sei so dünn gewesen, dass daraus ständig wässrige Flüssigkeit hervortrat und das Kind weiter schwächte. Es verstarb vier Tage nach seiner Geburt. Diese Vorstellungen mögen uns heute befremdlich erscheinen, doch sie zeigen, wie intensiv man in Fabrys Zeit nach Erklärungen für das Unerklärliche suchte – und wie die Grenze zwischen Beobachtung und Interpretation noch fließend war.

Der forschende Blick in die Natur

Wilhelm Fabrys Interesse an außergewöhnlichen Naturerscheinungen spiegelt sich besonders in seinem umfangreichen Briefwechsel mit Caspar Bauhin (1560 – 1624) wider. Über fast drei Jahrzehnte, von 1596 bis 1624, tauschten sich die beiden Gelehrten über seltene Naturphänomene, Fehlbildungen und ungewöhnliche Geburten aus.[9] Dieses gemeinsame Interesse führte dazu, dass Fabry sein 1615 erschienenes Werk „De Monstro Lausannae" seinem Freund Bauhin widmete – ein Zeichen der tiefen wissenschaftlichen Verbundenheit zwischen den beiden Männern.[10]

In dieser Schrift dokumentiert Fabry akribisch seine Untersuchung eines missgebildeten Lammes, das ein Metzger in Lausanne in der Gebärmutter eines Schafes gefunden hatte. Mit wissenschaftlicher Genauigkeit führte er eine Sektion durch und fügte dem Buch einen detaillierten Obduktionsbericht sowie Zeichnungen bei. Fast zeitgleich konnte er ein weiteres missgebildetes Lamm untersuchen, das ein Berner Metzger entdeckt hatte. Fabry fertigte ein provisorisches Präparat an und dokumentierte auch diesen Fall sorgfältig. Diese doppelte Dokumentation zeigt nicht nur seine wissenschaftliche Gründlichkeit, sondern auch sein Bestreben, durch Vergleiche zu verallgemeinerbaren Erkenntnissen zu gelangen.[11]

Besonders bemerkenswert ist sein Bericht über einen Hahn mit einem Kopf und zwei Körpern, der nach der Geburt noch 18 oder 20 Tage überlebt haben soll. Diese Information stammte von seinem Freund Adam Kunemann aus Freiburg und wurde, wie alle anderen Fälle auch, durch präzise bildliche Darstellungen dokumentiert.[12] Die Illustrationen waren für Fabry nicht schmückendes Beiwerk, sondern essenzieller Bestandteil seiner wissenschaftlichen Methode – sie ermöglichten es, das Gesehene festzuhalten und anderen Gelehrten zugänglich zu machen.

oferret. Sequenti alterove post anno
exercitus ille ingens, ac celebris Germanorū,
mulae Helve~~t~~ tiorum in Gallijs caesus,
dissipatusq fuit. Effigiem hujus Galli
am Dn. Kunemannus mihi communica-
it, adiungere visum est.

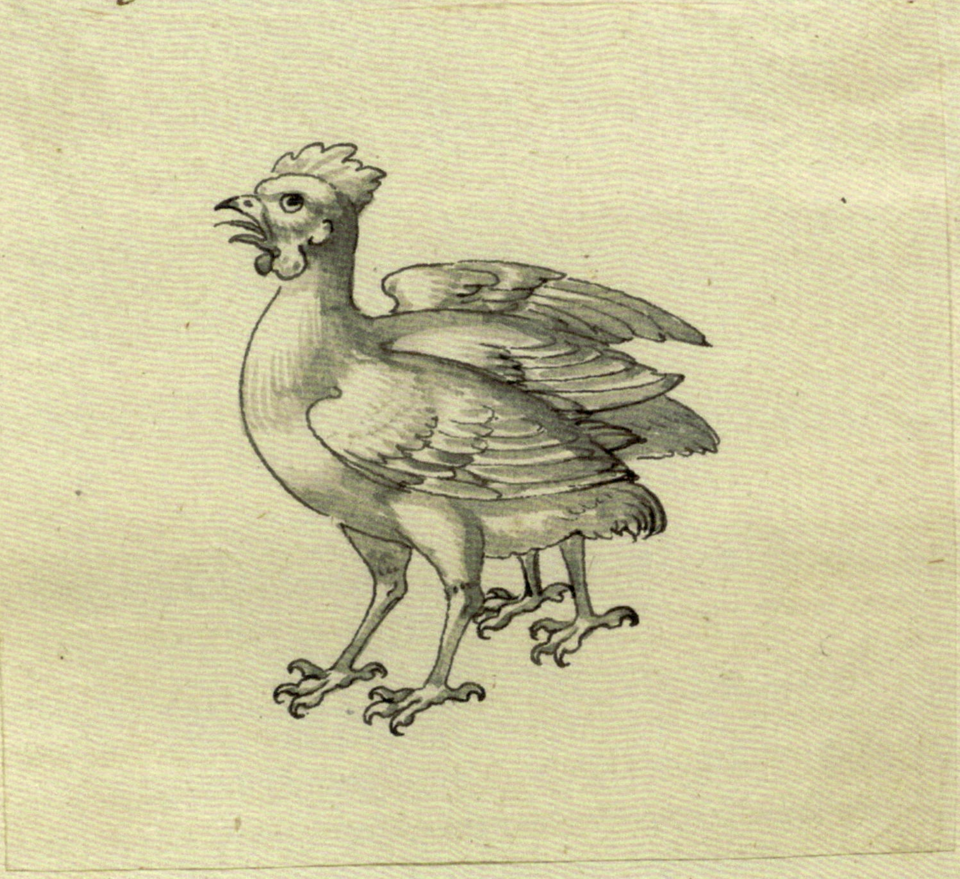

Clementissimus ac misericors pater
coelestis propter meritum filij sui uni-
geniti, virtute sui spiritus, nos illuminet,
ac

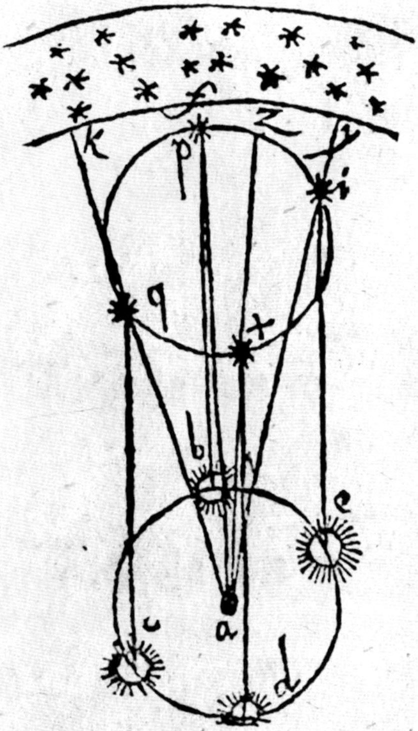

Abbildung aus Johannes Kepler ‚De Stella Nova' Prag 1606. Kepler schrieb das Buch nach dem Erscheinen der Supernova SN 1604, die auch unter dem Namen Keplers Supernova bekannt ist. Diese war im Oktober 1604 über weiten Teilen Europas und Asiens zu sehen. Auch Galileo Galilei sah die Supernova und hielt mehrere Vorlesungen in Padua zu dem Phänomen. Ob der von Fabry beschriebene „schreckliche Komet" identisch ist mit der Supernova, ist unklar. Fabry datiert seine Beobachtung auf den 9. September 1603, also etwa ein Jahr vorher. Ob es sich dabei um einen Datierungsfehler bei der nachträglichen Zusammenstellung seiner Unterlagen für die ‚Opera Omnia' oder ob es sich tatsächlich um ein anderes Himmelsphänomen im Jahre 1603 handelt, lässt sich nicht rekonstruieren.

Wundersame Gewächse – Fabrys botanische Beobachtungen

Mit Caspar Bauhin tauschte sich Fabry nicht nur über anatomische Fragen aus, sondern auch über botanische Raritäten. So beschrieb er ihm 1609 ein „wunderbahres Kürbisgewächs“, das er ebenfalls als „Monstrum“ bezeichnete und in seiner ‚Wund-Artznei‘ durch eine detaillierte Zeichnung dokumentierte.[13] Der Begriff „Monstrum“ hatte in Fabrys Zeit noch nicht die negative Konnotation, die wir heute damit verbinden – er bezeichnete vielmehr das Außergewöhnliche, das von der Norm Abweichende, das zur Demonstration (lateinisch „monstrare“ = zeigen) Geeignete.

Caspar Bauhin, der als Professor für Anatomie und Botanik in Basel tätig war, war einer der einflussreichsten Naturforscher seiner Zeit. Seine besondere Leistung lag in der systematischen Erfassung der Pflanzenwelt: Er führte als erster ein zweiteiliges Benennungssystem für Pflanzen ein und schuf damit die Grundlage für die moderne botanische Nomenklatur, die später von Carl von Linné weiterentwickelt wurde.[14] Unter Zuhilfenahme seines weitgespannten Netzwerks von Korrespondenzpartnern, von denen er sich auch Pflanzenpräparate schicken ließ, legte er ein bedeutendes Herbarium an, welches etwa zwei Drittel der damals bekannten Pflanzen darstellte.[15] Diese wissenschaftliche Herangehensweise an die Naturbeobachtung verband die beiden Gelehrten – während Bauhin die Pflanzenwelt systematisch erfasste, dokumentierte Fabry mit gleicher Akribie die anatomischen und chirurgischen Besonderheiten seiner Zeit. In ihrem Briefwechsel wird deutlich, wie sich ein Netzwerk von Gelehrten bildete, die gemeinsam an der Erschließung der natürlichen Welt arbeiteten.

Der Blick zum Himmel – Ein „schrecklicher Komet“ über der Schweiz

Fabrys wissenschaftliche Neugier beschränkte sich jedoch nicht nur auf anatomische Besonderheiten oder botanische Raritäten. In einem Brief vom 1. März 1604 an den Kölner Geographen und Kartographen Matthias Quad (1557 – 1613) berichtet er von der Beobachtung eines „schrecklichen Kometen“, der im Vorjahr am 9. September um 9 Uhr abends am Himmel erschienen sei.[16] Dies deutet auf eine Beobachtung im September des Jahres 1603 hin. Die genaue Identität dieser Erscheinung bleibt unklar – es ist eher unwahrscheinlich, dass es sich um die später als Kepler-Supernova bekannt gewordene „Stella nova in pede Serpentarii“ handelt, die erst im Oktober 1604 entdeckt wurde, außer Fabry hätte sich bei der Datierung des Briefes viele Jahre später für sein Gesamtwerk ‚Opera Omnia‘ in der Datierung oder Chronologie geirrt, was ab und zu vorkam.[17] Es kann auch ein anderes Himmelsphänomen im September 1603 gewesen sein.

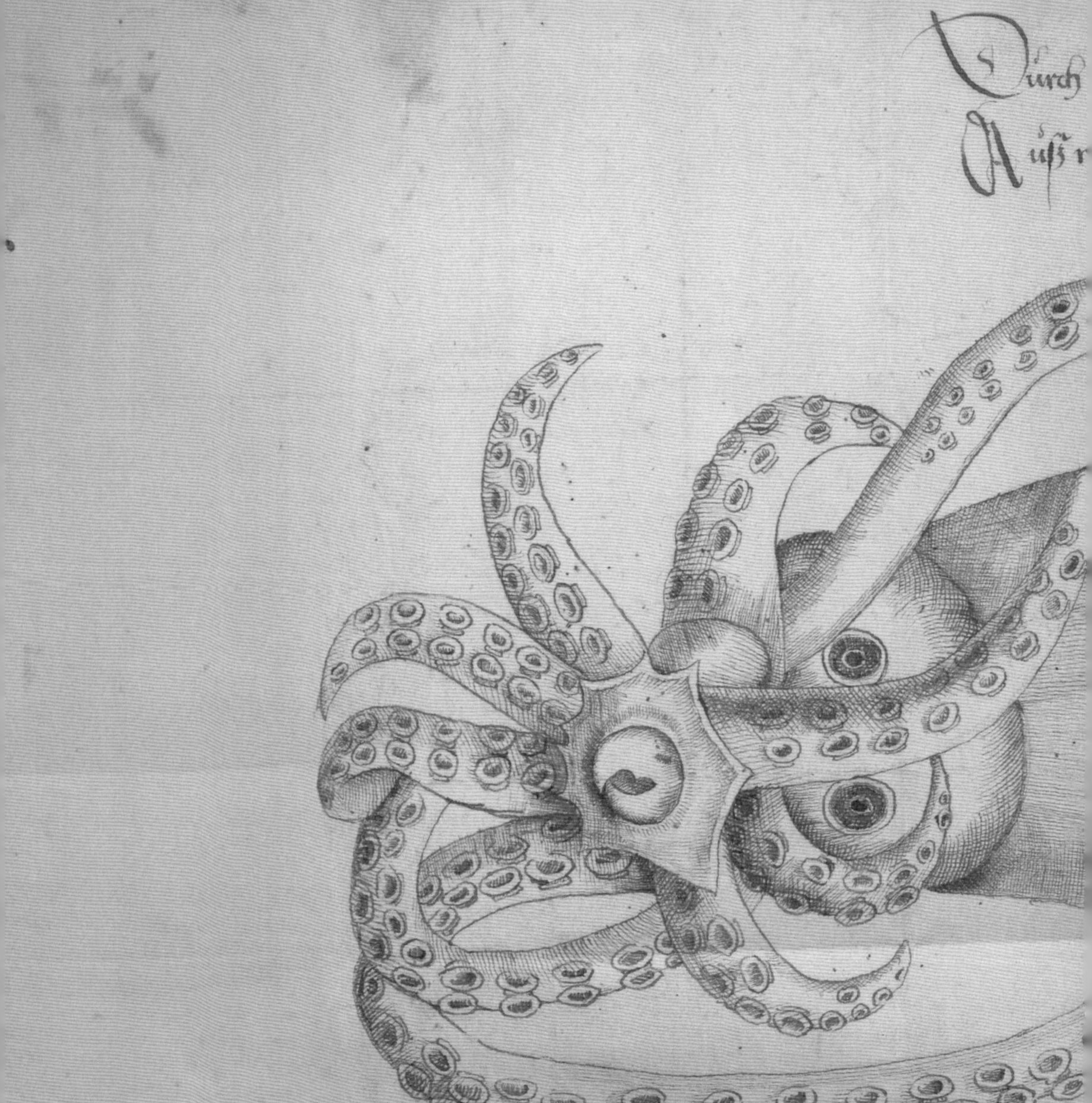

Durch Gottes Vergengen bin ich gfan
Auß mich mag man Wonder verstan.

Anno Domini tausent fünffhundert und im siebenundsechzigsten Jar den 17 Novembris ist alhir im Niderland ein Wunderwerck von einem fisch gefangen worden ans Meere. Den hatt (wie jm oben zu sehen) zehen hörner und die alle mitt göß [Längenmaß?] Schüsslen [=die Saugnäpfe?] behenget und die am geworffen [?] und under (inder?) mitten in den hörner ein schnabel wie papagay oder

Durch Gottes Verhängnis bin ich gefangen [worden]
An mir mögt Ihr ein Wunder [aus Gottes Schöpfung] verstehen.

Am 17. November im Jahre des Herrn 1567 ist hier in den Niederlanden ein wunderlicher Fisch aus dem Meer gefangen worden. Der hat … zehn Hörner (gemeint sind wahrscheinlich die Fangarme) und die alle mit Schüsselchen (gemeint sind wahrscheinlich die Saugnäpfe) besetzt… und in der Mitte in den Hörnern ein Schnabel wie [ein] Papagei…

erhengen bin ich gsan.

nan wonder birstan.

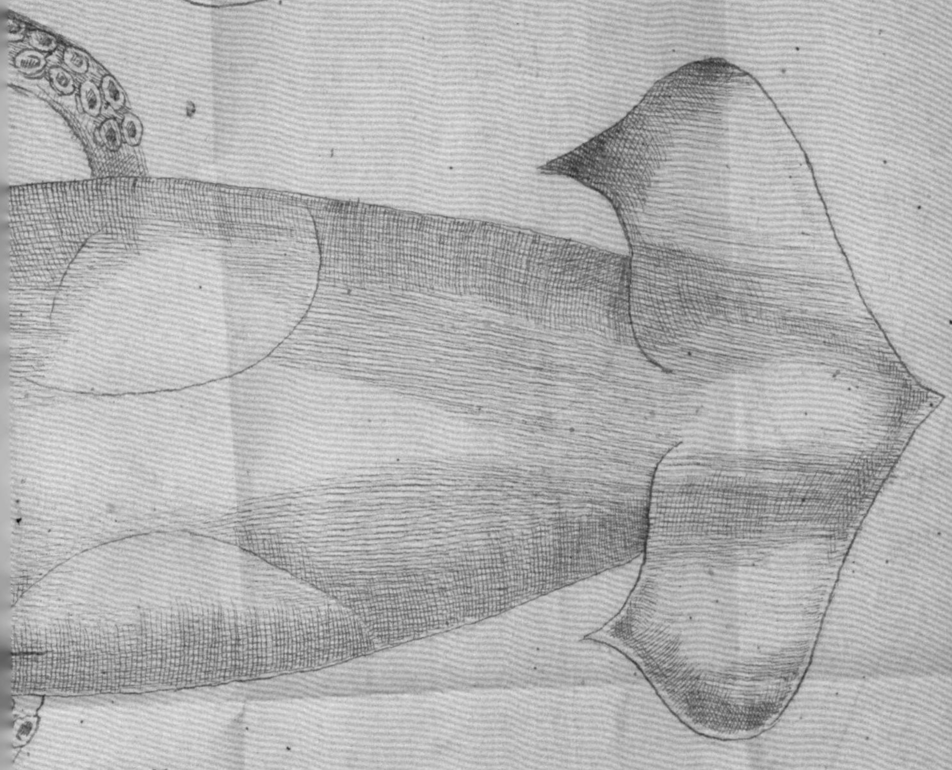

Tausent fünffhundert vnd ein sechs vndsechtzigisten Jars den 17 Novembris
ime Niderland ein wunderwerck von einem fisch gefangen worden jns Meer. Der
en zu sehen) zehen Hörner vnd die alle mitt geschüsslen behengt vnd der an
en vnd vnder mitten vnder Hörner ein schnabel wie papegay oder

Verfan

Seinem Schreiben fügte Fabry jedenfalls eine eigenhändige Zeichnung des Himmelskörpers bei und bat seinen Korrespondenzpartner, der als reformierter Gelehrter in Köln wirkte, um Bestätigung der Beobachtung.

Diese Episode zeigt eindrücklich, wie weit Fabrys Interessensspektrum reichte: Vom menschlichen Körper über Pflanzen und Tiere bis hinauf zu den Sternen – nichts Außergewöhnliches entging seinem forschenden Blick. Zugleich wird deutlich, dass er seine Beobachtungen nicht für sich behielt, sondern aktiv das Gespräch mit anderen Gelehrten suchte, um seine Wahrnehmungen zu verifizieren und in einen größeren Zusammenhang einzuordnen.

Das ‚Museolo Machaonico' – Eine neue Art der medizinischen Sammlung

All diese Beobachtungen und Dokumentationen fanden ihren materiellen Niederschlag in einer einzigartigen Sammlung, die Fabry aufbaute und die er selbst als ‚Museolo Machaonico' bezeichnete – sein ‚kleines machäonisches Museum', benannt nach dem mythologischen griechischen Wundarzt Machaon.[18] Was wir heute über diese Sammlung wissen, verdanken wir vor allem seinen Briefen, insbesondere einem ausführlichen Schreiben an den Leidener Anatomen Pieter Paaw (1564 – 1617). In diesem Brief vom 14. Dezember 1615 beschreibt Fabry detailliert die Inhalte seines Museums.[19]

Die physische Sammlung selbst ist nicht erhalten geblieben, doch die Beschreibungen zeigen, dass Fabry eine für seine Zeit neuartige Form des Sammelns entwickelte. Anders als die damals üblichen Kuriositätenkabinette von Apothekern und Naturforschern legte er als Chirurg den Schwerpunkt auf anatomische und chirurgische Präparate. Damit gehörte er zu den Pionieren, die ein speziell chirurgisch-anatomisches Museum anlegten. Seine Sammlung, die er um 1600 begann und die sich zunächst in Payerne und später in Bern befand, vereinte dabei drei wichtige Aspekte seiner Arbeit: Die praktische Chirurgie, die anatomische Lehre und die wissenschaftliche Dokumentation.

Dies unterschied Fabrys Museum grundlegend von anderen zeitgenössischen Sammlungen: Es war kein bloßes Kuriositätenkabinett, das Staunen erregen sollte, sondern ein didaktisches Instrument, ein Forschungswerkzeug und zugleich ein Ort der Bewahrung medizinischen Wissens. Die Sammlung diente nicht primär der Repräsentation oder dem Vergnügen, sondern hatte einen klaren praktischen und wissenschaftlichen Zweck.

Die anatomische Sammlung – Zwischen Konservierung und Dokumentation

Seine Sammlung von Naturalia umfasste laut dem Brief an Pieter Paaw insgesamt 48 Objekte, davon 29 menschliche und 19 tierische Präparate.[20] Die Konservierungsmethoden waren für heutige Verhältnisse noch primitiv: Fabry füllte Blutgefäße, Gallenblase und Eingeweide mit Hanf und Baumwolle aus. Bei anderen Präparaten verwendete er Aloe, Myrrhe, Scordium und Wermut zur Konservierung.[21] Ein Großteil der Sammlung bestand aus Hartgeweben wie Knochen und Steinen, die sich leichter erhalten ließen. Diese Fokussierung auf haltbare Materialien war keine Beschränkung, sondern eine pragmatische Notwendigkeit – ohne moderne Konservierungstechniken waren der langfristigen Erhaltung von Weichgeweben enge Grenzen gesetzt.[22]

Besonders interessant sind die pathologischen Veränderungen: Knochenbrüche mit Kallusbildung, Knochenwucherungen (von ihm als „Fungus“ bezeichnet) und verschiedene Steine aus Blase, Nieren und anderen Organen. Die Sammlung enthielt auch embryologische Präparate wie Nabelschnurgefäße, eine Plazenta und einen dreimonatigen Fetus – Material, das vermutlich durch seine Frau Marie Colinet, eine Hebamme, in die Sammlung gelangte.[23] Diese Zusammenarbeit zwischen dem Chirurgen und der Hebamme ermöglichte es, ein breiteres Spektrum an medizinischen Phänomenen zu dokumentieren, als es einem einzelnen Praktiker möglich gewesen wäre.

Die Vielfalt der Präparate – Von Mensch und Tier

Das erste und aufwändigste Präparat seiner Sammlung zeigte die menschlichen Bauch- und Brusteingeweide, sorgfältig vom Gewebe befreit. Fabry gelang es, Leber, Gallenblase und Därme zu konservieren, während die Milz aufgrund ihrer wenigen Gefäße schwieriger zu erhalten war. Vom Herzen konnte er nur den Herzbeutel und die großen Blutgefäße präparieren.[24] Das Präparat sollte einen naturgetreuen („ad vivum“) Eindruck vom Aufbau und der Anordnung der inneren Organe vermitteln. Diese Bemühung um naturgetreue Darstellung zeigt, dass es Fabry nicht um Sensation ging, sondern um anatomische Genauigkeit – seine Präparate sollten lehren, nicht nur erstaunen.

Besonders stolz war Fabry auf seine Sammlung von fünf menschlichen Skeletten in verschiedenen Wachstumsstadien. Obwohl er die anatomischen Unterschiede zwischen männlichen und weiblichen Skeletten kannte – er verwies auf das 1576 von Felix Platter der Universität Basel gestiftete weibliche Skelett als Ergänzung zu dem von Vesalius 1546 geschenkten männlichen – waren alle seine Skelette männlich.[25]

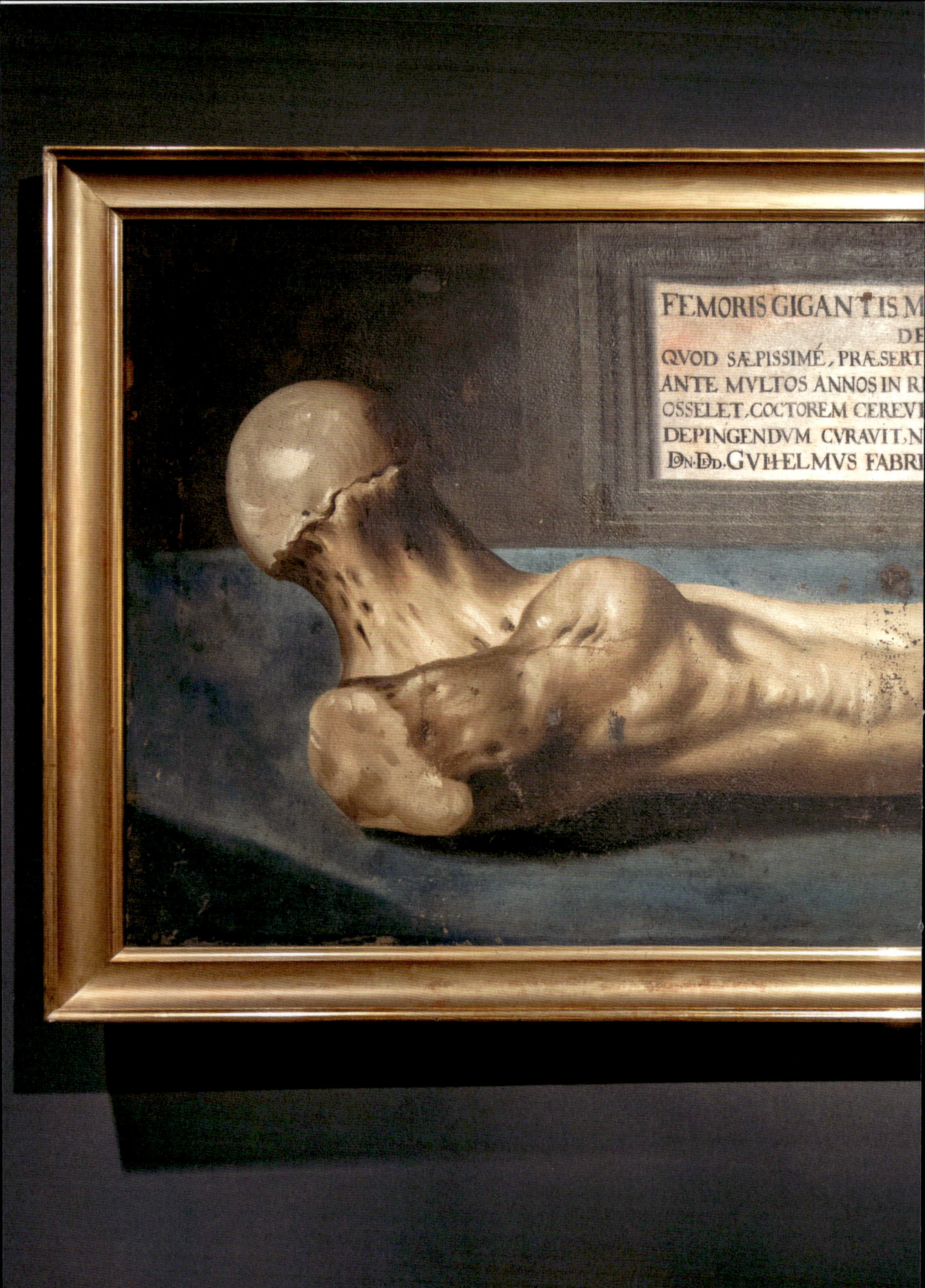
FEMORIS GIGANTIS M
DE
QVOD SÆPISSIMÉ, PRÆSERT
ANTE MVLTOS ANNOS IN R
OSSELET, COCTOREM CEREV
DEPINGENDVM CVRAVIT, N
DN. DD. GVILHELMVS FABR

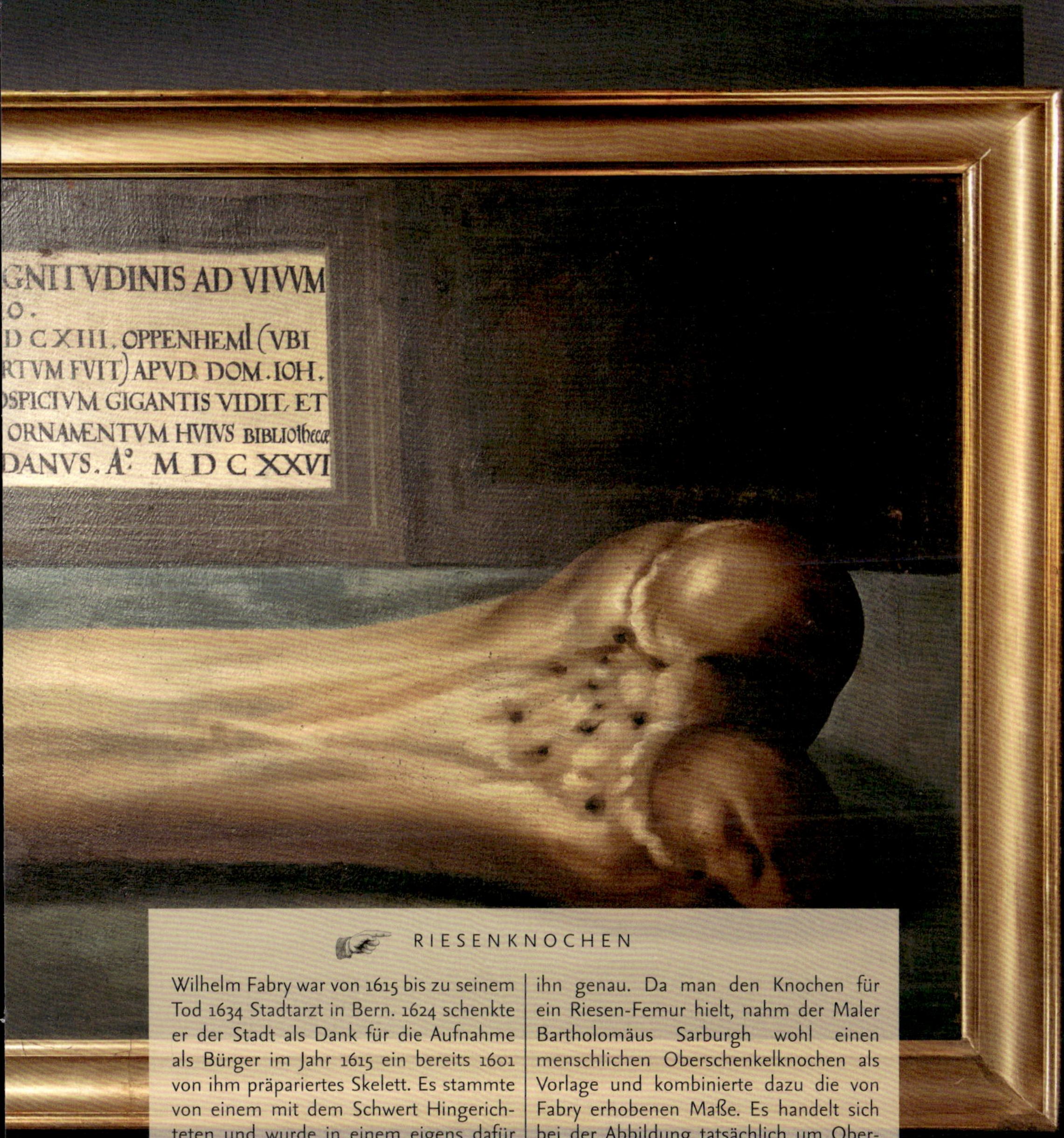

RIESENKNOCHEN

Wilhelm Fabry war von 1615 bis zu seinem Tod 1634 Stadtarzt in Bern. 1624 schenkte er der Stadt als Dank für die Aufnahme als Bürger im Jahr 1615 ein bereits 1601 von ihm präpariertes Skelett. Es stammte von einem mit dem Schwert Hingerichteten und wurde in einem eigens dafür angefertigten Skelettschrank aufbewahrt. Auch haben sich weitere Stücke aus Wilhelm Fabry Sammlung erhalten, die als Schenkung an die Burgerbibliothek gingen. So etwa ein Gemälde von Bartholomäus Sarburgh eines Riesenknochens. Das Bild zeigt einen mächtigen Knochen in Originalgröße, der als Oberschenkelknochen eines Riesen bezeichnet wird. Fabry sah ihn in Oppenheim im heutigen Rheinland-Pfalz und dokumentierte ihn genau. Da man den Knochen für ein Riesen-Femur hielt, nahm der Maler Bartholomäus Sarburgh wohl einen menschlichen Oberschenkelknochen als Vorlage und kombinierte dazu die von Fabry erhobenen Maße. Es handelt sich bei der Abbildung tatsächlich um Oberschenkelknochen, jedoch nicht eines Riesen, sondern eines Mammuts. Anatomisch betrachtet, zeigt das Gemälde ein menschliches Femur mit den Maßen eines Mammut-Femurs. Hätte man das Bild in Oppenheim gemalt, hätte man aber den Mammutknochen abgemalt. Näheres dazu im Kapitel 3 „Im Gespräch mit Annette Kniep", in: Die moderne Wunderkammer: Kuriositäten der Welt, hrsg. v. Sandra Abend, München 2022, S. 39 – 43

Die Knochen wurden zunächst durchbohrt und gekocht, wobei er das Knochenmark als schmerzstillendes Mittel gewann. Selbst bei der Präparation ging also nichts verloren – jeder Teil fand Verwendung, sei es für die Sammlung oder für die medizinische Praxis.

Seine Tiersammlung war bemerkenswert vielfältig: Sie umfasste sowohl Kleintiere wie Igel, Eichhörnchen, Maus, Spitzmaus und Maulwurf als auch größere Tiere wie Fuchs, Hund und Katze sowie verschiedene Vögel. Zu den Raritäten seiner Sammlung gehörte auch ein weißer Maulwurf, den er als Trockenpräparat aufbewahrte.[26] Besonders interessant waren pathologische Befunde wie die Kallusbildung an den Rippen eines Schafs und eines Schweins, die er auch in seinen ‚Observationes' abbildete. Diese Tierpräparate dienten nicht nur der vergleichenden Anatomie, sondern sollten auch zeigen, dass ähnliche pathologische Prozesse bei Mensch und Tier ablaufen – eine wichtige Erkenntnis für das Verständnis von Krankheit und Heilung.

Handwerkskunst im Dienst der Wissenschaft – Das künstliche Auge

Ein besonders eindrucksvolles Beispiel für Fabrys handwerkliches Geschick und seinen Innovationsgeist ist das von ihm konstruierte künstliche Auge. In einem Brief von 1609 an die Brüder Lycke beschreibt er detailliert, wie er dieses Modell schuf, um die komplexe Anatomie des Auges – für ihn „das wunderbarste, ja fast wundersame Werk des Schöpfers" – auch einem größeren Publikum demonstrieren zu können.[27] Die Konstruktion zeigt dabei nicht nur Fabrys anatomisches Wissen, sondern auch seine Fähigkeit, dieses Wissen in ein didaktisches Modell zu übersetzen. Als einziges künstliches Objekt in seiner sonst aus Naturalia bestehenden Sammlung nimmt das Augenmodell eine Sonderstellung ein.[28]

Fabry beschreibt in seinem Brief, wie er bei der Konstruktion vorging: „Bei der Anordnung dieser Struktur habe ich, soweit es möglich war, die Natur nachgeahmt, was die Lage, Form und Größe betrifft. Zuerst stellt es die dicke und weiße Bedeckung dar, und das Fett, das die Muskeln bedeckt. Dann habe ich sechs Muskeln dargestellt, und damit diese der natürlichen Form mehr entsprächen, habe ich sie aus rotem Leder hergestellt: von diesen sind vier gerade und zwei schräge."[29]

Die Wahl der Materialien zeigt Fabrys praktischen Sinn: Rotes Leder imitierte nicht nur die Farbe der Muskeln, sondern hatte auch die richtige Konsistenz und Haltbarkeit. Er fuhr fort: „Außerdem werdet ihr den Bewegungsnerv sehen, der durch alle

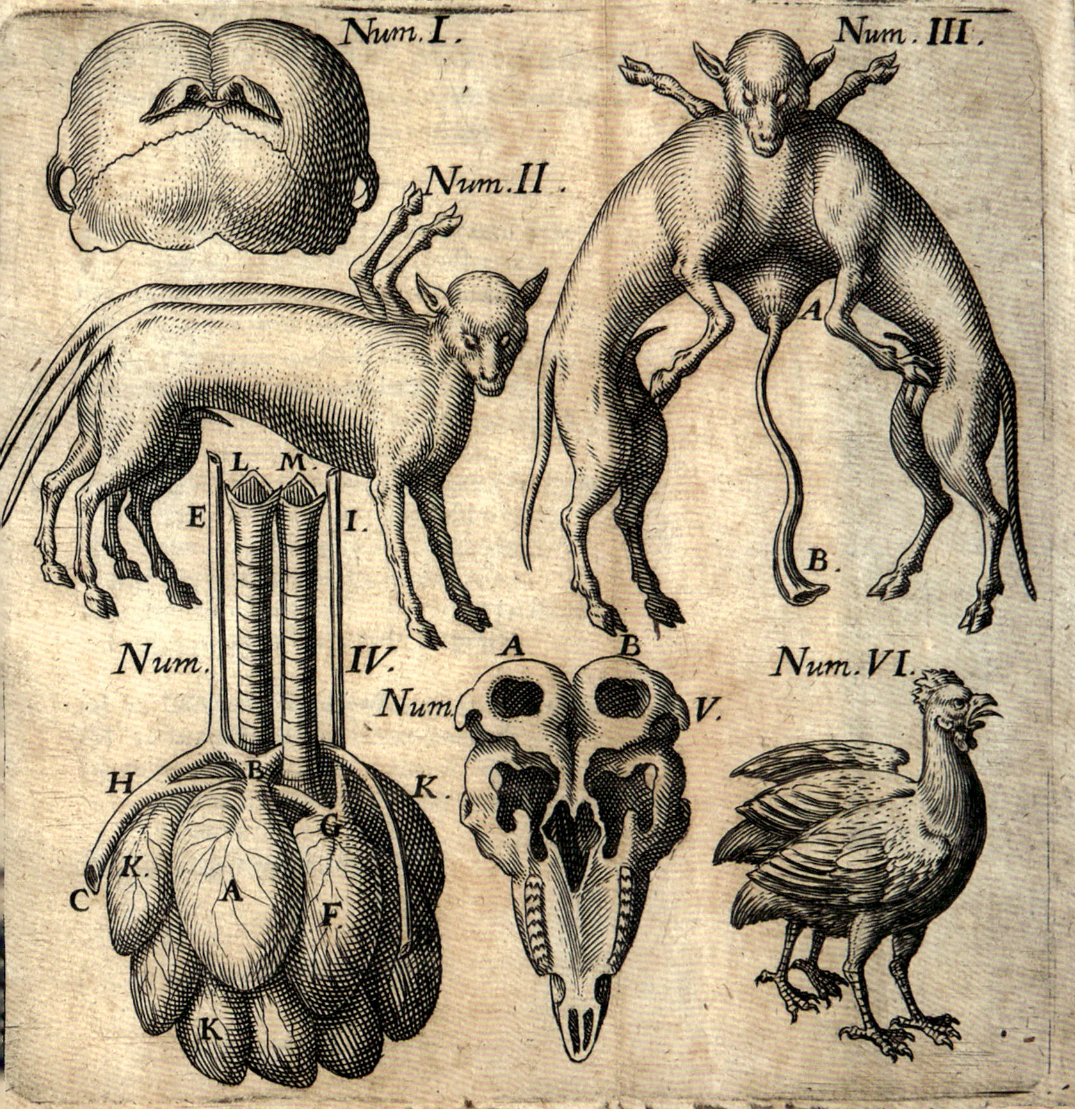
Num. I.
Num. II.
Num. III.
A.
B.
L. M.
E
I.
Num. IV.
A B
Num. V.
Num. VI.
H
B
K.
G
K.
C
A
F
K.

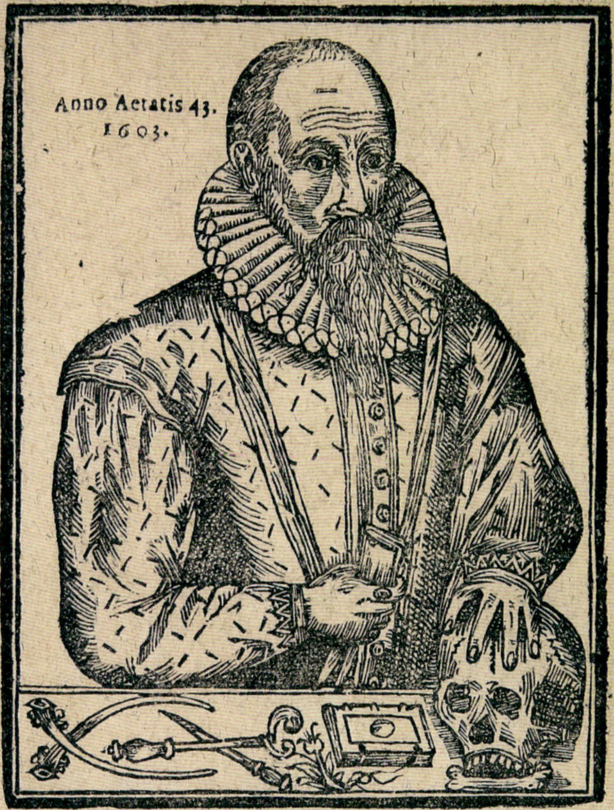

IN ORNATISS. VIRI GVILHELMI FABRICII
Hildani chirurgica medicaque arte nobiliss:
Hexast: Caroli Vtenhouij

Hæc est Cheirurgi pariter Mediciq; VVILHELMI
Vulnera qui sanat corporis, effigies
FABRICII, manibus non tantùm; at melle süauis
Alloqui & linguæ vulnera Cordis ope.
Quis neget ergo illum Medicum pariterq; Cherurgum
Verba etenim ægrotæ sunt Panacea animæ.

μάΚΑΡΟΛΟϹΟΥΘΕΝ ΟΒΙΟϹ

Muskeln verteilt ist und zusammen mit den Muskelenden in eine Membran übergeht (die nach Colombo die ‚unbenannte' genannt wird)." Hier wird deutlich, dass Fabry nicht nur die aktuelle anatomische Literatur kannte – er bezieht sich auf Realdo Colombo, einen der bedeutendsten Anatomen des 16. Jahrhunderts – sondern dass er dieses Wissen auch in seine praktische Arbeit einfließen ließ.

Ein Problem blieb jedoch ungelöst: „Die wässrige Flüssigkeit habe ich weggelassen, denn wie diese wahrhaftig nachgebildet werden könnte, sehe ich noch nicht." Diese ehrliche Aussage zeigt Fabrys wissenschaftliche Integrität – er gab offen zu, wo die Grenzen seiner Möglichkeiten lagen, statt mit unzureichenden Lösungen den Anspruch auf Naturtreue zu kompromittieren.

Besonders raffiniert war die Konstruktion des Gesamtmodells: Alle Membranen waren ineinander gefaltet, sodass sie den runden Augenkörper mit seinem Sehnerv zeigen, und zwar so, dass sie einzeln auseinandergenommen, getrennt gezeigt und dann wieder zusammengefügt werden können. Das Modell war also nicht statisch, sondern konnte Schicht für Schicht auseinandergenommen werden – ein didaktisches Hilfsmittel von großer Raffinesse, das es ermöglichte, den Aufbau des Auges schrittweise zu demonstrieren und zu erklären.

„Die Kristallflüssigkeit aber sitzt in jenem dicken kleinen Teil, durch den ich den Glaskörper darstelle", erklärt Fabry weiter und fasst dann zusammen: „Kurz gesagt, soweit die Augen des Geistes und der Körper es sehen konnten, habe ich mich bemüht, ein wahres Auge nachzubilden und zu konstruieren, damit ich mich und die Freunde manchmal erfreue und die Weisheit meines Schöpfers bei den dieser Kunst Unkundigen erhelle und bewundernswert mache."[30]

In dieser Formulierung wird die mehrfache Funktion des Modells deutlich: Es diente der eigenen Freude am Verstehen, dem kollegialen Austausch mit anderen Gelehrten und der Belehrung von Laien – und all dies im Rahmen einer religiösen Weltsicht, die in der Erforschung der Natur zugleich die Bewunderung des Schöpfers sah. An seine Korrespondenzpartner gewandt, schließt Fabry: „Euch aber wird dieser Aufbau nicht nur angenehm, sondern auch nützlich sein, für Euer anatomisches und chirurgisches Studium und für die wahre Erkenntnis der Augenleiden."

Das künstliche Auge war also weit mehr als ein bloßes Anschauungsobjekt – es war ein Instrument der Ausbildung, das zukünftigen Chirurgen helfen sollte, die komplexe Anatomie des Auges zu verstehen und damit die Grundlage für die Behandlung von Augenleiden zu schaffen.

Die ‚Observationes' als Papiermuseum

Fabrys gedruckte ‚Observationes chirurgicae' können selbst als eine Art Sammlung verstanden werden.[31] Sie enthielten nicht nur Beschreibungen seiner Fälle, sondern auch detaillierte Illustrationen der Präparate aus seinem Museum. Diese Verbindung von realer und dokumentarischer Sammlung war neuartig: Die Abbildungen dienten nicht nur der wissenschaftlichen Dokumentation, sondern machten seine Sammlung auch einem breiteren Publikum zugänglich.

Während die physische Sammlung an einen Ort gebunden war und nur von jenen gesehen werden konnte, die nach Payerne oder Bern reisten, konnten die gedruckten Observationes überallhin verschickt werden. Sie schufen ein ‚Papiermuseum', das Fabrys Erkenntnisse und Beobachtungen einem europaweiten Publikum von Gelehrten und Praktikern zugänglich machte. Die Kupferstiche in seinen Werken waren dabei von hoher Qualität und zeigten die Präparate mit großer Detailgenauigkeit – sie waren keine bloßen Illustrationen, sondern wissenschaftliche Dokumente von eigenem Wert.

Diese doppelte Strategie – die physische Sammlung für den unmittelbaren Unterricht und die gedruckte Dokumentation für die Verbreitung – zeigt Fabrys modernes Verständnis von Wissenstransfer. Er erkannte, dass die wissenschaftliche Erkenntnis nicht nur gewonnen, sondern auch kommuniziert werden musste, um wirksam zu werden. Seine Observationes waren somit nicht nur Fallsammlungen, sondern auch ein Medium der wissenschaftlichen Kommunikation.

Zwischen Wissenschaft und Religion

Ein besonderes Merkmal von Fabrys Sammlung war ihre mehrfache Funktion: Sie diente der wissenschaftlichen Dokumentation, dem praktischen Unterricht und der Demonstration göttlicher Schöpfungskraft. Diese religiöse Dimension zeigt sich besonders in Fabrys Begründung für die Aufnahme von Tierpräparaten: Sie zeigten nicht nur die Ähnlichkeit zum menschlichen Körper, sondern offenbarten auch „Gottes unermessliches Wissen, Vorsehung und Güte".

Die Erforschung der Natur war für Fabry keine säkulare Tätigkeit, sondern eine Form der Gottesverehrung. In der genauen Beobachtung der Schöpfung sah er einen Weg, die Weisheit des Schöpfers zu erkennen und zu bewundern. Diese Haltung war charakteristisch für viele Naturforscher der frühen Neuzeit, die keinen Widerspruch zwischen religiösem Glauben und empirischer Forschung sahen – im Gegenteil, die Erforschung der Natur galt als Weg zur Erkenntnis Gottes.

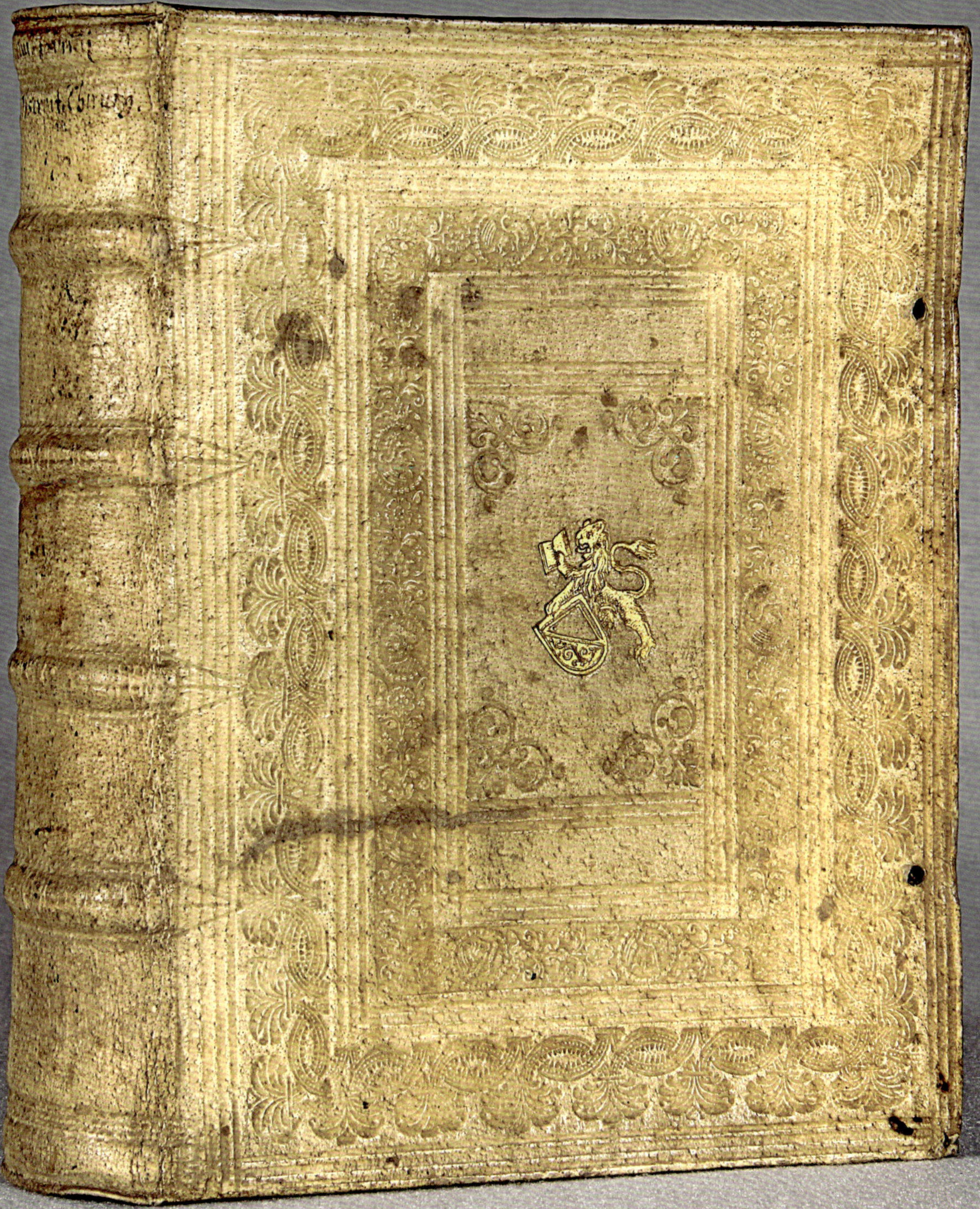

Auch ethische Aspekte spielten eine Rolle: Ein Skelett mit durch Folter gebrochenen Schulterblättern und eine anatomisch basierte Erläuterung der Vorgänge im Körper, wenn Verdächtige mit den Armen nach hinten und nach oben zum Verhör aufgehängt werden, diente Fabry als Mahnung an die Obrigkeit gegen die grausame Behandlung von Verdächtigen.[32] Die Sammlung hatte also auch eine moralische Dimension – sie sollte nicht nur belehren, sondern auch zu ethischem Handeln anregen. In diesem Präparat manifestierte sich Fabrys humanistische Grundhaltung, sein Mitgefühl für die Leidenden und seine Kritik an unmenschlicher Behandlung.

ZWISCHEN TRADITION UND EMPIRISCHER FORSCHUNG

In Wilhelm Fabrys Naturbeobachtungen und seiner Sammlung spiegelt sich der faszinierende Übergang vom mittelalterlichen zum frühneuzeitlichen Denken. Als genauer Beobachter dokumentiert er akribisch jeden bemerkenswerten Fall, verfolgt Entwicklungen oft über Jahrzehnte hinweg und pflegt einen lebhaften wissenschaftlichen Austausch mit Gelehrten in ganz Europa. Seine detaillierten Aufzeichnungen von Krankheitsverläufen, anatomischen Besonderheiten und Naturerscheinungen zeugen von einem wachen, forschenden Geist.

Gleichzeitig bleiben seine Erklärungsmodelle tief in der Vorstellungswelt seiner Zeit verwurzelt. Die Lehre von der ‚Imaginatio Gravidarum', so sehr sie uns heute befremden mag, war für Fabry keine bloße Spekulation, sondern eine durch zahlreiche Beobachtungen bestätigte Tatsache. Seine Berichte über die Macht der mütterlichen Einbildung zeigen, wie schwierig es ist, Beobachtung von Interpretation zu trennen – eine Herausforderung, die auch der modernen Wissenschaft nicht fremd ist.

Diese spannende Verbindung von präziser Beobachtung und traditioneller Deutung macht Fabry zu einem wichtigen Zeugen des wissenschaftlichen Aufbruchs um 1600: In seiner Person vereinen sich der alte Glaube an die Macht der Imagination mit dem neuen, systematischen Blick des empirischen Forschers. Sein ‚Museolo Machaonico' war mehr als eine bloße Sammlung von Kuriositäten – es war ein Ort des Lernens, der Dokumentation und der Innovation, der die Entwicklung der modernen Chirurgie entscheidend mitprägte.

Seine Schriften und seine Sammlung gewähren uns damit einen einzigartigen Einblick in eine Zeit des Übergangs, in der das Staunen über die Wunder der Natur zunehmend von dem Wunsch begleitet wurde, diese auch zu verstehen. Fabry stand mit einem Fuß noch in der Welt der mittelalterlichen Deutungsmuster, mit dem anderen aber bereits in der neuen Welt der empirischen Wissenschaft. Diese Position zwischen den Zeiten macht ihn zu einer so faszinierenden Figur – er war nicht nur Praktiker und Lehrer, sondern auch Forscher, Sammler und Vermittler, der aktiv am Aufbau eines neuen, wissenschaftlich fundierten Verständnisses der Natur arbeitete.

Das künstliche Auge, das er konstruierte, ist dafür ein perfektes Symbol: Es verband handwerkliches Können mit anatomischem Wissen, praktische Anwendung mit didaktischem Anspruch, wissenschaftliche Genauigkeit mit religiöser Ehrfurcht vor der Schöpfung. In diesem einen Objekt verdichten sich all jene Qualitäten, die Wilhelm Fabry als Chirurgen, Forscher und Menschen auszeichneten – und die ihn zu einer Schlüsselfigur in der Geschichte der Medizin machen.

1 Wund-Artzney, III. Hundert, 55. Wahrnehmung.

2 Wund-Artzney, III. Hundert, 55. Wahrnehmung, S. 313.

3 Wund-Artzney, III. Hundert, 56. Wahrnehmung.

4 Wund-Artzney, III. Hundert, 56. Wahrnehmung, 4. Exempel.

5 Wund-Artzney, III. Hundert, 56. Wahrnehmung, 2. Exempel

6 Wund-Artzney, III. Hundert, 56. Wahrnehmung, 1. Exempel.

7 Wund-Artzney, III. Hundert, 8. Wahrnemung.

8 Wund-Artzney, III. Hundert, 56. Wahrnehmung, S. 316.

9 Ein genaues Verzeichnis des umfangreichen Briefwechsels zwischen den beiden Freunden nicht nur aus der ‚Opera Omnia', sondern auch aus den unveröffentlichten Codices, die in der Burgerbibliothek Bern liegen, in denen sich noch viele unpublizierte Briefe von Fabry befinden, sowie Manuskriptbände aus der Universitätsbibliothek Basel, findet sich bei Verena Schneider-Hiltbrunner, Wilhelm Fabry von Hilden (1560–1634): Verzeichnis der Werke und des Briefwechsels, Bern 1976, S. 78 ff.

10 Guilhelmi Fabrici Hildani, De Monstro Lausannae equestrium exciso Anno Domini MDCXIV, Oppenheim 1615.

11 De Monstro Lausannae, S. 14.

12 Cod. 497, f. 21r in der Burgerbibliothek Bern.

13 Opera Omnia, Cent. III, Observatio 83.

14 Heinrich Buess, „Bauhin, Caspar" in: Neue Deutsche Biographie 1 (1953), S. 650 [Online-Version]; Universität Basel, Medienmitteilung «Die ganze Welt in einem Herbarium. Jubiläumsausstellung zum 400. Todestag von Caspar Bauhin» v. 10.9.2024.

15 Medienmitteilung Universität Basel, aaO.

16 Opera Omnia, S. 1015, Epistola 78.

17 Vergleiche zur genauen Datierung der Keplerschen Supernova: Alessandro de Angelis und Selenia Broccio, First Observations of SN 1604 (Kepler's Supernova), in: Universe 2021, 7(11), S. 430 ff.

18 Zu Fabrys Museum, seiner Entstehungsgeschichte und seinem Inhalt siehe Domenico Bertoloni Meli, „Ex Museolo Nostro Machaonico": Collecting, Publishing, and Visualization in Fabricius Hildanus.in: Journal of the History of Medicine and Allied Sciences, Volume 72, No. 1.S. 98-166.

19 D. Meli, S. 106. Schneider-Hiltbrunner, S. 134 m.V.a. Cod. 496 f. 354 datiert den Brief auf das Jahr 1613. Der Brief zusammen mit dem Inventar in lateinischer Sprache ist außerdem Fabrys Schrift ‚Anatomiae praestantia et utilitas' aus dem Jahre 1624 als Anhang beigefügt, vgl. S. 197 ff. Dort ist der Brief datiert: 14. Dezember 1615.

20 Meli, S. 107.

21 Scordium ist eine Pflanze, die zur Gattung Gamander gehört. In einem Brief vom 26. März 1612 an Gregorius Horstius, einen seiner Korrespondenzpartner, mit dem er besonders häufig brieflichen Kontakt hatte, beschrieb er seine Konservierungsmethoden: vgl. Opera Omnia, Cent. III, Observatio 65.

22 Meli, S. 108.

23 Anatomiae praestantia et utilitas, Anhang Katalog, S. 208, Nr. 2 und 3, S. 209, Nr. 13 und 14.

24 Meli, S. 107.

25 Meli, S. 108.

26 Vgl. im einzelnen den Katalog in ‚Anatomiae praestantia et utilitas' ab S. 197. Außerdem Meli, S. 108.

27 Wund-Artzney, II. Hundert, 1. Wahrnehmung.

28 Das von ihm selbst konstruierte künstliche Auge ist auch Bestandteil des Inventars seiner Sammlung, das im Anhang der ‚Anatomiae Prästantia et Utilitas' abgedruckt ist. Dort findet sich auf Seite 207 unter der laufenden Nummer 9 folgender Eintrag: ‚Structura oculi a me inventa & singulari artificio concinnata, in qua omnes oculi partes, si humorem aquaeum experis, adumbrantur'.

29 Opera Omnia Cent. II, Observatio 1 (Zitat aus der lateinischen Fassung übersetzt).

30 Opera Omnia Cent. II, Observatio 1 (Zitat aus der lateinischen Fassung übersetzt).

31 Meli, S. 100.

32 Wund-Artzney, Vorred an den auffrichtigen Leser, ohne Paginierung.

OMNIS
MEDELA
A DEO

Alle Heilung
kommt von Gott

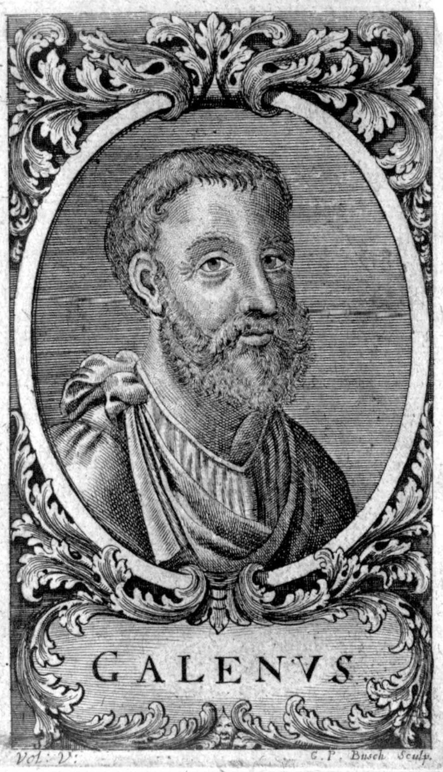

Vol: V: *G. P. Busch Sculp.*

DAS MASS DER DINGE

Präventionsmedizin vor der Moderne

Als Wilhelm Fabry 1628 seine Schrift ‚Von der Erhaltung der Gesundheit' verfasste, knüpfte er an eine jahrhundertealte medizinische Tradition an, die sein gesamtes Werk durchzog: die galenische Medizin. Seine chirurgischen Abhandlungen, seine Fallbeobachtungen, sein therapeutisches Denken – all dies beruhte auf den Prinzipien jener Lehre, die auf den griechisch-römischen Arzt Galen (129 – 216 n. Chr.) zurückging, im Mittelalter von verschiedenen arabischen Ärzten weiter präzisiert und ausgebaut wurde und die das medizinische Denken bis weit in die Neuzeit hinein prägte.[1] Diese Lehre enthielt – bei aller Fehlerhaftigkeit ihrer physiologischen Grundannahmen – erstaunlich zeitlose Ansätze zur Gesundheitsvorsorge und zum maßvollen Leben.

Die galenische Lehre: Gleichgewicht als Grundprinzip

Im Zentrum der galenischen Medizin stand die Vier-Säfte-Lehre (Humoralpathologie), nach der Gesundheit auf dem Gleichgewicht der vier Körpersäfte beruhte: Blut, Schleim, gelbe und schwarze Galle. Jeder dieser Säfte war mit bestimmten Qualitäten verbunden – heiß oder kalt, feucht oder trocken – und entsprach zugleich einem der vier Elemente (Luft, Wasser, Feuer, Erde) sowie einem Temperament (sanguinisch, phlegmatisch, cholerisch, melancholisch). Dabei war das ideale Gleichgewicht für jeden Menschen individuell verschieden – abhängig von seiner angeborenen Konstitution, seinem Lebensalter und äußeren Umständen. Die galenische Medizin war somit zumindest dem Anspruch nach eine individualisierte Heilkunde, die den einzelnen Menschen mit seinen spezifischen körperlichen Gegebenheiten in den Blick nahm.[2] Krankheit entstand nach dieser Vorstellung durch ein Ungleichgewicht der Säfte, das durch innere oder äußere Einflüsse hervorgerufen werden konnte.[3]

Dieses System erscheint uns heute wissenschaftlich überholt, doch die dahinterliegende Idee war bemerkenswert: Gesundheit stellte ein dynamisches Gleichgewicht dar, das durch bewusste Lebensführung beeinflusst werden konnte. Fabry drückte dies mit der Formulierung der „übereinstimmende[n] Harmoni deß Menschlichen Leibs" aus – ein Gleichgewicht, das es zu bewahren galt.[4] Die galenische Medizin war also keine reine Krankheitsbehandlung, sondern umfasste eine ganzheitliche Gesundheitslehre, die vor allem auf Prävention setzte.

Die „sex res non naturales" – Fundament der Vorsorge

Bemerkenswert zeitgemäß erscheint die galenische Betonung von Prävention: Gesundheit sollte durch maßvolle Lebensführung bewahrt werden, bevor Krankheit überhaupt entstand. Die sogenannten „sechs nicht-natürlichen Dinge" (sex res non naturales) bildeten das Fundament dieser vorbeugenden Medizin.[5] Der Begriff „nicht-natürlich" bedeutete dabei nicht „unnatürlich", sondern bezog sich auf Faktoren, die von außen auf den Körper einwirkten – im Gegensatz zu den „natürlichen Dingen" (die angeborene Konstitution, die Körpersäfte) und den „widernatürlichen Dingen" (die Krankheiten selbst).

Fabry kannte diese Lehre selbstverständlich und erwähnte die sechs Komponenten bereits in seiner allerersten Fallbeobachtung, dem Fall seines Patienten Claudius Lustriacus aus dem Jahr 1596, bei dem Fabry einen großen Augentumor auf spektakuläre Weise operativ entfernt hatte. Dort beschreibt er die sechs Faktoren wie folgt: Die „Ordnung des Essens unnd Trinckens,... der Lufft, die Bewegung unnd Ruh, das Schlaffen unnd Wachen, die Bewegungen des Herzens unnd seine Zuneigungen" – wir würden heute sagen: die Gemütsverfassung und Stress – und „dasjenige, was von dem Leib soll ausgeführet oder darinnen behalten werden."[6] In moderner Terminologie ausgedrückt umfassten die sechs „nicht-natürlichen Dinge" also: Ernährung, Luftqualität und Umgebung, körperliche Aktivität und Ruhe, Schlaf-Wach-Rhythmus, emotionales Gleichgewicht sowie die Regulation der Körperausscheidungen. Diese Prinzipien der bewussten Lebensgestaltung ziehen sich als zentrales Leitmotiv durch Fabrys gesamtes Werk – die Überzeugung, dass Gesundheit nicht dem Zufall überlassen werden dürfe, sondern aktiv durch vernünftige Lebensführung gestaltet werden müsse.

Robt. Hill

Robt Hill the Gift of my Dear Mother Mary Hill 1801

A TREATISE ON DIET, Or the Management of HUMAN LIFE;

By PHYSICIANS called the

SIX NON-NATURALS,

VIZ.

I. The AIR.
II. FOOD.
III. EXCRETIONS and RETENTIONS.
IV. MOTION and REST.
V. SLEEP and WATCHING.
VI. The AFFECTIONS of the MIND.

INTENDED

As an Inquiry into the CAUSES of DISEASES in general, and in particular of those most common in LONDON.

Addressed to the Inhabitants of this Metropolis.

By FRANCIS DE VALANGIN, *M.D.*
Of the Royal College of Physicians, LONDON.

Errat enim, sed neque errore erudito, qui naturam artis adminiculo ubique indigere existimat SYDENHAM.

LONDON:
Printed for the AUTHOR,
By *J.* and *W. Oliver*, in *Bartholomew-Close*;
And Sold by G. PEARCH, at No 12, in *Cheapside*.
M.DCC.LXVIII.

Maß und Mitte: Fabrys Leitmotiv

Im Jahr 1628 verfasste Wilhelm Fabry, seit 1615 angesehener Stadtarzt in Bern, eine schriftliche Anleitung zur Erhaltung der Gesundheit für den Berner Bürgermeister Antonio von Graffenried, der eine solche schon seit längerem von ihm erbeten hatte. Nunmehr, anlässlich eines bevorstehenden Aufenthalts Graffenrieds im „Walliser Bad", kam Fabry diesem Wunsch nach.[7] Er verfasste ein ausführliches Konsultationsschreiben, das zwar zunächst auf diesen konkreten Patienten zugeschnitten war, welches aber so grundsätzliche Überzeugungen und allgemein anwendbare Empfehlungen enthielt, dass Fabry es später in seinen ‚Opera Omnia' veröffentlichte.[8]

Bereits im Eingang seines Schreibens zitiert Fabry Hippokrates' Beobachtung: „Die bei gesundem Leib sind, köndten schwerlich Arzneyen ertragen: Solches habe ich offt in meiner Practic erfahren", bestätigte Fabry. Wenn eine Arznei keine schädliche Materie finde, an der sie wirken könne, dann greife sie notwendigerweise „diejenige Feuchtigkeit an, die mit dem Geblüt vermischt und zu deß Menschen Wesen gehörig ist, und zerstöret die übereinstimmende Harmoni des menschlichen Leibs." Die tägliche Erfahrung bezeuge, dass dies nicht nur für Arzneien gelte, sondern auch für Speisen und Getränke, „wann wir derselben mißbrauchen, wann sie unser Natur hefftig ändern, das ist, den Leib über die Maßen erwärmen, erkälten, befeuchten, trucknen (austrocknen)", und dieses bewirke eine „Verkehrung des ganzen Leibs" und aller seiner Kräfte.[9] Mit anderen Worten: genauso wie eine Arznei bei einem Gesunden potentiell Schaden anrichten kann, genau so kann maßloses Essen und Trinken das natürliche Gleichgewicht des Körpers zerstören.

Hier wird Fabrys Grundprinzip deutlich: Das rechte Maß in allen Dingen. Das gelte insbesondere für übermäßiges Essen zu hitziger Speisen, für starke Gewürze und für häufigen Genuss von starkem Wein: Sie erhitzten und trockneten den Körper übermäßig aus. Die hitzige Nahrung, insbesondere der Wein, richte zwar „die Geister und Kräfften auff, aber befürdert den Tod". Denn indem es die Wärme des Leibs vermehrt, so verzehrt es auch den Leib. Ein Leben werde dadurch zwar „hurtiger, frischer und munterer, aber auch kürzer."[10] Genauso kann zu viel kühlende und feuchte Nahrung Probleme verursachen. Für Fabry besteht kein Zweifel daran, dass eine falsche Ernährung die Ursache vieler Krankheiten ist.[11] Und nochmal zitiert er Hippokrates: „Wo zu viel Speiß wider die Natur eingenommen" wird, da wird eine Krankheit verursacht.[12]

Diese Warnung vor Exzessen war bei Fabry nicht nur medizinisch, sondern auch religiös und moralisch begründet. Aus seinen Fallbeobachtungen wissen wir, dass er übermäßiges Trinken und Essen als doppelt schädlich betrachtete: zum einen, weil es die Gesundheit ruiniere, zum anderen, weil es Gott erzürne. Die protestantische Ethik des

Maßhaltens durchzieht sein gesamtes Werk. In einem Brief aus dem Jahr 1610 schreibt er beispielsweise dazu: „wegen des Huren-Lebens und verenderten Gebrauchs im Essen und Trincken" entstünden neue Krankheiten. „Dann nichts ist, daß so leicht newe Kranckheiten gebührt, als ein unordentliches Wesen in Essen und Trincken." Darum, davon ist Fabry überzeugt, vermehrt unser Herr und Gott die Plagen und das Übel und erweckt allerlei neue Krankheiten, wegen der Sünden des Volkes.[13]

Von der Luft und rechten Umgebung

Fabry widmete der Qualität der Luft besondere Aufmerksamkeit. Seinem Patienten riet er eindringlich, „den gar zu kalten Luft" zu fliehen, „als welcher nicht allein dem Hirn und den Augen, wie ich selbst erfahren habe, sondern auch allen nervosischen Gliedern, ja unserem Leben selbst hochschädlich ist, sonderlich mit entblößtem Haupt."[14] Antonio Graffenried hatte in seiner Jugend intensiv studiert und später die anspruchsvollen Ämter eines Kanzlers und Bürgermeisters bekleidet und musste deshalb „täglich im Rat mit entblößtem Haupt sitzen". Kein Wunder, so Fabry, wenn durch „solcher stehtswährender Mühe, Wachen und Nachtarbeit" der Kopf geschwächt werde.[15] Dazu komme dann auch noch die kühle Luft, der er ständig ausgesetzt sei.

Doch nicht nur Kälte, auch extreme Wärme sei zu meiden. Und ganz besonders gelte es, „eine nebelige, trübe, stinkende, dicke und feuchte Luft" zu fliehen, weil diese „die Geister trüb macht, die Feuchtigkeiten verdickt und die angeborene Wärme schwächt." Die Wahl des Wohnortes, die Belüftung der Räume – Fabry hat sehr konkrete Empfehlungen zur Raumluft und Temperatur – und selbst die Windrichtung spielten für die Gesundheit eine wichtige Rolle – Vorstellungen, die zwar nicht unserer heutigen Kenntnis von Krankheitserregern entsprechen, aber doch zur Vermeidung von Aufenthalten in schlecht belüfteten, überfüllten Räumen führten.[16]

Speise und Trank: Die Kunst der rechten Ernährung

„Eine gute Ordnung im Essen und Trinken" sei „sowohl zur Erhaltung guter Gesundheit als auch zur Wiederherstellung der verlorenen guten Gesundheit das wichtigste Werkzeug", schrieb Fabry.[17] Nicht nur die Eigenschaften der einzelnen Speisen seien bedeutsam, sondern auch „deren Viele und Überflüssigkeit verletzt die Natur" und veursacht Krankheiten. Er zitierte Hippokrates: „Wo zu viel Speise wider die Natur eingenommen ist, da wird eine Krankheit verursacht."[18]

speluncæ & thermarum adumbrare non potuisse. Quod superest, Amplissimum Virum obnixè rogo, ut omnia benignè interpretari, amicitiamq; nostram porrò fovere velit: Ego vicissim polliceor, si quid labore aut ingenio ad dignitatem T. adaugendam, præstare potero, quam pr mè id me facturum, & insuper DEUM Max. suppliciter oraturum, ut amplissi rum cum suis omnibus æternùm beare bam Bernæ Helvetiorum 10. Iunii 1628

Huc refer utramque Tabulam, qua territorium Fabiranum Numero I. & i thermæ Numero II. repræsentantur.

IDEM AD EUNDEM

VIRUM NOBILISSIMUM, DOCTISsimum, Amplissimumque,

DN. PAULUM CROQUERUM

EPISTOLA

DE MAGISTRALIBUS QUORUdam Medicamentorum compositionibus: de Extractione item Fœtus mortui, & de Thermis Piperinis, ubi ear situs, ortus, facultates, & usus succinctè describuntur.

SÆpissimè de Te cogitavi, imò & sollicitus fui, Clarissime & Doctissime mi Dom. D. Croquere; Ab eo enim tempore, quo hic Bernæ primò inter nos amicitiã contraximus, eamq; porrò Basileæ suavissimis & familiaribus colloquiis corroboravimus, nihil de Te intelligere, aut quorsum Divina providentia Te deduxerit, percipere potui. Iam verò, cum ex tuis, quas Krezminetii, in itinere Constantinopolitano ad me dedisti, literis, uti quoque ex latore Tuarum intelligerem, Te vivere non tantum, & valere, sed etiam Divina Providentia atque benignitate, ad summum dignitatis gradum collocatum esse, non mediocriter gravisus fui. Faxit DEUS Opt. Maxim. ut provinciam illam diu, ad Dei gloriam, commodum proximi, Tuamque salutem administrare possis.

Consilia D. Saraceni. Exspectavimus consilia Clarissimi Dom. D. Philiberti Sarazeni, quæ per Te lucem videre cõcesserat, sed hactenus nihil tale ad nos pervenit: distantia, quæ inter nos est, locorum forsan obfuit. Erant in illis ex scriptiunculis meis nonnulla, quæ utinam revidere possim, antequam prælo committantur. Tria autem proponis in literis tuis, ad quæ responsum exposcis: descriptionem videlicet Medicamentorum quorũdam in Centuriis meis contentorum: deinde etiam, quæ de extractione Fœtus mortui; & tandem de facultatibus atque usu thermarum Piperinarum comperta habeo.

Quoad Medicamenta, primò occurrit Oleũ ex floribus calidis, cujus descriptionem, uti & nonnullorum aliorum medicamẽtorum à te desideratorum, in V. Centuria Observati Tractatu quodam novo de Meliceria Celsi, quæ opuscula præ manibus habe Oleum quidem ex floribus sub titulo, Floribus Slotani. Cum enim hujus ol dia à præstantissimo Medico-Chirurg Slotano, p.m. Præceptore meo fideli buerim, placet illud observantiæ ergò Virum istum tam pium & eruditum su insignire, etsi hæc mea præparatio à sit alia. Quia autem nondum mi quando Tractatus ille propter belli ter ubi studia supprimuntur, prodire possi pe descriptionem.

Tempore veris accipe Olei olivarum

Catellorum Num. duos.

Ranarum aquatilium Num. xij.

Lumbricorum terrestrium, aqu M. iiij.

Aquæ Iuniperi sine vino distillat

Coquantur lento igne, donec caro C ab ossibus separetur, & humiditas ferè pta. Colaturæ adde

Axungiæ humanæ,

Olei Scorpionum,

Muris Alpini,

Olei amygdalarum amararum ar

Misceantur, & in vase vitreato aut li gno & spacioso reserventur, postea add rum populi arboris recentiorum, & co ℔. iij.

Florum primulæ Veris

Ungulæ Caballinæ,

Betonicæ,

Genistæ Hispanicæ,

Fabiranarum in Helvetijs, Vulgo Pfaffers Badt accuratiba delineatio, qua non tritorij tractusq
formidabilis facies exprimitur, seu et ipsi imæ speluncæ recessus, scaturigo, hospitia, balnea
et ascensus, nova inventione oculis obijciuntur.

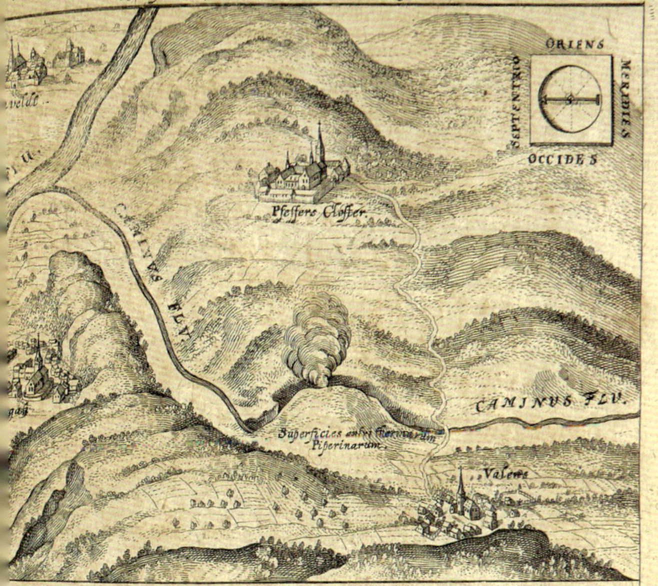

Tabula II. ipsum Themarum antrum et ima repræsentans.

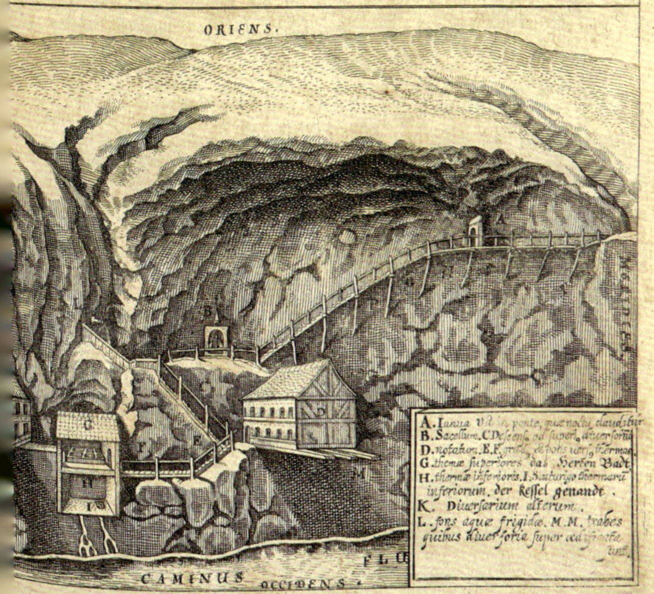

Der wilde Ingwer.

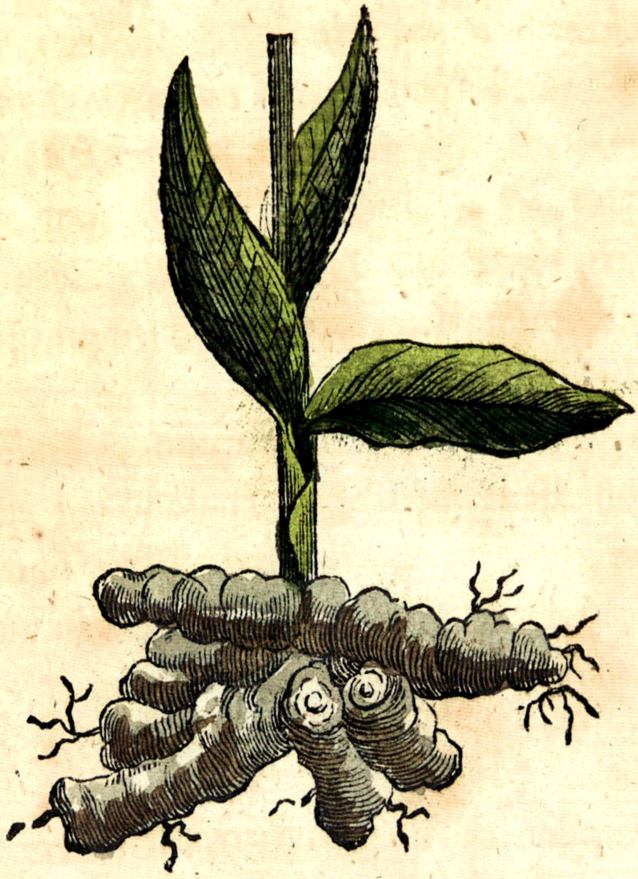

Seine Empfehlungen waren erstaunlich konkret und praxisnah. Beim Brot sollte es sich um solches „aus dem besten Mehl" handeln, aber nicht zu fein gemahlen: „Wenn gar keine Kleie mehr drin ist, gibt es zwar viel Nahrung, aber sie wird den Leib verstopfen." Deshalb solle man tatsächlich noch etwas Kleie beim Mehl lassen, „weil das gut für die Verdauung ist" – und auf keinen Fall ungesäuertes Brot.[19]

Beim Fleisch wurde Fabry noch detaillierter. Gesalzenes und geräuchertes Fleisch sei schwer zu verdauen – „vor allem Rind-, Ochsen- und Geißfleisch. Nährt zwar gut, aber es ist doch von phlegmatischer Art." Seinem Patienten werde es daher nicht besonders nützen, „aber ihm andererseits, wenn es gut gekocht ist, nicht schädlich sein." Wildbret sei insgesamt schwer zu verdauen, Fleisch von Gänsen und anderen Wasservögeln „voll überflüssiger Feuchtigkeit." Am leichtesten zu verdauen und die beste Nahrung liefernd seien „Hammelfleisch, Rindfleisch (wenn es nicht alt ist), Kalbfleisch, Hühner, Rebhühner, Tauben und anderer Vögel, die sich auf den Bäumen aufhalten." Grundsätzlich empfahl er eher das Fleisch junger Tiere.

Bei Hülsenfrüchten wurde Fabry kategorisch: Diese seien ganz zu vermeiden, weil sie schlecht verdaut werden, ein böses Blut verursachen, den Bauch „mit Bläst anfüllen... und Verstopfung verursachen." Die Brühe von Hülsenfrüchten hingegen sei durchaus zu empfehlen. Bei Fischen bevorzugte er solche aus fließenden Gewässern wie Forellen, während große See- und Meerfische zu meiden seien. Karpfen könne man allenfalls im Wein kochen, um den Schleim loszuwerden, solle aber insgesamt wenig davon essen, ebenso den Aal.

An Gewürzen empfahl er Zimt, Muskatblüten, Safran und Muskatnuss, während Pfeffer, Ingwer und dergleichen „die Leber zu sehr erhitzen." Auch Salz riet er, nur mäßig zu gebrauchen, Zwiebel, Knoblauch, Lauch, Rettich und Senf ebenfalls nur sparsam. Beim Käse, der in der Gegend von Bern schon damals häufig gegessen wurde, meinte er, dieser sei „nicht besonders schädlich", sollte aber nicht zu alt sein.

Sehr konkret wurde Fabry beim Thema Wein: Er solle weiß sein, dünn und rein und nicht zu stark. Nach dem Essen empfahl er bestimmte Gewürze: Fenchel, Anis, Koriander, Rosenzucker und Quittensaft, die den Magen stärken und die Verdauung fördern würden.

Dann folgte der zentrale Ratschlag, der das gesamte Ernährungskonzept zusammenfasste: Aller Überfluss sowohl im Essen als auch im Trinken ist zu vermeiden. „Also sol man essen, daß man noch hungere, und also trincken, daß man noch Durst hab".[20] Besonders nachts solle man nichts trinken, das sei „ganz schädlich." Und wer eine ruhige Nacht haben wolle, der solle abends nicht viel essen oder trinken.

Fabry weist außerdem darauf hin, dass die Ärzte genaue Regeln aufgestellt hätten für die richtige Zeit und Stunde für das Essen und Trinken, ist aber hinsichtlich der Patientencompliance hier durchaus realistisch, wenn er schreibt, dass „der hochgeehrte Herr als ein Weltmann" diese nicht immer beachten könne.

Bewegung, Ruhe und Schlaf

„Die Leibesübungen seien mittelmäßig", mahnte Fabry. „Denn gleich wie aus gar zu viel müßigem Leben viel böser, schädlicher Feuchtigkeiten entstehen", so schwächt eine „übermachte, unmäßige Übung den ganzen Leib, entzündet die angeborene Wärme, verzehret die eingepflanzte Feuchtigkeit, daher folgt eine Mattigkeit unnd Schwäche der Kräfften." Dies entspricht in bemerkenswerter Weise dem Rat moderner Mediziner, die ebenfalls regelmäßigen Sport und Bewegung empfehlen, aber von zu extremem Training eher abraten.

Am nützlichsten erschienen Fabry jene Übungen, in denen „nicht allein der Leib geübt, sondern auch das Gemüth dadurch belustigt und erquicket" wird.[21] Diese Leibesübungen solle man am besten vor dem Essen machen. Nach dem Nachtessen soll man den Leib noch einmal ein bisschen bewegen, aber in Maßen, „denn eine mäßige Übung nach dem Essen erweckt und vermehrt die angeborene Wärme" und befördert die Verdauung. Seinem Patienten empfahl er konkret, oft spazieren zu gehen und zu wandern – und mahnte, die Spaziergänge sollten nicht zu kurz sein.

Auch beim Schlaf galt das Prinzip der Mäßigung. „Ein mäßiger Schlaf stärkt den ganzen Leib", doch zu viel Schlaf sei nicht gesund. Fabry empfahl sieben oder höchstens acht Stunden. Beim schon damals umstrittenen Thema Mittagsschlaf zeigte er sich durchaus differenziert: Während viele Autoritäten davon komplett abrieten, meinte er, wenn der nächtliche Schlaf gestört sei, z. B. wegen „vieler beschwerlicher Geschäfte" oder aus anderen Gründen, dann „seye der Mittags-Schlaff nicht gänzlich zu verwerffen"[22]

Zur „Schlafkammer" hatte er konkrete Ratschläge: Sie dürfe nicht zu warm und eng sein. Wenn „der Lufft dort eingeschlossen ist", ist es gefährlich dort zu schlafen.[23] Auch in einer feuchten Kammer solle man nicht nächtigen. Die Schlafkammer solle gut belüftet sein, „weit entfernt von den Ställen der Tiere, vor allem der Schweine." Er empfahl sogar, nachts bestimmte Kräuter zu verbrennen, die einen lieblichen Rauch machten.

Umgekehrt sei auch zu langes Wachsein sehr schädlich. Man müsse „mit großem Fleiß all dasjenige meiden, was den nächtlichen Schlaf verhindert." Damit meinte er

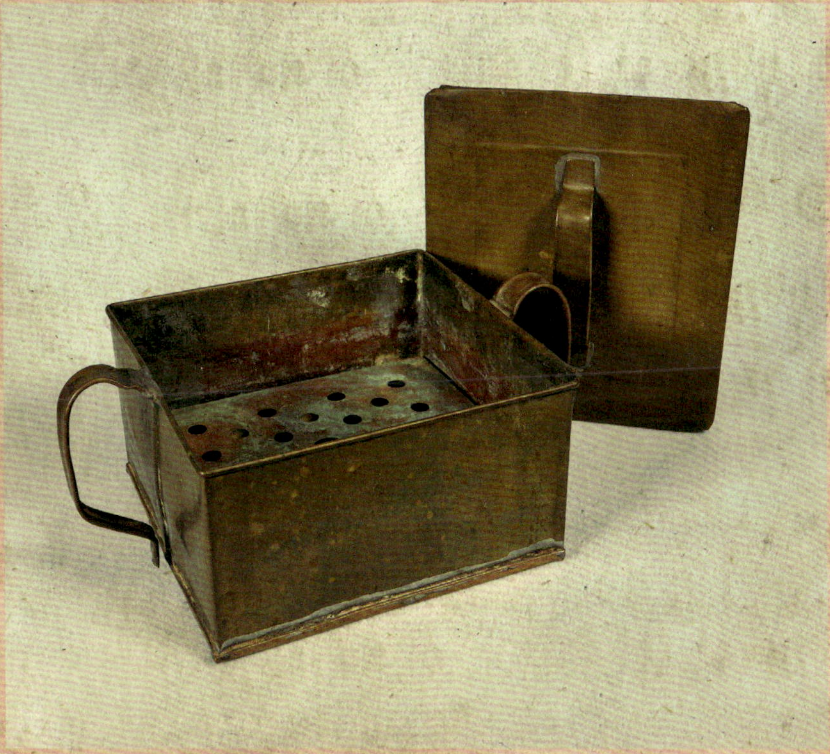

☞ KUPFERBEHÄLTER ZUR PRÄPARIERUNG VON HEILPFLANZEN

Die rechteckige Dose ist aus gefalztem und zusammengelöteten Kupferblech hergestellt. Der Deckel verschließt die Dose mit einem 1,5 cm breiten Innenrand. Die geschwungenen Handgriffe sind angelötet. Ein herausnehmbarer gelochter Zwischenboden schafft eine Ablage mit 4 cm Abstand zum Boden der Dose. An der Unterseite des Zwischenbodens sind getrocknete Pflanzenreste erkennbar, was darauf hindeutet, dass die Dose zur Herstellung von Dekokten oder zur Mazeration von Pflanzen verwendet wurde.

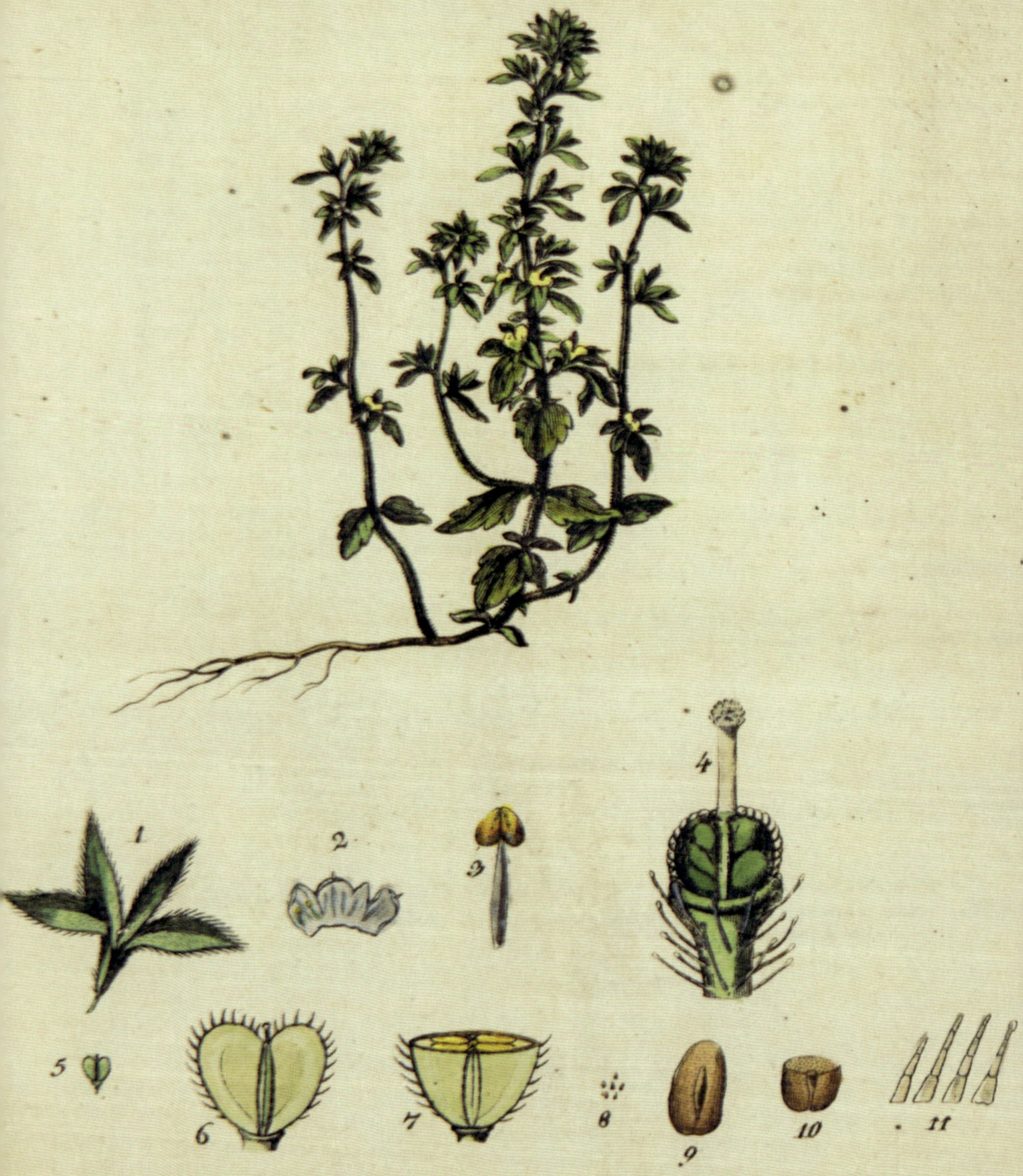

Veronica arvensis.

„Sorgen, Anfechtungen, Ängste, mit welchen ein Weltmann typischerweise überhäuft und überladen wird." Hier gab Fabry seinem Patienten, dem Bürgermeister, einen konkreten Rat weiter, den er von einem anderen hochstehenden Patienten gehört hatte, dem Herrn Ranzovius aus Holstein[24]: „Denn derselbe pflegte zu sagen, wann er wolle schlaffen gehen und die Kleider außziehen, so zieht er zugleich mit denselben alle allgemeine und absonderliche geschäfften und gedanken mit aus und lege sie von sich, damit dem Schlaf dardurch nichts benommen werde. Aber morgens früe nehme er dann mit sampt den Kleidern seine vorige Geschäfften und Gedanken wider auf." Diesen weisen Grundsatz solle sich auch sein Patient zu eigen machen.[25]

Ausscheidungen und Körperpflege

Ein für moderne Leser ungewohntes, aber in der galenischen Medizin zentrales Thema war die Regulation dessen, „was aus dem Leib zu führen und drinnen zu behalten" sei. Fabry mahnte, man solle „sehr großen Fleiß" anwenden, „dass dasjenige, was ausgeführt soll werden, nicht hinderhalten bleib" – also zurückgehalten wird – und dass nicht das „ausgeworffen wird, was in [den] Leib gehört und erhalten sol werden."

Bei der Verdauung warnte er besonders vor den „chemischen Arzneien" wie Antimon und Mercurio Vitae, jenen starken Brechmitteln, die in der chemischen Medizin seiner Zeit eine große Rolle spielten. Von diesen riet er eindringlich ab. Allerdings gab er seinem Patienten auch einen pragmatischen Rat: „Wann aber unterweilichs wegen unordentlichen Lebens oder unmäßigen Essen und Trincken" – was sich bei einem Weltmann wie Graffenried mit seinen vielen Verpflichtungen nie ganz verhindern lasse – die Speisen schlecht verdaut würden oder im Magen verderben, was man etwa durch saures Aufstoßen erkenne, dann rate er „zur Erhaltung guter Gesundheit", einmal im Monat sich zu erbrechen, und zwar am besten zwei Stunden vor dem Morgenessen. „Denn mit dem Erbrechen wird Galle und Schleim… auch andere schädliche Feuchtigkeiten außgeführt."

Zum regelmäßigen Stuhlgang hatte Fabry klare Empfehlungen: Einmal am Tag sei ideal. Dazu empfahl er verdauungsfördernde Nahrungsmittel – eine frische Fleischbrühe mit verschiedenen Kräutern, unter anderem Rhabarberblättern und Zwetschgen, oder schon zum Frühstück Zwetschgen, die mit ein bisschen Zuckerwasser und wenig Wein gekocht seien.

Beim Harn mahnte er, „nicht an sich zu halten, sondern diesen von sich zu lassen, so oft es die Natur antreibt." Zur Illustration der erheblichen Gefahren, die damit verbunden sind, brachte er das drastische Beispiel des berühmten dänischen Astronomen

Tycho Brahe (1546 – 1601), der bei einem Bankett am kaiserlichen Hof in Prag, „wo vornehme Herren und Potentaten dabey gewesen“ seien, aus Schamhaftigkeit den Harn „gar zu lange verhalten“ habe – mit der Folge einer schweren Blasenentzündung, die zum Tod geführt habe.[26]

Auch zum Thema Baden hatte Fabry Ratschläge. Sein Patient sei wohl von Jugend auf gewöhnt, in einem Badzuber regelmäßige Körperreinigungen durchzuführen, und dagegen sei auch nichts einzuwenden. Man solle sich aber gleich nach dem Bad „in ein warmes Bett legen und darin eine Stunde oder eine halbe Stunde ruhen.“ Regelmäßige Fußbäder mit guten Kräutern empfahl er – am besten zwei Stunden nach einem kleinen Nachtessen.

Fabry empfahl sogar ein konkretes Zahnputzpulver, welches gut dafür ist, „die Zähne weiß zu machen und dieselbe zu stärken“. Es bestand aus Veilchenwurz, präparierten Korallen, gebranntem Hirschhorn, gebranntem Alaun und weiteren Zutaten.[27] Dazu kamen verschiedene Rezepte für stärkende Augenwasser.

Die Macht der Gemütsbewegungen

Neben all diesen körperlichen Aspekten widmete Fabry den Gemütsbewegungen besondere Aufmerksamkeit. In einer seiner Fallbeobachtungen schrieb er eindringlich: „Weilen aus allen Gemüths Bewegungen, sowol bey den Gesunden als bey den Krancken, keine schädlichere und gefährlichere ist als der Zorn, so soll billich ein jeder Wundarzt seine Krancken getrewlich davor warnen, dass sie sich auffs aller fleißigst darvor hüten.“[28]

Der Zorn sei „die allergrewlichste und stärckste Bewegung des Gemüths, die unzahlbar viel Übels mit sich führet, die die Natur des Menschen in ein scheußliches wildes Wesen verkehrt.“ In der Brust erwecke sie große Bewegungen, erzeuge eine große Hitze, die sich vom Herzen über den ganzen Körper verteile, sodass „scharfe, gefährliche Fieber angezündet werden“, wie Galenus bezeuge. Der Zorn „bewegt und reizt das Geblüt in den Adern, erschüttert das Hirn, zieht die Nerven ein, treibt die Feuchtigkeiten, schwächt die innerlich eingepflanzte Wärme.“[29] Hier bietet uns Fabry eine physiologische Erklärung für die körperlichen Wirkungen von starken Emotionen.

In seiner Schrift von der Erhaltung der Gesundheit mahnte er: „Gemütsbewegungen wie Zorn, Traurigkeit, Furcht und Freude und dergleichen sind mit großem Fleiß und so viel möglich zu meiden. Weil, wie Galenus und die Erfahrung bezeugen, sie den Leib wunderbahrer weiß ändern, bringen denselben auß seinem natürlichen Stand und machen eine sehr starke Bewegung der natürlichen Wärme.“[30]

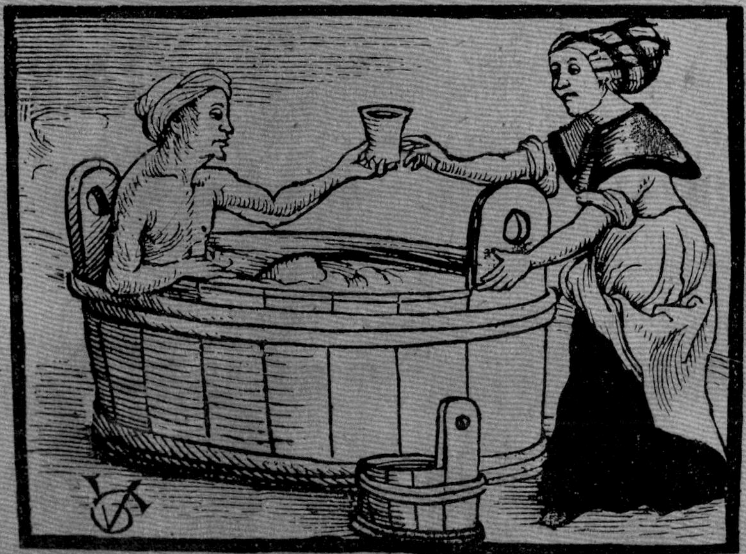

Badezuber 16. Jh.

Er brachte verschiedene Beispiele aus seiner eigenen Praxis: Eine 60-jährige Frau, die 1627 per Brief vom Tod ihres Sohnes erfahren habe, sei – wie wir heute sagen würden – an einem Herzschlag gestorben. Auch übergroße Freude könne gefährlich werden, ebenso Furcht. „Die Zerschlagung des Gemüths, die ...Furcht und die Todesgefahr", schrieb Fabry, „verendern und verkehren die Kräffte und Gestalt der Menschen der massen, dass etliche ihnen selbsten nicht mehr gleich sehen."[31]

Diese enge Verbindung von Körper und Seele, die hier zum Ausdruck kommt, erscheint aus heutiger psychosomatischer Perspektive bemerkenswert modern.

Prophylaktische Maßnahmen: Aderlass und die „goldene Ader"

Neben all diesen Lebensregeln empfahl Fabry seinem Patienten auch konkrete medizinische Eingriffe zur Gesundheitserhaltung. Trotz seiner Mahnung, dass ein gut geordnetes Leben „ohne allen Zweifel" dazu führe, dass man den Leib nicht mit Arzneien beschweren sollte, war er Realist genug zu wissen, dass dies „einem Weltmann, der mit so vielen öffentlichen, allgemeinen und auch absonderlichen Geschäften beladen und gleichsam überhäuft ist", unmöglich sei, alle diese Lehren vollständig zu befolgen. Deshalb hielt er es für notwendig, dass neben einer guten Ordnung in Essen und Trinken zu Zeiten auch einmal im Monat eine gelinde Arznei gebraucht werde – etwa bestimmte Pillen, „welche den Magen sampt allen Edlen Glidern (die wichtigsten inneren Organe) wunderbar stärcken."[32]

Zum Aderlass gab er konkrete Empfehlungen: Die Ader sei am Arm zu öffnen, im Frühling am rechten Arm, im Herbst am linken Arm – ein prophylaktischer Aderlass zur Bewahrung des Gleichgewichts der Säfte. Er betonte allerdings, der Patient solle dem Rat der Ärzte vor Ort folgen, wenn die das für notwendig erachten bei einem Fehler im Geblüt.

Besonders aufschlussreich ist Fabrys Empfehlung zur „Eröffnung der Goldader" – der damaligen Bezeichnung für Hämorrhoiden, die in der galenischen Medizin als wichtiger Kanal zum Ableiten schädlicher Säfte galten. Ein- bis zweimal im Jahr solle man diese öffnen lassen. Fabry zitiert hier Galen, der geschrieben hatte, dass diejenigen ihr Leben mit weniger Krankheiten zubringen, welchen das überflüssige Geblüt durch die Guldenader ausgeführt wird.[33] Dann kam eine bemerkenswerte persönliche Note: „Und was sag ich viel: dass durch die Oeffnung der Guldenader viel beschwerliche Kranckheiten geheylet worden, das habe ich an anderen und mir selbst erfahren."[34] Fabry sprach hier aus eigener Erfahrung – ein seltener Einblick in seine persönliche Gesundheitspraxis.

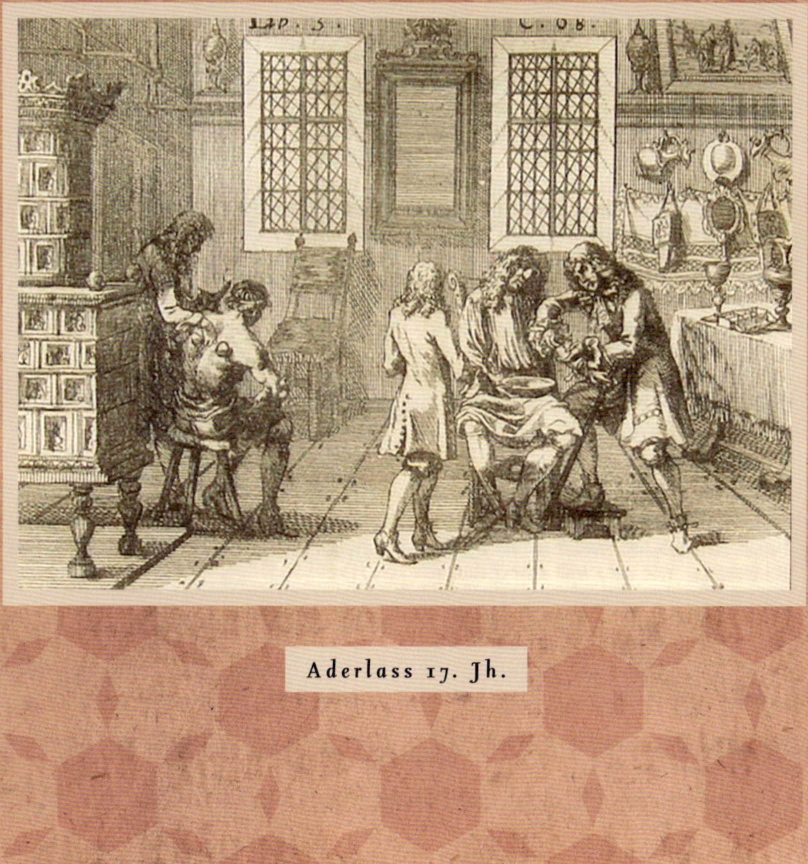

Aderlass 17. Jh.

Grenzen und bleibende Einsichten

Fabrys Gesundheitslehre beruhte auf physiologischen Vorstellungen, die wir heute als überholt erkennen. Das Blut war für ihn noch der Sitz der Seele, seine „Werkstatt oder Küche" lag in der Leber, „aus welcher es durch die Adern gleichsam als Flüsslein in den ganzen Leib aufgeteilt wird und alle Glieder ernährt" – eine Vorstellung, die William Harvey im selben Jahr 1628 mit seiner korrekten Beschreibung des Blutkreislaufs fundamental erschütterte, deren Kenntnis und deren Implikationen für den Aderlass sich aber erst über einen Zeitraum von Jahrzehnten in Europa verbreitete.[35] Die Vier-Säfte-Lehre beschrieb nicht die tatsächlichen Vorgänge im menschlichen Körper.

Einige der Therapien, die auf der Säftelehre basierten, waren bestenfalls wirkungslos, schlimmstenfalls schädlich. Der prophylaktische Aderlass, den Fabry empfahl, schwächte eher, als dass er stärkte. Das monatliche Erbrechen zur „Reinigung" belastete den Körper unnötig. Die Eröffnung der Hämorrhoiden diente keinem nachweisbaren medizinischen Zweck.

Doch bei all diesen Irrtümern enthielt Fabrys Gesundheitslehre Einsichten, die ihre Gültigkeit bis heute bewahrt haben: Die Betonung des rechten Maßes in allen Dingen, die Bedeutung einer ausgewogenen, nicht übermäßigen Ernährung, der Wert regelmäßiger Bewegung und ausreichenden Schlafs, und die Notwendigkeit, Stress und starke Gemütsbewegungen zu regulieren. Alles zusammen spiegelt auch den Grundsatz der persönlichen Verantwortung des Einzelnen für seine eigene Gesundheit durch bewusste Lebensführung wider.

Das Konzept der Mäßigung zieht sich wie ein roter Faden durch Fabrys Schrift: „Man soll also essen, so dass man noch hungert, und so trinken, dass man noch Durst hat." Diese Vorstellung vom ausgewogenen Leben, von der „übereinstimmenden Harmonie" des Körpers, hat nichts von ihrer Aktualität verloren – auch wenn wir die physiologischen Mechanismen heute ganz anders verstehen.

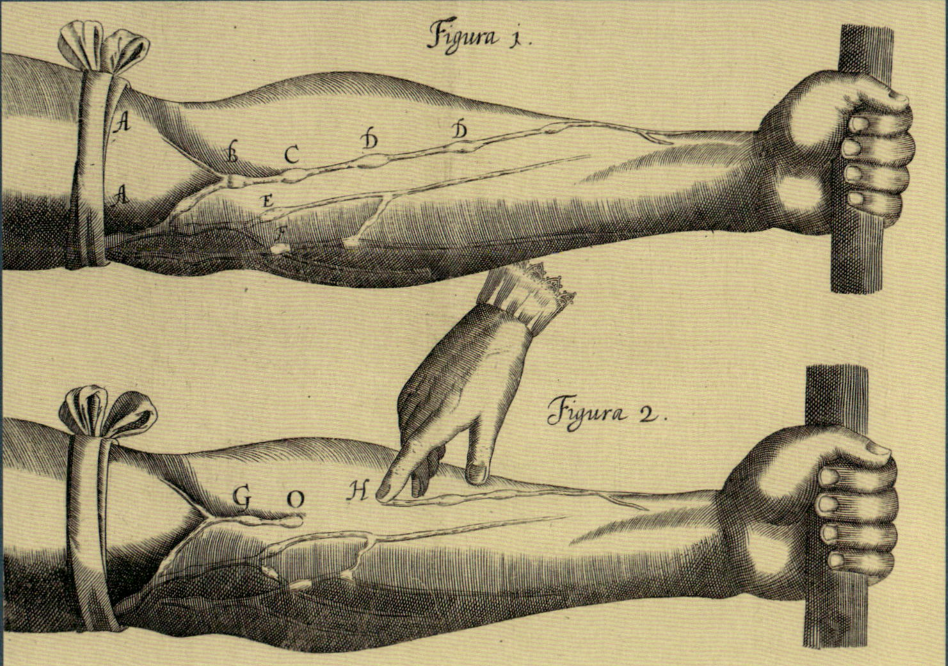

Ein Experiment aus William Harveys bahnbrechender Schrift über den menschlichen Blutkreislauf ‚De Motu Cordis'.

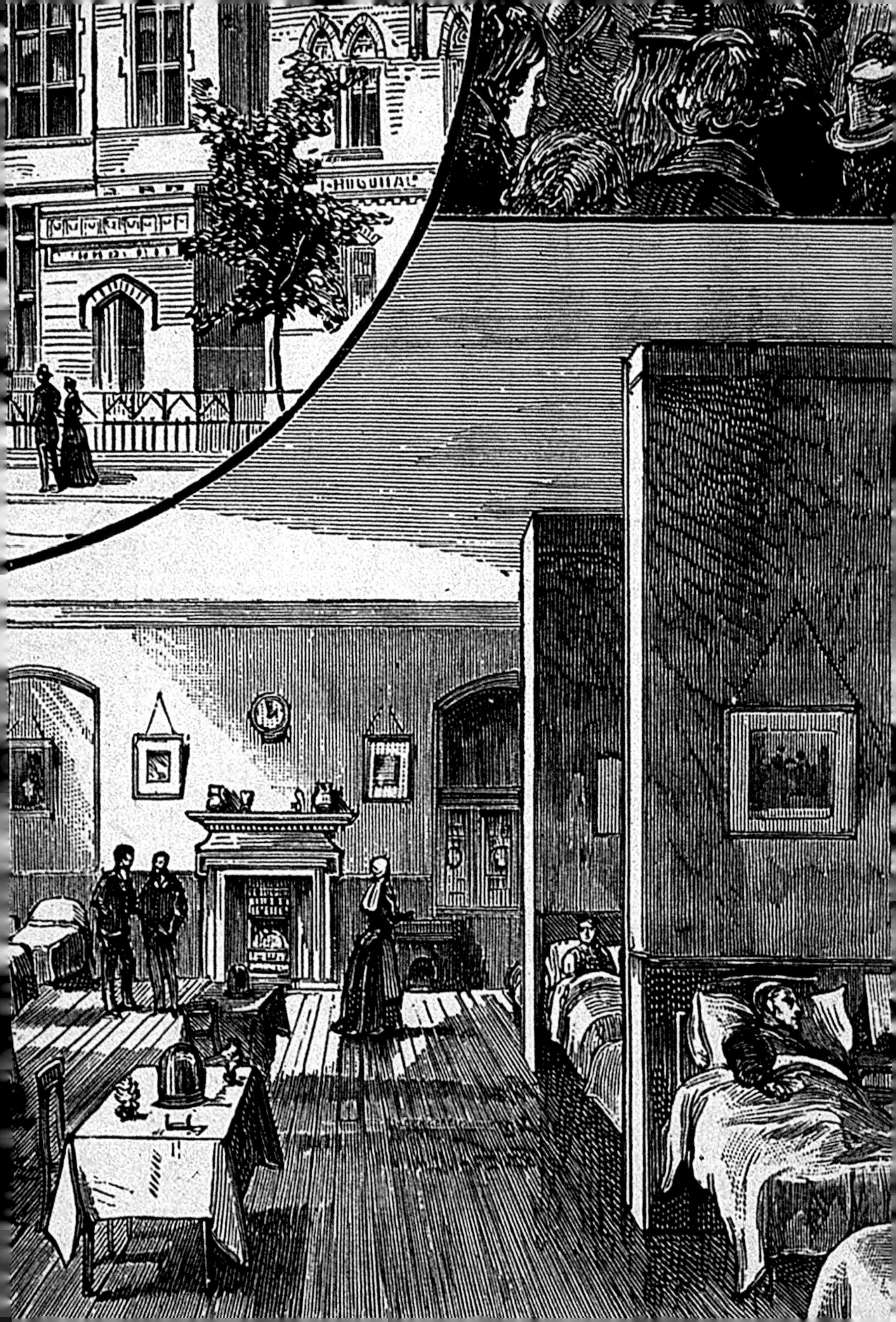

VON DER GALENISCHEN HARMONIE ZUR MODERNEN PRÄVENTION

Wilhelm Fabry steht am Ende einer langen Tradition und zugleich an der Schwelle zu einer neuen Ära der Medizin. In seinen Schriften spiegelt sich die Spannung zwischen überliefertem Wissen und neuen Erkenntnissen, zwischen religiöser Weltdeutung und empirischer Beobachtung. Seine Ratschläge zur Gesundheitsvorsorge mögen auf physiologischen Vorstellungen beruhen, die wir heute als überholt betrachten, doch der ganzheitliche Ansatz – das Streben nach Maß, die Betonung der Lebensführung, die Eigenverantwortung für die eigene Gesundheit – erwies sich als zeitlos.

Mit dem Aufstieg der naturwissenschaftlichen Medizin im 19. und vor allem im 20. Jahrhundert verschob sich der medizinische Fokus erheblich. Die Entdeckung von Bakterien als Krankheitserreger, die Entwicklung von Impfstoffen und später von Antibiotika führten zu einem beispiellosen therapeutischen Optimismus: Viele Krankheiten schienen nicht länger eine Frage des Gleichgewichts und der Lebensführung zu sein, sondern spezifische Probleme mit gezielten medikamentösen Lösungen. Besonders in den Jahrzehnten nach dem Zweiten Weltkrieg dominierte vielfach die Vorstellung, dass sich gesundheitliche Probleme primär durch pharmakologische Interventionen bewältigen ließen. Diese Erfolge bei der Bekämpfung von Infektionskrankheiten ließen präventive Ansätze zeitweise weniger dringlich erscheinen – eine Einschätzung, die sich jedoch als zu optimistisch erweisen sollte.

Erst die zunehmende Erkenntnis der Grenzen dieser medizinischen „Wunderwaffen“ führte zu einem Umdenken. Die Entwicklung antibiotikaresistenter Bakterienstämme, die steigenden Zahlen chronischer Zivilisationskrankheiten wie Diabetes, Herzerkrankungen und Übergewicht, die sich nicht mit einem einfachen Medikament bekämpfen lassen – all dies hat in den vergangenen Jahrzehnten zu einer Renaissance des präventiven Denkens geführt.

Die Erkenntnis, dass Ernährung, Bewegung, Schlaf und seelisches Gleichgewicht für die Gesundheit entscheidend sind, bildet heute wieder die Grundlage moderner Präventivmedizin. Der Begriff „Lifestyle-Medizin", der in jüngster Zeit an Bedeutung gewonnen hat, knüpft letztlich an jene alten Traditionen an, die Fabry in seiner Schrift von 1628 so eindringlich darlegte – wenngleich nun mit einem wissenschaftlich fundierteren Verständnis der zugrundeliegenden physiologischen Mechanismen.

Fabrys Mahnung, dass der Mensch durch „überflüssiges Schlemmen und Saufen" nicht nur seine Gesundheit ruiniere, sondern auch Gott erzürne, würden wir heute anders formulieren. Doch die Grundeinsicht bleibt: Übermäßiger Konsum, mangelnde Bewegung, chronischer Stress und Schlafmangel führen zu Krankheiten, die vermeidbar wären. Die „übereinstimmende Harmonie des menschlichen Leibs", von der Fabry sprach, nennen wir heute Homöostase – das dynamische Gleichgewicht, das der Körper ständig aufrechtzuerhalten versucht.

Die Beschäftigung mit diesen historischen Konzepten eröffnet nicht nur einen faszinierenden Blick in die Vergangenheit, sondern lädt auch ein, über die Grundlagen eines gesunden Lebens in unserer Zeit neu nachzudenken. Was können wir von einer Medizin lernen, die den Menschen als Ganzes betrachtete und Gesundheit nicht nur als Abwesenheit von Krankheit verstand, sondern als einen Zustand des Gleichgewichts, der aktiv durch die eigene Lebensführung gestaltet werden musste?

Die Tatsache, dass wir nach einer langen Phase der Fokussierung auf spezifische Therapien heute wieder zu diesen ganzheitlichen Ansätzen zurückkehren, zeigt, dass manche Einsichten der vormodernen Medizin – freilich auf neuer wissenschaftlicher Grundlage – ihre Berechtigung behalten haben. Wilhelm Fabry, der Wundarzt aus der Frühen Neuzeit, hätte vermutlich zugestimmt: Ein maßvolles Leben, eine vernünftige Ernährung, ausreichend Bewegung und Schlaf, die Pflege eines ausgeglichenen Gemüts – dies sind keine Geheimnisse, sondern Grundprinzipien, die jede Zeit neu entdecken und an ihre eigenen Bedingungen anpassen muss.

In diesem Sinne bleibt die „Kunst des gesunden Lebens" eine Kunst, die nie veraltet – nur die Begründungen, mit denen wir sie rechtfertigen, ändern sich mit dem Fortschritt der Wissenschaft.

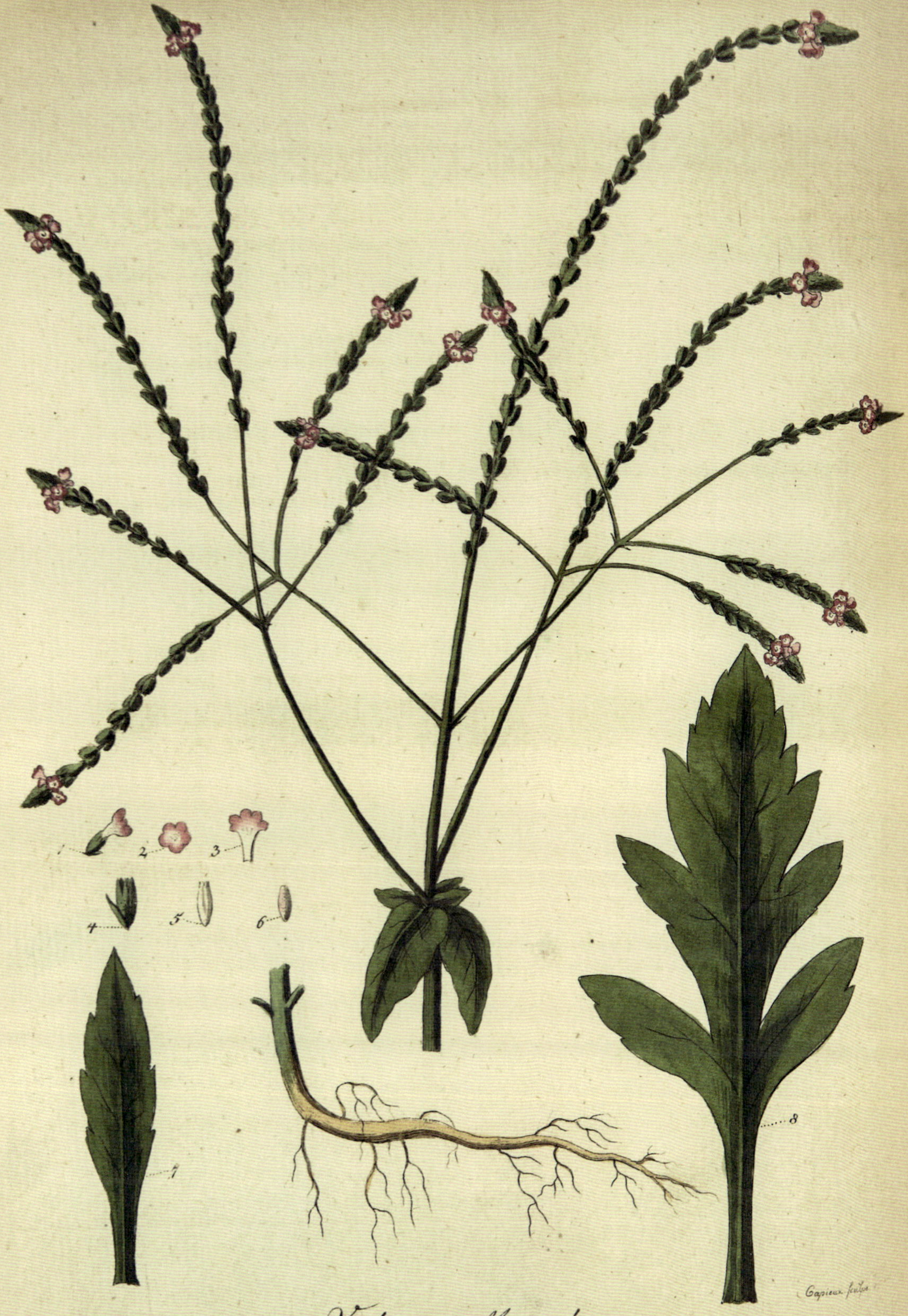

Verbena officinalis.

1 Vivian Nutton, Humoralism, in: Companion Encyclopedia of the History of Medicine, hrsg. v. W. F. Bynum und Roy Porter, Vol. I, S. 288 ff: Hier ist insbesondere zu nennen die sog. Isagoge, eine Schrift des arabischen Mediziners Ibn-Ishaq (809 – 872), die im 11. Jahrhundert ins Lateinische übersetzt worden war und im Westen große Verbreitung fand. Sie wurde der wichtigste Text für das Studium der Medizin zunächst an der Schule von Salerno und in der Folge an den neu gegründeten Universitäten in Norditalien.

2 Vivian Nutton, Humoralism, S. 290.

3 Roy Porter, The Greatest Benefit to Mankind. A Medical History of Humanity, New York 1998, S. 56-59 und 73 ff.; Erwin H. Ackerknecht und Axel H. Murken, Geschichte der Medizin, Stuttgart, 1992, S. 38 ff.; Sachiko Kusukawa, Medicine in Western Europe in 1500, in: The Healing Arts, hrsg. v. Peter Elmer, Manchester 2004, S. 1-26, 4 ff.

4 Wund-Artzney, S. 843.

5 Vivian Nutton, Humoralism, aaO.

6 Wund-Artzney, I. Hundert, 1. Wahrnehmung, S. 4.

7 Biografische Details zu Graffenried bei Verena Schneider-Hiltbrunner, Wilhelm Fabry von Hilden (1560–1634). Verzeichnis der Werke und des Briefwechsels. Berner Beiträge zur Geschichte der Medizin und der Naturwissenschaften, Band 8, Bern 1976, S. 104.

8 Wund-Artzney, S. 841-866. Der Ausdruck Walliser Bad bezieht sich vermutlich auf einen der beiden bereits im 17. Jahrhundert bekannten Badeorte im Wallis mit Thermalquellen, Brigerbad oder Leukerbad.

9 Wund-Artzney, S. 842.

10 Wund-Artzney, S. 843.

11 Wund-Artzney aaO.

12 Wund-Artzney, S. 843.

13 Wund-Artzney, II. Hundert, 69. Wahrnehmung.

14 Wund-Artzney, S. 843.

15 Wund-Artzney, S. 843.

16 Wund-Artzney, S. 847.

17 Wund-Artzney, S. 843

18 Wund-Artzney, S. 843.

19 Vgl. Zum Brot, Fleisch und anderen Ernährungsempfehlungen Fabrys Wund-Artzney, S. 843 ff.

20 Wund-Artzney, S. 845.

21 Wund-Artzney, S. 845.

22 Wund-Artzney, S. 846.

23 Wund-Artzney, S. 847.

24 Dabei handelt es sich womöglich um Gerhard Ranzau (1558–1627), seit 1600 dänischer Statthalter im königlichen Anteil von Schleswig-Holstein, allerdings fehlen konkrete biografische Hinweise im Werk Fabry's.

25 Wund-Artzney, S. 847.

26 Fabry war hier richtig informiert: Eine Blasenentzündung bzw. Blasenruptur ist die wahrscheinlichste Theorie, jedoch ist die Todesursache weiterhin ungeklärt, vgl. Igor Janovsky, Tycho Brahe's Death, Conference Paper, Conference: Kepler's Heritage in the Space Age. 400th Anniversary of Astronomia nova, in: Acta historiae rerum naturalium necnon technicarum, New Series, Vol. 10, p. 126-135.

27 Wund-Artzney, S. 850.

28 Wund-Artzney, I. Hundert, 19. Wahrnehmung.

29 Wund-Artzney, aaO.

30 Wund-Artzney, S. 851.

31 Wund-Artzney, S. 851.

32 Wund-Artzney, S. 852.

33 Wund-Artzney, S. 853.

34 Wund-Artzney, aaO.

35 Zu Harvey vgl. Ackerknecht, S. 79 ff.; Mary Lindemann, Medicine and Society in Early Modern Europe, Cambridge 2010, S. 96 f.

Alle Abbildungen stammen aus der Sammlung des Wilhelm-Fabry-Museums sofern nicht anders angegeben.

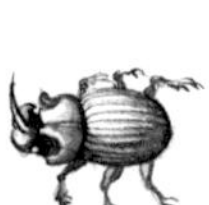

Dieses Buch erscheint anlässlich der gleichnamigen Ausstellung

MARIE COLINET & WILHELM FABRY
Hebamme & Chirurg im Einsatz für das Leben

14.08.2025 – 18.01.2026
Wilhelm-Fabry-Museum, Hilden

Herausgeberin:
Sandra Abend

Autorin:
Julia Roever

Konzeption & Bearbeitung:
Sandra Abend
Julia Roever
Nicole Meyer

Layout,Satz & Coverdesign:
Nicole Meyer

Lektorat:
Margarete Krüger

Reproarbeit:
Peter Siepmann
Rainer Hotz

Die Deutsche Nationalbibliothek verzeichnet
diese Publikation unter: dnb.de

www.morisel.de

Kontakt wegen Produktsicherheit (GPSR):
morisel Verlag GmbH, Laurentiusstraße 3, 53567 Asbach
mail@morisel.de

Druck:
Gutenberg Beuys Feindruckerei, Langenhagen

ISBN: 978-3-943915-76-1